Quilisch

Homöopathische Differentialtherapie

thische
ltherapie

delberg

CIP-Kurztitelaufnahme der Deutschen Bibliothek

Quilisch, Werner:
Homöopathische Differentialtherapie / von Werner Quilisch. – 3., erw. Aufl. –
Heidelberg: Haug, 1982.
ISBN 3-7760-0669-2

Verlags-Nr. 8259
ISBN 3-7760-0669-2
2. Auflage 1980 Karl F. Haug Verlag GmbH & Co., Heidelberg
3. Auflage 1982

Gesamtherstellung: Druckerei Heinrich Schreck KG, 6735 Maikammer/Pfalz

VORWORT

Dieses Werk ist eine Erzählung meines Buches „Homöopathie als Therapie der Person", das von vielen Seiten eine gute Beurteilung gefunden hat. Es bringt Vorschläge für die homöopathische Behandlung der einzelnen Krankheitseinheiten.

Eine „Homöopathie nach Diagnosen" bedeutet für den Kenner immer etwas Problematisches, denn auf die Krankheitsdiagnose allein kann man in vielen Fällen die Arzneimittelwahl nicht gründen. Nun kommt es aber gerade auf letztere in der Homöopathie in ausschlaggebender Weise an. Der Weg, der trotz mancher Bedenken gewählt wurde, um die sich hier abzeichnende Gefahr abzuschwächen – die Trennung der Mittelwirkung in verschiedenen Rubriken – bedeutet praktisch gesehen keine Erschwerung der Handhabung des Buches, da man sich bald an diese Art der Einteilung gewöhnt haben wird.

Der Leser bekommt dieser Art sozusagen das Therapiegebäude nicht schlüsselfertig in Schablonen- und Einheitsform geliefert, sondern muß die behauenen und zugerichteten Bausteine selbst vom Lagerplatz holen, um sie dann nach freiem Ermessen zu einem dem Zweck angepaßten Bau zusammenzufügen. Organotropie und Histotropie der einzelnen Mittel, die jeweils in einem Abschnitt zusammengefaßt sind, werden manchmal wertvollere Aufschlüsse geben, als wenn man sich nur an die Symptomatik hält. Bei der Besprechung der Symptomatik, die meist unter dem Obertitel Funktiotropie erfolgt, ist auf die Valorisation der Symptome besonders Rücksicht genommen. Entsprechende Angaben unter „Modalitäten und Typisches" wirken in gleichem Sinne. Dadurch wird Wesentliches zur Differentialdiagnose der Mittel beigetragen. Man ist heute schon weiter als zur Zeit *Hahnemanns* und seiner ersten Nachfolger, die vor einem Symptomenwust standen, den sie nur schwer überschauen und erst nach langer und mühevoller Erfahrung werten konnten. Wenn wir heute von Nux vomica oder Pulsatilla sprechen, haben wir ein klares Bild des Mittels als unsere ärztlichen Vorgänger, soweit sie homöopathisch ordinierten. Wir verbinden physiologische Vorstellungen mit den Mittelbildern und können manches viel klarer erkennen und formulieren. Selbstverständlich ist diese Arbeit noch nicht abgeschlossen, denn weitere Erkenntnisse werden dauernd neu gewonnen; doch wird die Arbeit am Kranken dadurch erheblich erleichtert, wenn auch noch gerade genug Gedächtnisbelastung bleibt.

Das Buch bringt in reichlichem Maße eigene Erfahrungen. Er systematische Aufbau bedingte jedoch, daß auch die Erfahrungen anderer, deren Urteil vertrauenswürdig schien, mitberücksichtigt wurden.

Zur Dosierung, die vielen Behandlern Schwierigkeiten bereitet, sei noch einiges Grundsätzliche gesagt:

In akuten Fällen gibt man im allgemeinen häufige Gaben tiefer Potenzen, in chronischen seltenere Gaben mittler oder höherer Potenzen. Nervöse Zustände werden im allgemeinen mit höheren Potenzen behandelt. Treten die typischen Gemütssymptome eines Mittels in einem chronischen Fall sehr deutlich hervor, so verwendet man hohe Potenzen. Rein funktionelle Störungen erfordern im allgemeinen mittlere Potenzen in ein- bis zweimaliger Gabe täglich. Organläsionen brauchen meist Tiefpotenzen in häufigen Gaben; hohe Potenzen bilden hier die Ausnahme. Je höher die Potenz, desto seltenere Wiederholung der Dosis. Bei Besserung verlängere man die Intervalle des Einnehmens. Erstverschlimmerungen verlangen Absetzen des Mittels und Beobachtung. Tritt Besserung in der Folge ein, kann man ohne Arznei zu geben warten. Weitere Verschlimmerung verlangt meist den Wechsel des Mittels. Oft ist es zweckmäßig, besonders bei chronischen Fällen, das sog. Konstitutionsmittel in seltenen Gaben und hohen Potenzen zu geben (z. B. alle 14 Tage) und es von dem passenden funktionell wirkenden Mittel in mittlerer Potenz in täglicher Gabe unterstützen zu lassen. Daneben kann in mehrmalig täglicher Gabe ein organotrop wirkendes Mittel eingesetzt werden, das das erkrankte Organ unterstützt und für eine angepaßte Drainage sorgt. Diese Methode bringt meist am schnellsten den Erfolg.

Es sei noch ein Wort zu den in diesem Buch öfters genannten Hochpotenzen erlaubt. Theoretisch sind sie zur Zeit unhaltbar, praktisch wirken sie aber. Die Ärzte, die auch Hochpotenzen verwenden, sind in der Regel erst allmählich dazu gekommen. Sie haben die Erfahrungen anderer nicht aus rein intellektuellen Erwägungen abgelehnt, sonderen sie nachgeprüft. Es gibt genug Fälle in der Praxis, wo man dies, ohne einen Nachteil für den Patienten befürchten zu müssen, tun kann (siehe z. B. Klimakterium). Im übrigen kann man aber eine gute Homöopathie auch mit tiefen Potenzen betreiben; vor allem für den Anfänger ist dies zweckmäßig. Was die Hochpotenzen der in diesem Buch öfters erwähnten französischen Homöopathie anbelangt, so ist zu berücksichtigen, daß sie nach der Einglasmethode hergestellt und deshalb nicht als echte Hochpotenzen zu betrachten sind.

Der Abschnitt „Weitere Maßnahmen" bei den einzelnen Erkrankungen wird manchem gewisse Anregungen geben können. Er ließe sich natürlich erheblich erweitern, doch würde die Übersichtlichkeit darunter leiden. Wenn hier auch verwandte Therapien nicht homöopathischer Art genannt werden, so ist erfahrungsgemäß jeder Arzt für Fingerzeige dieser Art durchaus aufgeschlossen. Der urteilsfähige Praktiker wird sich dadurch sicherlich nicht zur Polypragmasie verleiten lassen.

Die dem Buch beigegebene Syndromatik einer Reihe von Mitteln reduziert die zu beobachtenden Faktoren auf jeweils wenige. Auch sie wird eine wertvolle Hilfe sein, um das angezeigte Mittel schneller zu finden.

Karlsruhe-Durlach, Sommer 1953. Dr. Werner Quilisch
Zehntstr. 4

Inhalt

Abortus

Die Klärung der Ursachen, einschließlich der Ermittlung konstitutioneller Verhältnisse, sowie die Beachtung der jeweiligen Begleitumstände muß gefordert werden. Dies wirkt sich auch in der Arzneimittelwahl aus. Bei Neigung zu habituellem Abort speziell sollte man daher das passende Konstitutionsmittel mit Konsequenz einnehmen lassen. Namentlich **Kalium carbonicum** ist in dieser Beziehung von nachgewiesenem Wert. Die chirurgische Seite der Behandlung wird durch die Erfordernisse des Einzelfalles bestimmt und braucht hier nicht abgehandelt zu werden.

Aconitum D 3—D 6 Dil. oder Tabl., **Arnica D 3** Dil. oder Tabl., **Sabina** D 3 Dil., **Viburnum opulus** D 2 Dil.

Spezielles

Aconitum: Kommt bei drohendem Abort infolge Schreck oder fieberhafter Erkältungskrankheit in Betracht, wenn die funktionellen Erscheinungen (s. Funktiotropie) es indizieren. Häufige, selbst halbstündliche Gaben sind dann angezeigt.

Arnica: Vor und nach instrumentellen Eingriffen zu geben. Befördert die Wundheilung und wirkt infektionswidrig. Besonders angezeigt, wenn nach äußerer Gewalteinwirkung Blutungen und wehenartige Schmerzen auftreten.

Sabina: Das gewöhnlich angezeigte Mittel bei Abort im dritten Monat. Hat manchen im Gange befindlichen Abort wieder beruhigt.

Viburnum: Zweckmäßig i. W. mit **Sabina D 4**—D 3 während der letzten Schwangerschaftsmonate zur Vorbeugung eines habituellen Abortes zu geben. Das Ausstrahlen der Schmerzen nach den Schenkeln hin gilt als sog. Leitsymptom.

Organo- und Histotropie

Aconit.: Gefäßsystem, sympathisches Nervensystem.
Arnica: Muskeln und Gefäße.
Sabina: Uterus, Gefäße.
Viburnum: Nervöse Zentren.

Funktiotropie

Aconit.: Vasomotorischer Erethismus, sympathicotonische Funktionslage, voller, harter Puls.
Arnica: Traumatisch bedingte Funktionsstörung und Blutung.
Sabina: Anfallsweise hellrote Blutung.

Modalitäten und Typisches

Aconit.: Schreck und trockene Kälte sind ätiologisch wichtig.
Arnica: Zerschlagenheitsgefühl.
Sabina: Abort im 3. Monat; hellrote Blutung.
Viburnum: Schmerz gegen die Schenkel ausstrahlend.

Sonstige Mittel

Secale D 3 Dil.: Dunkle Sickerblutung; bes. in der 2. Schwangerschaftshälfte angezeigt.

Kalium carbonicum D 6 Dil. od. Tabl.: Wichtiges Vorbeugungsmittel bei habituellem Abort (auch D 12).

Caulophyllum D 6 Dil.: Springende, intermittierende Schmerzen.

Pyrogenium D 8—D 15—C 30 Dil. (auch als Injektion): Septische Zustände.

Lachesis D 8 Tabl.—C 30 Dil.: Ähnliche Indikation.

Echinacea: desgleichen.

Weitere Maßnahmen

Bettruhe; Aderlaß; evtl. Corpus luteum-Injektion bei beginnendem Abort.

Bei luetischer Ätiologie antiluetische Behandlung.

Falls nötig Sulfonamide, Penicillin oder Entsprechendes.

$^1/_2$%ige 48° heiße **Sagrotan**-Lösung zur intrauterinen Spülung mit Rücklaufkatheter nach Abort zur Stillung andauernder Blutungen und auch vor Ausräumung eines infizierten Abortes (warm empfohlen).

Absceß (vergl. auch Axillarabsceß)

Wenngleich moderne Therapeutika wie die Antibiotica und die Röntgenbestrahlung manchmal unerläßlich sind, so wird man sich doch schnell von dem erheblichen Wert einer homöopathischen Medikation überzeugen können. Die prinzipiell verschiedenen Methoden können sich sogar sehr gut ergänzen. Die Kenntnis der angegebenen Mittel, deren Hauptcharakteristika leicht zu erfassen sind, gehört zum Grundbestand des homöopathischen Wissens. Man wird diesen Arzneien bei der Besprechung entzündlicher Erkrankungen immer wieder begegnen.

Belladonna D 4 Dil. od. Tabl., **Apis D 4**—D 6 Tabl., **Mercurius solubilis D 4**—D 6 Tabl., **Hepar sulfuris D 3**—D 6 Tabl., **Silicea** D 4—**D 6** Tabl.

Die angegebene Mittelfolge entspricht den gewöhnlichen Stadien einer Entzündung. Die Einzelmittel können in häufigen Gaben gegeben werden.

Organo- und Histotropie

Bellad.: Gefäße, Cerebrum, Sympathicus.

Apis: Meningen, Pleura, Nieren, Kapillarwände.

Merc. sol.: Leukocyten, Lymphbahnen, Lymphdrüsen, Knochen.

Hepar sulf.: Mesenchymales Gewebe, Drüsen, Schleimhäute.

Silicea: Leukocyten, Bindegewebe, Knochensystem.

Funktiotropie

Bellad.: Akute Entzündung; helle Röte; Klopfschmerz (da Gefäßdruck gleich Gewebsdruck).

Apis: Exsudativ-ödematöse Entzündung; allergische Reaktionsweise.

Merc. sol.: Rundzellenansammlungen; Infiltrationen; lästige Schweiße, die nicht erleichtern; Frostschauer.

Hepar sulf.: Noch weiter fortgeschrittener Entzündungsprozeß; fördert in tiefen Potenzen die Sequestrierung.

Silicea: Endstadium der Entzündung; Fistelbildung; Indurationsneigung; kalte Abscesse.

Modalitäten und Typisches

Bellad.: Hochgradige Berührungsempfindlichkeit; Kopfkongestionen. Nichtkritischer Fieberschweiß. Calor, Rubor, Dolor.

Apis: Ödembildung, Oligurie; Stechen; Wärmeintoleranz.

Merc. sol.: Die Entzündung folgt den Lymphbahnen; nur mittlere Empfindlichkeit gegen Berührung, nächtliche Verschlimmerung; nicht erleichternde Schweiße.

Hepar sulf.: Starke Berührungsempfindlichkeit, dicker Eiter; Splitterschmerzen; Wärmebesserung.

Silicea: Ausgesprochene Wärmebesserung; wäßriger, stinkender Eiter.

Sonstige Mittel

Myristica D 3 Dil.: „Das homöopathische Messer".

Lachesis D 8—**D 12**—C 30 Dil.: Septische Tendenz; lokale Cyanose.

Echinacea Ø und **Pyrogenium** D 8—C 30 Dil.: Ähnliche Indikationen.

Arsenicum D 6—C 30 Dil.: Malignität; Brennschmerz.

Sulfur jodatum D 4—D 6 Tabl.: Resorptionsmittel von großem Wert.

Tarantula cubensis D 10—C 30 Dil.: Unerträgliche Schmerzen.

Calcium sulfuricum D 6 Tabl.: Starke Schmerzen bei schon eröffnetem Absceß.

Tuberculinum D 15—C 30 Dil.: Reaktionsmittel; schleppender Verlauf. (Seltene Gaben.)

Weitere Maßnahmen

Chirurgisches Vorgehen, Antibiotica, falls nötig.

Heublumen oder Foenum graecum als heiße Auflage.

Im Wechsel damit Lehmpflaster; auch Quarkwickel werden sehr gelobt.

Calendula-Andampfungen oder heiße Calendula-Kompressen (1 : 5—10). **Kyttaplasma.**

Acetonurie

Die französische Homöopathie *(Vannier)* empfiehlt:

Senna D 3—D 6 Dil., **Aceton** D 6—D 12 Dil. Daneben **Lycopodium** in hohen Potenzen und seltenen Gaben.

Ferner: **Echinacea Ø.**

Senna wurde von *Vannier* als sehr wirksam bezeichnet. Trotz allem wird man jedoch in den homöopathischen Mitteln nur Adjuvantien sehen und die sonstigen Maßnahmen, die die Klinik bietet, nicht vernachlässigen dürfen. Entsprechende Ernährungsbehandlung und die Auffüllung der Körperflüssigkeit werden oft erforderlich sein.

Achylie

s. Hypacidität

Addisonsche Krankheit

und sonstige Nebennierenaffektionen

Der ausgebildete Addison gehört zu den seltenen Erkrankungen. Dagegen kommen Zustände von Nebennierenfunktionsschwäche recht häufig vor.

Neben der Substitutionsbehandlung kommen folgende Mittel ergänzend in Betracht:

Acidum phosphoricum D 2—**D 3** Dil., **Acidum sarcolacticum** D 6 Dil., **Chininum arsenicosum** D 4 Tabl., **Sulfur D 4**—D 6 Tabl. oder Dil., **Lachesis** D 8—**D 12** Tabl. oder Dil.

Typus des dem Einzelmittel entsprechenden Patienten

Acid. phos.: Jugendlicher, gleichgültig-apathischer Neurastheniker mit ausgesprochenem Ruhebedürfnis; bleich und hohläugig.

Acid. sarcolact.: Frostiger Hydrogenoider mit schweißigen, kalten Extremitäten; zur Magerkeit neigend.

Chin. ars.: Anämiker mit zur Intermittenz neigenden Leiden. Oft hyperthyreotische Stoffwechsellage mit Schwäche und Abmagerung.

Sulfur: Ekzematiker, geneigt zu Pyodermien. Rötung der Orificien. Oft heller Teint und helle grobe Haare.

Lachesis: Klimakterisches Alter. Geschwätzigkeit ist oft typisch.

Organo- und Histotropie

Acid. phos. und **Acid. sarcolactic.:** Nebenniere, Leber, Muskulatur.

Chin. ars.: Schilddrüse, Orte der Infektabwehr, Blut.

Sulfur: Nebenniere, bes. Rinde; Reticuloendothel, Leber, Haut.

Lachesis: Nebennierenrinde, Ovarien, Myocard, vegetatives Nervensystem.

Funktiotropie

Acid. phos.: Kohlehydrat- und Lipoidstoffwechsel sowie Phosphorylierungsprozesse beeinflussend, Blutungsneigung.

Acid. sarcolactic.: Neigung zu Hypotonie. Hypoxydose. Beeinflussung des Kohlehydratstoffwechsels.

Chin. ars.: Stoffwechseldämpfend und roborierend.

Sulfur: Toxinlösend und ausschwemmend. Nutritive Wirkung auf die Nebennieren.

Lachesis: Beseitigung neurohormonaler Blockierungen.

Modalitäten und Typisches

Acid. phos.: Anämie, geistige Indifferenz, Diarrhöen, Schweiße.

Acid. sarcol.: Kälteverschlimmerung, rheumatische Schmerzen mit Zerschlagenheits- und Steifigkeitsgefühl. Leberschädigung, Gastritis, Entertis, Hypotonie.

Chin. ars.: Stinkende Durchfälle, sekundäre Anämien. Schlechter durch Kälte und Berührung. Periodizität von Erscheinungen.

Sulfur: Verschlimmerung nachts und durch Bettwärme, Morgendiarrhoe. Urobilinogenurie.

Lachesis: Schlechter durch Wärme und nach Schlaf. Infektätiologie. Plötzliche Schwächeanfälle; klimakterisches Alter.

Sonstige Mittel

Kalium carbonicum D 6 Dil. od. Tabl.: Hypotonie, Anämie, Hypermenorrhoe.

Sepia D 6 Tabl.: Pigmentanomalien. Konstitutionelle Asthenie, begleitende Ovarialinsuffizienz.

Veratrum album D 3 Dil.: Kollapsneigung, Durchfälle.

Ferrum phosphoricum D 6 Tabl.: Überforderung der Infektabwehr bei schlechten Reserven.

Cortinum D 6 Dil.: Als Organfunktionsmittel und Regulans.

Acidum formicicum D 6: als Injektion.

Tuberculinum Koch D 12—**C 30** Dil.: Bei entsprechender Ätiologie. Stoffwechselträgheit.

Weitere Maßnahmen

Zufuhr von Nebennierenrindenhormon und Kochsalz.
(Bei Addisonscher Krise nur 6 g Kochsalz.)

Adipositas

Eine arzneiliche Behandlung muß den Störungen des Einzelfalles angepaßt sein. Einige der wichtigsten homöopathischen Mittel werden nachfolgend charakterisiert. Dabei möchte ich mit meiner Ansicht nicht hinter dem Berge halten, daß ohne Einhaltung einer entsprechenden Diät die Resultate einer alleinigen homöopathischen Behandlung recht mäßig sind, wenigstens was die Gewichtsabnahme anbetrifft. Doch ist die „konstitutionelle Durcharbeitung“, die durch die angegebenen Mittel erfolgt, durchaus von Wert und wird auch von den Patienten anerkannt.

Mercurius dulcis D 3 Tabl., **Antimonium crudum** D 4 Tabl., **Graphites D 3—C 30** Tabl. (höhere Potenz in Dil.), **Calcium carbonicum D4—C 30** (höhere Potenz in Dil.).

Allgemeines

Merc. dulc.: Die Fettsucht, die dieses Mittel beeinflußt, ist durch mangelnde Leberfunktion mitbedingt. Erscheinungen der harnsauren Diathese sind ebenfalls häufig.

Ant. crud.: Allgemeine Oxydationsschwäche, schlechte Leberfunktion; Mastfettsucht.

Graphit.: Schwache Funktion der Keimdrüsen und der Schilddrüse sind Hauptmomente.

Calc. carb.: Familiär bedingte Fettsucht bei entsprechendem Typ des Patienten.

Organo- und Histotropie

Merc. dulc.: Leber, Drüsen, Darm.

Ant. crud.: Magendarmkanal, Haut.

Graph.: Schilddrüse, Eierstöcke, Haut.

Calc. carb.: Epithelkörperchen, Knochen, vegetative Zentren.

Funktiotropie

Merc. dulc.: Wasserausschwemmend, stoffwechselanregend über die Leberfunktion.

Ant. crud.: Schilddrüsenanregung, Oxydationsbeschleunigung; oft Hypotonie.

Graphit.: Beeinflussung des Endokriniums; bes. bei ovarieller Insuffizienz.

Calc. carb.: Ebenfalls endokrin wirkend. Beeinflussung des zentralen Höhlengraus.

Modalitäten und Typisches

Merc. dulc.: Feuchte Haut und Schweißneigung.

Ant. crud.: Erschöpfung, Mangel an Lebenslust; stets Haut- und Darmstörungen; weiße Zunge.

Graphit.: Atonisch-hypoperistaltische Obstipation; Rhagaden, klebrige Ekzeme; sonst trockne Haut; Hypomenórrhoe.

Calc. carb.: Feuchte kalte Haut; Hypermenorrhoe; schlaffe, weiche Gewebe. Kälte, bes. nasse Kälte verschlimmert das ganze Befinden.

Sonstige Mittel:

Fucus vesiculosus Φ, **Sulfur jodatum** D 3—**D** 4 Tabl.: (Jodhaltige Mittel).

Phytolacca e baccis Φ, **Phosphorus** C 30 Dil.: Fettherz.

Kalium carbonicum D 6—D 12 Dil.: Hypotonie, Anämie, Hydrämie.

Capsicum D 4 Dil.: Venöser, frostiger Plethoriker.

Ovariinum D 3—C 30, **Hypophysinum** D 6, **Thyreoidinum** D 10 Tabl.: Als endokrine Regulantien.

Thuja D 3—**D** 2 Dil.: Dicke Personen mit Gewebswäßrigkeit, die leicht frieren.

Sulfur: In höchsten Potenzen und ganz seltenen Gaben (C 200) in der französischen Literatur sehr gelobt. Es soll den Fettansatz verhindern.

Ferrum pomatum D 7 Dil. wird von Witzel empfohlen. Das Mittel soll auch den erhöhten Blutdruck senken.

Weitere Maßnahmen

Diät, Rohkost. **Cucurbita pepo** D 4 (Anthroposophisches Mittel).

Bei Cushing-Adipositas: Hypophysenbestrahlung.

Gemahlener Leinsamen (Präparat Linusit); salinische Abführmittel (Glaubersalz). Vor den drei Hauptmahlzeiten je 1/4 l Yoghurt.

Daß man mit Schilddrüsenpräparaten vorsichtig sein muß, braucht wohl kaum erwähnt zu werden.

Adnexitis

Die hier angeführten Mittel, die meist in die Kategorie der Entzündungsmittel gehören, sind sehr wirksam und können den Neuling schnell von der Wirksamkeit der Homöopathie überzeugen.

Im akuten Stadium wird man **Belladonna, Bryonia** und **Apis** bevorzugen. Bei drohender Absceßbildung kommen besonders **Mercurius jodatus ruber** und **Hepar sulfuris** in Frage, die sich neben **Sulfur jodatum** auch als gute Resorptionsmittel bewähren. **Sepia,** ein Hauptmittel bei Frauenleiden überhaupt, wird jede Kur gut unterstützen, da durch ihren Gebrauch die häufigen kongestiven Zustände aktiver oder passiver Art im kleinen Becken regelmäßig gut zu beeinflussen sind.

Eine Sonderstellung nimmt **Acidum formicicum** ein. *Eisenstädter* veröffentlichte im „Zentralblatt für Gynäkologie" (1932, Nr. 3) Beobachtungen über die Anwendung des Mittels bei Adnexitis und berichtet über ausgezeichnete Erfolge. Fast noch besser scheint das Schwabesche Kupfer-Ameisensäure-Präparat **Cupridium** zu wirken.

Bryonia D 2—**D 4** Dil., **Belladonna D 4**—D 6 Tabl., **Apis D 3**—D 6 Tabl., **Mercurius jodatus ruber** D 3 Tabl., **Sepia** D 3—**D 6**—C 30 Dil., **Acidum formicicum** D 6 (Injektionen).

Organo- und Histotropie

Bryonia: Serosa, Zellgewebe, Schleimhäute, Muskulatur.
Bellad.: Nervensystem, Gefäße, Schleimhäute.
Apis: Zellgewebe, Serosa, Ovarien.
Merc. jod. rub.: Drüsen, Zellgewebe.
Acid. formic.: Mesenchym.
Sepia: Venen, Uterus, Ovarien, Pfortader.

Funktiotropie

Bryonia: Lokalisierung der Entzündung mit Exsudation.
Bellad.: Erstes Entzündungsstadium. Klopfender Schmerz, da Gefäßdruck gleich Gewebsdruck.
Apis: Entzündliche Ödembildung, Oligurie.
Merc. jod. rub.: Lokalisierter frischer oder älterer Entzündungsprozeß mit Rundzelleninfiltration. Auch resorptiv wirkend.
Sepia: Behebung der Beckenkongestion und Pfortaderstauung.
Acid. form.: Desallergisierend und nach Art der Reiztherapie wirkend.

Modalitäten und Typisches

Bellad.: Jede Bewegung verschlechtert. Empfindlichkeit gegen leise Berührung, klopfender Schmerz.
Bryonia: Stechender Schmerz.
Apis: Wärme wird schlecht vertragen; Cystenbildung, rechtsseitige Prozesse.
Merc. jod. rub.: Schweiße, Lymphbahnbefall.
Sepia: Allgemeinbefinden schlechter durch Hitze und besser durch Bewegung. Heiße Vagina, stinkender Fluor.

Sonstige Mittel

Arnica D 3 Tabl.: traumatische Genese.
Sulfur jodatum D 3—**D 4** Tabl.: Resorptions- und Reaktionsmittel von Wert.
Lachesis D 8—**D 12**—C 30 Tabl. und Dil.: Septische Tendenz, Linksseitigkeit der Affektion.
Arsenicum D 6 Dil.: Salpingitis.
Ustilago D 1—D 6 Dil.: Linksseitige Ovariitis.
Thuja D 3—C 30 Dil.: Alte Gonorrhoe.
Hepar sulfuris D 3—**D 6**—C 30 Tabl. und Dil.: Eiterungsprozesse.

Weitere Maßnahmen

Diathermie, Eigenblut, Antibiotica usw.

Ameisensäurepräparate, wie speziell **Cupridium** und **Formicain,** werden zweckmäßigerweise im Sinne der Neuraltherapie in entsprechende Headsche Zonen eingespritzt. Intervall 3—4 Tage.

Agalaktie

Urtica urens Ø, **Ricinus D 3**—D 4 Dil., **Asa foetida** D 4 Dil., **Agnus castus** D 3 Dil., **Chininum arsenicosum** D 3—**D 4** Tabl.

Inkretorisch wirksam sind die Mittel **Asa** und **Agnus castus.** Der Wirkungsmechanismus von **Urtica** und **Ricinus** ist nicht geklärt. **Chininum arsenicosum** kommt bei Folgen schwerer Blutverluste und bei sekundärer Anämie in Frage.

Weitere Maßnahmen

Milzstrichmassage nach *Dicke.*
Herba Galegae officinalis conc. zum Teeaufguß.
Natrium muriaticum C 30 und höhere Potenzen in einzelnen Gaben.
Verwendung von Sonnenblumenöl zur Speisenbereitung.

In der französischen Homöopathie finden vor allem höhere Potenzen von **Sulfur** (C 30) und tiefere von **Pulsatilla** (D 3) Verwendung.

Agoraphobie

Die psychisch labilen Patienten, bei denen das vegetative Nervensystem nicht optimal funktioniert, können von einer homöopathischen Behandlung erheblichen Nutzen haben. Ob und wieweit ein psychoanalytisches Verfahren angezeigt ist, muß der Nervenarzt entscheiden. Doch auch er wird gern eine Hilfe annehmen, die seine spezialistischen Methoden von der arzneilichen Seite her unterstützt.
Einige Mittel seien daher kurz charakterisiert:

Ambra grisea D 3 Dil.: Jeder äußere Eindruck, namentlich das Zusammensein mit anderen Personen bringt das Vegetativum in Unordnung; besonders treten Atem- und Herzbeschwerden auf, sowie unangenehmes Erröten. Die hochgradige nervöse Empfindlichkeit ist bezeichnend für dieses Mittel.

Aconitum D 15—**C 30** Dil.: Kann man als eines der Hauptmittel ansehen. Es ist bewährt. Besonders angebracht bei Sthenikern und Sympathicotonikern.

Agentum nitricum D 15—**C 30** Dil.: Sollte speziell bei Asthenikern versucht werden. Schwindel, Meteorismus und große Eilfertigkeit sprechen u. a. für dieses Mittel.

Gelsemium C 30 Dil.: Im Wechsel mit **Ignatia** C 30 Dil. — tägl. 1 Gabe — haben sich ebenfalls bewährt, um eine allgemeine Entspannung dieser nervösen Personen zu erreichen.

Opium D 3—D 4 Dil.: ist bei unruhigen Erwartungs- und Befürchtungszuständen ein Goldkorn. Speziell ältere Leute mit den Zeichen beginnender Demenz sprechen am besten auf das Mittel an.

Strophanthus D 2 Dil—Φ: Von *Stauffer* als wertvolles Lampenfieber- und Examensmittel bezeichnet.

Kalium phosphoricum D 6 Tabl.: Bewährtes Mittel mit Herz- und Nervenwirkung. Man gibt es vorteilhaft im Wechsel mit Ignatia und Gelsemium. Dosis 3—4mal täglich 1 Tablette.

Agranulocytose

Es kommen die bei septischen Zuständen bewährten Mittel in Betracht. Von diesen hat sich besonders **Lachesis** schon vor der Penicillinära bewährt. Bei gewissen kritischen Krankheitszuständen, bei denen die Zeit einen ausschlaggebenden Faktor darstellt, ist manchmal die Anwendung des Contrariumprinzips für den Patienten von größerem Nutzen als eine homöopathische Behandlung. Denn vor Ingangkommen der körpereigenen Leistung, wie sie das homöopathische Mittel erstrebt, kann u. U. nicht wiedergutzumachender Schaden entstehen. So vermag beispielsweise am Anfang einer Apoplexie der „linearkausale" Zwang einer intravenösen Euphyllininjektion andernfalls unrettbar verlorenes Nervengewebe vor dem Zelltod mit allen seinen möglichen deletären Folgen zu bewahren. Daß eine derartige Zwangsbehandlung, die die Körperfunktionen gewaltsam in eine Richtung preßt, nicht immer dauernd durchgeführt werden kann, ist bekannt. Der Effekt der Peitsche erschöpft sich schneller als der des Hafers. Bei der Behandlung der Agranulocytose mit Penicillin liegen die Dinge freilich etwas anders. Diese Therapie ist ein der Natur abgelauschtes weitgehend biologisches Verfahren. Nichtsdestoweniger hat aber auch die homöopathische Therapie speziell mit Lachesis, wie *F. Donner* als dirigierender Arzt der homöopathischen Abteilung eines Berliner Krankenhauses demonstrieren konnte, einen großen Wert. Man wird daher gegebenenfalls auch diese Chance nützen.

Lachesis D 8—D 12—C 30 Tabl. (auch als Injektion), **Chininum arsenicosum** D 3—D 4 Tabl., **Mercurius corrosivus** D 6 Tabl. oder Dil., **Echinacea** Φ (auch als i. v. Injektion).

Organo- und Histotropie

Lachesis: Blut, Stätten der Infektabwehr, Myocard.
Chin. ars.: Blut, Intestinum, Milz.
Merc. corr.: Tonsillen, Colon, Nieren, Mundschleimhäute.
Echinacea: Blut, Nebennieren (?), Mundschleimhäute.

Funktiotropie

Lachesis: Gangränescierende Prozesse, Cyanose, Hypoxydose.
Chin. ars.: Leukotrope Wirkung; verbessert die Immunitätslage.
Merc. corr.: Salivation und schwere Gewebsschädigung im Mund und Rachengebiet.
Echinacea: Vermehrt das Serumeisen, hebt den opsonischen Index. Treffliches Regenerationsmittel für geschädigtes Gewebe.

Sonstige Mittel

Acidum nitricum D 3 Dil.: „Stinken und Bluten".
Crotalus D 8—**D 10** Dil.: Hämophilie, Thrombopenie.
Sulfur D 6 Tabl.: Reaktionsmittel.
Kalium chloricum D 4—D 6 Dil.,
Mercurius cyanatus D 4 Tabl.

Weitere Maßnahmen:

Bluttransfusion. Penicillinschutz.
Lokale Anwendung von verdünnter **Echinacea.**

Agrypnie

Die homöopathische Behandlung der Schlaflosigkeit wird am besten kombiniert mit den bekannten wirksamen physikalischen Maßnahmen. Bei einiger Geduld gelingt es so in der Regel, selbst hartnäckige Schlafstörungen zu beseitigen, ohne daß man von den zentral lähmenden heroischen Schlafmitteln Gebrauch machen muß, deren Anwendung in protrahierter Form sicherlich schädlich ist.

Auch rein schematisch vorgehend wird man mit Mitteln wie **Zincum valerianicum, Passiflora, Avena sativa** manches erreichen können.

Sehr beachtlich ist, daß der durch eine homöopathische Behandlung erzielte Schlaf kein Zwangsschlaf ist, sondern vollen Erholungswert besitzt. Manchmal wird man die an starke Schlafmittel gewöhnten Patienten erst allmählich dazu bringen müssen, die Dosis immer weiter abzubauen.

Aconitum D 6—C 30 Dil., **Acid. phosphoricum** D 2—**D 3** Dil., **Avena sativa** ⌀, **Coffea D 3**—C 30 Dil., **Zincum valerianicum** D 3 Tabl.

Organo- und Histotropie

Sämtliche Mittel sind neurotrop.

Funktiotropie

Aconit.: Unruhe, Angst, arterielle Erregung, voller, harter Puls. Sympathicotonische Einstellung. Ätiologisch: Schreck, Furcht, akute Erkältung, Hyperthyreoidismus, Hypertonie.

Acid. phos.: Tagsüber apathisch und abulisch. Dagegen Schlaflosigkeit nachts. Ätiologisch: Säfteverlust, Gemütsbewegungen, Reconvalescenz.

Avena: Neurotonisch wirksam.

Coffea: Gedankenzudrang bei feinem Hören. Jede leiseste Berührung ist unangenehm. Angezeigt besonders nach geistiger Arbeit und Gemütsbewegungen.

Zinc. val.: Zuckungen der Beine, Reflexübererregbarkeit.

Personotropie

Der Coffea-Patient ist hypersensibel mit rotem Gesicht, glänzenden Augen und zittrigen Händen; hyperthyreoide, sympathicotonische Züge. Hysterisches Gehabe. Wirksam bes. bei Frauen und Kindern. Wenn tiefe Potenzen versagen, mache man unbedingt einen Versuch mit hohen, die dann überraschend wirksam sein können.

Modalitäten und Typisches

Aconit.: s. Funktiotropie.
Acid. phos.: Nervenzerrüttung. Ätiologisches s. Funktiotropie.
Avena: Reconvalescenz; heiße Füße nachts.
Coffea: s. Personotropie.
Zinc. val.: Zuckungen der Beine.

Sonstige Mittel

Passiflora ∅: Einfaches Sedativum.
Belladonna D 6—C 30 Dil.: Schläfrig ohne schlafen zu können, fiebriges Gefühl.
Nux vomica D 6—C 30 Dil.: Nach Exzessen; biphasischer Schlaf.
Cocculus D 4—D 12—C 30 Dil.: Folge von Nachtwachen; Schwindel.
Ambra grisea D 3 Dil.: Präsenil, mager, erschöpft.
Hyoscyamus D 2—**D 3** Dil.: Schlaflosigkeit älterer Hypertoniker.
Opium D 4—C 30 Dil.: Folgen von Schreck. Unruhige Befürchtungszustände.
Lycopus ∅—**D 2** Dil.: Bei hyperthyreotischen Zuständen.
Folia Digitalis titr. D 2 Tabl.: Präinsuffizienz mit Agrypnie.

Weitere Maßnahmen

Immer Behandlung des Grundleidens.
Hydrotherapie. Beseitigung von Kaltfüßen. Diät des Körpers und der Seele.
Psychotherapie.
Nach 17 Uhr nichts mehr essen, höchstens um 21 Uhr etwas Obst.
Einschränkung des Kochsalzes.
Bei Geräuschempfindlichkeit Watte in die Ohren.
Kräuterkissen aus: Fol. Melissae, Herb. Thymi, Radix Valerianae und Humulus Lupulus (tagsüber im Blechkasten verwahren).
Spenglersan A und **T.**
Neuraltherapeutisch: Formicain (Ameisensäure+Novocain) alle 4 Tage subcutan in das Scheitelbeingebiet.
Auch das Verfahren der **Akupunktur***) hat sich bewährt (Goldnadel 1 Querfinger unter dem inneren Knöchel sowie Silbernadeln an die craniale Spitze des Hinterhauptbeines und 2 Querfinger unter dem äußeren Knöchel).
Die Nadel unter dem äußeren Knöchel soll etwa $1/2$—$1\,1/2$ Minuten, die unter dem inneren Knöchel etwa 6 Minuten liegen bleiben.
Die betreffenden Punkte am Fuß kann man auch mit Plenosol 0, Impletol oder Formicain spritzen.
Kopfstreckgriff: Anheben des Kopfes mit Zeigefinger und Daumen, wobei der Daumen an den Warzenfortsatz, die Mittelhand an den unteren Kieferast zu liegen kommt. Heben des Kopfes und folgende Neigung nach hinten. Man vermeide dabei, die seitlichen Halspartien unter Druck zu setzen. Patienten tief atmen lassen. Dieser Griff ist auch bei kongestiven Kopfschmerzen wertvoll.

*) s. *Stiefvater, E.*, Akupunktur als Neuraltherapie (1953), Karl F. Haug Verlag, Ulm-Donau.

Akne rosacea

Bei dieser sehr hartnäckigen Krankheit kommen neben den angeführten Mitteln auch die bei Akne vulgaris genannten in Betracht. Die Behandlung wird sich nicht nur auf die lokale Affektion beschränken dürfen, sondern wird offensichtliche Schädigungen anderer Art abzustellen haben. Das passende Konstitutionsmittel und die einer Grundaffektion entsprechenden Nosoden (z. B. Tuberculinum) sind wichtiger als eine rein lokale Behandlung.

Abrotanum D 1 Dil., **Carbo animalis** D 3—D 6 Tabl., **Ledum** D 2—D 3 Dil., **Kalium jodatum** D 2—**D 3** Dil.

Organo- und Histotropie

Abrotan.: Kapillaren.
Carbo anim.: Venen.
Ledum: Kapillaren.
Kal. jod.: Talgdrüsen.

Funktiotropie

Abrotan.: Schlechte Hautdurchblutung; Kapillaratonie.
Carb. anim.: Venöse Stasen mit Hypoxydose des Gewebes.
Ledum: Kapillarorhexis.
Kal. jod.: Inkretion beeinflussend; Indurationsneigung.

Modalitäten und Typisches

Abrotan.: Anämischer Zustand. Kälte und Nässe verschlimmern.
Carbo animal.: Cyanotische Verfärbung, Kupfernase, Verdauungsstörungen.
Ledum: Alkoholiker und Gichtiker mit Blutungsneigung. Kühle bessert.
Kal. jod.: Wallungen, Kachexie, Gereiztheit. Impotenz.

Sonstige Mittel

Nux vomica D 6 Dil.: Alkoholiker.
Lachesis D 8—**D 12**—C 30 Tabl. und Dil.:Cyanose. Klimakterisches Alter.
Sepia: D 6—C 30 Tabl. und Dil.: Störungen im weiblichen Genitale.
Aurum D 4—D 6 Tabl.: Hypertonisch; hypoovariell.
Thuja D 3—C 30 Dil.: Pastöse, frostige Seborrhoiker.
Sulfur jodatum D 3—**D 6** Tabl.: Inkretorische Störungen, Obstipation. Resorptionsmittel (Oxygenoide Patienten).
Agaricus D 4—D 6 Dil.: Neurotrop wirkend; Jucken und Kriebeln.

Weitere Maßnahmen

Blutegel (Jugularis). Eigenblut-Injektion.
Äußerlich: Umschläge mit verdünnter Ledum-, Aesculus- oder Hamamelis-Tinktur (bzw. Hametum-Extrakt).
Akupunktur: Goldnadel in die Mitte der Kniekehle, Silbernadeln auf den Trochanter major sowie am Nagelwinkel des Zeigefingers (Daumenseite) 2 mm proximal und lateral.
Coli-Schluckvaccine *(Becker);* heiße Heublumenpackungen. Keine Seife.
Einschränkung des Kochsalzes; Vermeiden von Schlachtfetten, sowie von gehärteten Fetten. Viel Rohkost.
Gelobt wird die Injektion einer Percortenkristallsuspension (50 mg alle 4 Wochen).

Akne vulgaris

Im allgemeinen wird die Akne vulgaris durch Schwefelpräparate, wie Sulfur, Sulfur jodatum und Hepar sulfuris, gut zu beeinflussen sein. Fälle, die nicht auf Sulfur reagieren, behandelt man oft zweckmäßig mit Natrium muriaticum. Dabei handelt es sich meistens um Patienten, bei denen man irgendwelche Demineralisationsvorgänge annehmen kann. Auch höhere Potenzen dieses Mittels können oft angezeigt sein. Bei der Verordnung der Arsenikalien gilt ein herabgesetzter Ernährungszustand als leitend für die Mittelwahl.

Arsenum jodatum D 4 Tabl. oder Dil., **Antimonium crudum D 4**—D 6 Tabl., **Sulfur D 6**—C 30 Tabl. und Dil., **Natrium muriaticum** D 6—**C 30** Tabl. und Dil., **Selenium** D 6 Tabl.

Organo- und Histotropie

Ars. jod.: Lymphdrüsen, Haut, Schleimhäute, Endokrinium.

Ant. crud.: Haut, Magen-Darm, bes. auch Colon.

Sulfur: Alle Organe, bes. Haut.

Natr. mur.: Schleimhäute, Haut, Endokrinium.

Selen.: Haut, Nervensystem.

Funktiotropie

Ars. jod.: Desallergisierend; bes. bei nässenden Hautleiden.

Ant. crud.: Hypothyreoid; gastrische Störungen. Stoffwechselträgheit.

Sulfur: Venös-arterielle Kapillarüberfüllung. Allgemeine Neigung zu Pyodermien. Wechselbeziehungen zwischen Haut- und Schleimhauterkrankungen.

Natr. mur.: Oft hyperthyreoid; Abmagerung bes. am Halse. Obstipation und Anämie. Störung der Zellmembranfunktionen.

Selen.: Trockne, seborrhoische Haut; nervöse Reizbarkeit. Störungen wahrscheinlich weitgehend diencephal bedingt.

Modalitäten und Typisches

Ars. jod.: Brennschmerz, Erregung, Hyponutrition. Zerstörungsstoffwechsel.

Ant. crud.: Lokalisation um den Mund herum. Zusammenhang mit gastrointestinalen Beschwerden.

Sulfur: Rötung der Körperöffnungen. Entblößungsneigung. Stinkende Haut, geringe Schweißneigung. Antointoxikation.

Natr. mur.: Nach Versagen von Sulfur. Salzhunger, Durst. Bröckelstuhl. Allgemeinverschlimmerung am Vormittag.

Selen: Blasse, kühle Haut. Besonders bei Nervösen und Sexualneurotikern.

Sonstige Mittel

Arsenum bromatum D 4 Dil.

Tuberculinum D 12—**C 30** Dil. (alle 14 Tage bis 3 Wochen).

Pulsatilla D 4—C 30 Dil. (bes. bei Hypomenorrhoe).

Acidum nitricum D 3—**D** 4 Dil.

Thuja D 3—C 30 Dil.: Schwammiger, frostiger Lymphatiker mit Seborrhoe.

Berberis D 2 Tabl. (Uratreicher Urin).
Abrotanum D 1 Dil.
Kalium jodatum D 3 Tabl.
Hepar sulfuris D 4—D 6 Tabl.
Juglans cinerea D 2 Dil.
Sulfur jodatum C 30 Dil. (alle 14 Tage) i. W. mit **Tuberculinum** (s. oben).
Psorinum D 15—C 30 Dil.

Weitere Maßnahmen:

Nach dermatologischen Gesichtspunkten.
Ponndorfimpfung; systematische Höhensonnenbestrahlungen (intensiv).
Beseitigung von Darmstörungen. Glaubersalz; gemahlener Leinsamen (Präparat Linusit).
Akupunktur: Goldnadel in die Mitte der Kniekehle, Silbernadeln auf den Trochanter major sowie am Nagelwinkel des Zeigefingers (Daumenseite) 2 mm proximal und lateral.

Akromegalie

Bei der Entstehung der Akromegalie muß man Schädigungen in Betracht ziehen, die das inkretorische Gefüge, vielleicht schon pränatal, im Sinne der Hahnemannschen Konzeption von den drei Grundkrankheiten beeinflussen. Falls in einer Familie derartige Störungen vorkommen, sollte man an die „eugenische" Kur nach *Vannier* denken, die bei „Neurasthenie" kurz charakterisiert ist. Eine ausgesprochene Akromegalie wird man mit homöopathischen Mitteln wohl kaum heilen können.

Versucht werden können: **Baryum carbonicum** D 4—C 30 Tabl. oder Dil., **Thuja** D 6—C 30 Dil., **Aurum** D 6 Tabl.

Man versuche ferner **Hypophysin** in höheren Potenzen und gebe als gelegentliches Zwischenmittel **Syphilitinum** (ebenfalls in hohen Potenzen).

Akroparästhesie

s. Raynaudsche Krankheit

Albuminurie

(ohne ausgesprochen nephritische Prozesse)

Wie immer, so ist auch hier die differentialdiagnostische Klärung, zu der man gegebenenfalls auch den Facharzt heranziehen sollte, unerläßlich. Eine Homöopathie, die sich lediglich auf die Symptomatik stützt und klinische Gegebenheiten gering wertet, wird wohl in manchen Fällen Erfolge bringen, aber dafür in anderen mit schwersten Rückschlägen rechnen müssen. Ein guter Homöopath muß auch ein guter Kliniker sein.

Arnica D 3 Tabl., **Aesculus** D 3 Tabl., **Chininum arsenicosum** D 3—D 4 Tabl., **Phosphorus** D 6 Dil., **Berberis** D 3 Dil.

Organo- und Histotropie

Arnica: Kapillaren.
Aesculus: Venen.
Chin. ars.: Blut, Schleimhäute.
Phosphorus: Endothelien, Organparenchym.
Berberis: Leber, Niere.

Funktiotropie

Arnica: Wirkung über Beeinflussung der Gefäßfunktion. Folgen von Überanstrengung, Traumen. Verletzungen durch Nierensteine. Roter Hochdruck.
Aesculus: Lokale Stauungen im Venengebiet, bes. in der Pfortader. Orthostatische Albuminurie.
Chin. ars.: Kältehämoglobinurie; Schwächegefühl. Rekonvalescenten-Albuminurie.
Phosphor.: Stauungs-Albuminurie, bes. bei Adolescenten.
Berberis: Große Schwäche. Bewegungsverschlechterung. Folgen von Nierensteinerkrankung.

Modalitäten und Typisches

Arnica: Blutungsneigung, Zerschlagenheitsgefühl.
Aesculus: Dumpfes Pflockgefühl in der Articulatio sacroiliaca. Hämorrhoiden. Besserung des Allgemeinbefindens durch Bewegung.
Chin. ars.: Anämie und Periodizität.
Phosphor.: Blutungsneigung. Nervöse Erschöpfung mit reizbarer Schwäche.
Berberis: Ausstrahlender Rückenschmerz, Mitbeteiligung der Leber.

Sonstige Mittel

Aconitum D 3—D 4 Dil.: Folgen von Erkältung, bes. durch trockene Kälte.
Nux vomica D 4—D 6 Tabl.: Folgen alkoholischer Exzesse.
Dulcamara D 2—D 4 Dil.: Folgen von Durchnässung und Schweißunterdrückung.
Pulsatilla D 4 Dil.: Folgen von Durchnässung, bes. der Füße.

Weitere Maßnahmen

Essigwasserpackung des Rumpfes.
Neuraltherapie mit **Acidum formicicum** D 6 oder **Formicain.**

Alopecie

Die Resultate einer homöopathischen Alopeciebehandlug sind durchaus bescheiden. Soweit mir bekannt, erbringen andere Methoden aber auch nicht die besten Resultate. So sieht man zwar nach Thalliumanwendung (man gibt im monatlichen Wechsel D 4 und D 6) das Aufsprießen eines frischen Flaumes, aber eine befriedigende Kur stellt auch dies nicht dar.

Thallium aceticum D 6 Tabl., **Natrium muriaticum** D 6 Tabl., **Acidum phosphoricum** D 3 Dil., **Acidum formicicum D 6** (Injektionen), **Thuja** D 2—C 30 Dil., **Arsenicum** D 6 Tabl.

Spezielles

Thallium: Hauptmittel, bes. bei Alopecia areata. D 6 ist die gebräuchlichste Potenz, doch kann zwischenhinein auch D 4 gegeben werden.

Arsen. und **Acid. phos.:** Besonders nach schweren Infekten angezeigt.

Natr. mur. und **Thuja:** Vorzugsweise bei Seborrhoikern.

Acid. form.: Hauptsächlich klinisch empfohlen.

Sonstige Mittel

Silicea D 6 Tabl.: Soll gelegentlich wirksam sein.

Kalium carbonicum D 6 Tabl.: Bei trockenem Haar, dessen Spitzen sich spalten.

Pel talpae D 6 Trit., **Kalium phosphoricum** D 6 Tabl.

Weitere Maßnahmen

Bei luetischer Ätiologie entsprechende Kur.

Akupunktur: Goldnadel in die Mitte der Kniekehle. Die Nadel kann mit Acidum formicicum D 6 befeuchtet werden.

Amenorrhoe, Hypomenorrhoe, Oligomenorrhoe

Die reine Hormonbehandlung dieser Zustände hat erwiesenermaßen ihre Schattenseiten, von denen die cancerogene Wirkung der Sexualhormone nur einen Teil darstellt. Durch eine reine Substitutionstherapie wird die körpereigene Hormonproduktion zeitweilig überflüssig gemacht. Das Organ wird „geschont". Die Gefahr eines sekundären völligen Erlahmens der Organfunktion ist nicht ohne weiteres von der Hand zu weisen. Die Hormonbehandlung sollte daher für Sonderfälle reserviert bleiben und in ihren Indikationen genau abgegrenzt werden. Bei der homöopathischen Behandlung besteht die gekennzeichnete Gefahr nicht. Die betreffenden Mittel bringen — wie auch bereits in einzelnen Fällen experimentell erwiesen wurde — eine Normalisierung der Ovarfunktion zustande.

Pulsatilla D 2—C 30 Dil., **Aristolochia clematitis D 2**—D 4 Dil., **Graphites D 3**—C 30 Tabl. und Dil., **Aconitum D 3**—D 6 Dil., **Manganum aceticum** D 4 Tabl.

Personotropie

Bei der Wahl des Einzelmittels fallen typenmäßige psychosomatische Wesenszüge der betreffenden Patientin oft stark ins Gewicht, z. B.:

Pulsat.: Typ der blonden, sanftmütigen, depressiven Weiblichkeit mit venösen Stasen. Rundliche Formen.

Aristolochia: Mehr intersexueller Typ. Venöse Stauungen. Ekzematöse, oligomenorrhoische Frauen. Verspätete Menarche. Klimakterische Arthropathien. Klimakterium praecox.

Graphit.: „Dick, blond, traurig und obstipiert."

Mangan. acet.: Ein asthenischer Typ scheint am charakteristischsten zu sein.

Bei den Mitteln ist eine Wirkung auf die Keimdrüse und Hypophyse anzunehmen. **Aconitum** hat hier eine Sonderstellung; es wirkt ätiologisch-spezifisch bei Erkältungs- und Schreckfolgen.

Modalitäten und Typisches

Pulsat.: Frostigkeit, aber Verlangen nach frischer Luft. Allgemeinbefinden besser durch Kühle und Bewegung. Verzögerte Follikelreifung. Atonische Cyanose.

Aristolochia: Kälte wird schlecht ertragen (klinisch); Sterilität.

Graphit.: Trockene Haut mit Rhagaden. Klebrige Ekzemsekrete.

Aconit.: Vasculärer Erethismus mit Angst. Sympathicotonische Einstellung; heiße, trockene Haut.

Mangan. acet.: Regel zu früh, aber sehr spärlich; Körper schmerzhaft bei Berührung.

Sonstige Mittel

Ferrum metallicum D 2—D 4 Tabl.: Anämie und falsche Plethora.
Calcium carbonicum D 6—C 30 Tabl. und Dil.: Schädigung durch feuchte Kälte.
Kalium carbonicum D 6—C 30 Dil.: Schwerer Durchbruch der ersten Regel.
Corpus luteum D 15 Dil. und **Ovariinum** D 15 Dil.: Als Regulans.
Hypericum D 1—ϕ: Uterushypoplasie, Anämie, Depressionen.
Tuberculinum C 30 Dil.: Seltene Gaben.
Natrium muriaticum C 30 Dil.: Hypomenorrhoe Demineralisierter.
Veratrum viride D 3 Dil. mit **Pulsatilla** D 2—D 3 Dil.: (von *Wapler* empfohlen).

Weitere Maßnahmen

Aderlaß am Fuß, Blutegel, Wechselfußbäder, Hypophysenschwachbestrahlung. Empfohlen wird auch die Massage der inneren Genitalien sowie der Reflexzonen.
Bestrahltes Eigenblut zur i. m. Injektion (hartnäckige Formen).
Schröpfen an der Innenseite der Oberschenkel.
Von den Spenglersanen kommen besonders K und später T in Betracht.
Wichtiger Akupunktierpunkt 3 Querfinger über dem inneren Knöchel. Die Punktion muß mit Silbernadel erfolgen. *Stiefvater* quaddelt diesen Punkt mit Plenosol oder Impletol.

Anämie

Die homöopathische Behandlung der Anämie berücksichtigt nicht nur den Eisen- und Vitaminstoffwechsel, sondern richtet sich auch nach den Erscheinungen, in denen die persönliche Reaktion des Kranken zum Ausdruck kommt.

Ferrum gilt z. B. nicht als alleinmögliches Mittel bei hypochromer Anämie, sondern es wird möglichst nach Gesichtspunkten, wie sie unter „Funktiotropie" kurz angegeben werden, angewandt. Ebensogut kann beispielsweise **Chininum arsenicosum** bei dieser Krankheit wirken, z. B. wenn die Anämie durch starke Blutverluste verursacht oder unterhalten wird.

Ein wichtiges Mittel bei allen Demineralisationszuständen, bes. in der ersten Lebenshälfte, ist **Natrium muriaticum.** Gar nicht selten wird man einen dem Mittelbild entsprechenden Fall finden. Die Verordnung wirkt so, als ob der Körper die Fähigkeit wiedergewänne, die nötigen Zellsalze zu speichern und sinngemäß zu verwenden. Seltene Gaben relativ hoher Potenzen verdienen hier durchaus den Vorzug.

Ein ähnliches Reaktionsmittel ist auch der Schwefel. Er kann häufiger, etwa einmal täglich und auch in tiefen Potenzen gegeben werden. Die Praxis hat erwiesen, daß dieses Verfahren viele Vorteile bringt.

Auch die sogenannten Nosoden, bes. **Tuberculinum** und **Syphilitinum,** in seltenen Gaben und hohen Potenzen sind wertvolle Helfer, die über das doch irgendwie unbefriedigende Niveau einer reinen Substitutionsbehandlung hinausführen können.

Ferrum D 1—D 3 Trit., **Chininum arsenicosum** D 3—**D 4** Tabl., **Pulsatilla** D 4 Dil., **Hydrastis** D 2 Dil., **Kalium carbonicum** D 6 Tabl., **Calcium phosphoricum** D 3—**D 6** Tabl.

Organo- und Histotropie

Ferrum: Erythrozyten, Knochenmark.

Chin. ars.: Milz, Schilddrüse, Blut.

Pulsat.: Ovarien, Hypophyse, Schleimhäute, Venen.

Hydrastis: Schleimhäute.

Kal. carb.: Blut, Muskulatur, Herz, Uterus.

Calc. phos.: Knochen, vegetative Nerven.

Funktiotropie

Ferrum: Wallungen, Durchfälle, Blutungen. Nutritive Wirkung. Hebung der Immunitätslage.

Chin. ars. bzw. **China:** Stoffwechselverlangsamende Wirkung. Antithyreoid. Beschwerden schlimmer durch Kälte und nachts. Blutungsanämie.

Pulsat.: Follikelhormonartige Wirkung. Bei endokrin mitbedingten Fällen. Venosität. Der Pulsatillazustand entwickelt sich gern auf der Basis eines geringfügigen tuberkulösen, inaktiven Fokalinfektes.

Hydrastis: Anacidität und Obstipation. Langwierige Schleimhautkatarrhe. Kachexieneigung.

Kal. carb.: Wirkt der Hydrämie entgegen. Hypotonie. Hypermenorrhoe.

Calc. phos.: Nutritiv wirkend.

Modalitäten und Typisches:

Ferrum: Falsche Plethora. Nächtliches Erbrechen. Ruhe verschlimmert.

Chin. ars. bzw. **China:** Periodizität von Erscheinungen. Folge von Säfteverlusten. Kälte verschlimmert.

Pulsat.: Eisen wird schlecht toleriert. Anämie des Entwicklungsalters.

Hydrastis: Anämie mit Kräfteverfall infolge mannigfacher Ursache. Abmagerung und Schleimhautkatarrhe.

Kal. carb.: Hypotonie und Herzschwäche. Säfteverluste durch zu starke Menses. Rückenschmerzen. Stechender Charakter der Schmerzen.

Calc. phos.: Besonders bei Jugendlichen im Entwicklungsalter. Asthenischer Habitus. Appetitschwäche.

Sonstige Mittel

Abrotanum ∅—**D 1** Dil.: Appetitschwäche. Akrocyanosen, Chronischer Wurmbefall. Achylische Chloranämie.

Phosphorus D 6 Dil.: Aplastische und hämolytische Anämie. Anämie nach Bestrahlungen.

Lachesis D 8—**D 12**—C 30 Tabl. und Dil.: Hämolytische Anämie.
Graphites **D** 4—C 30 Tabl. und Dil.: Fette Bleichsüchtige mit hypoperistaltischer Obstipation.
Ceanothus ∅: Begleitende Milzleiden.
Hypericum ∅: Anämie mit Amenorrhoe und depressiver Stimmung.
Natrium muriaticum D 6—**C 30** Tabl. und Dil.: Zunehmende Abmagerung, bes. am Halse deutlich. Speichelfluß. Herzunruhe.
Tuberculinum in höheren Potenzen und seltenen Gaben.

Weitere Maßnahmen

Leitsatz: Bei hyperchromer Anämie Leberpräparate, Vitamin B_{12}.
Bei hypochromer Anämie Eisen.
Falls nötig Bluttransfusion.
Spenglersan T.
Akupunktur: Goldnadel am oberen Rand der 4. Rippe, etwa 4 Querfinger von der Mitte der Wirbelsäule entfernt; dgl. am inneren Fußrand am Gelenkspalt des Großzehengrundgelenkes.

Aneurysma

s. Aortitis

Angina

Apis D 3—D 6 Dil. oder Tabl., **Belladonna D** 4—D 6 Dil., **Baryum muriaticum D** 3—D 4 Dil., **Mercurius solubilis D** 4—D 6 Tabl., **Phytolacca D 3**—D 4 Dil., **Lachesis** D 8—**D 12**—C 30 Tabl. und Dil.

Organo- und Histotropie

Beziehungen zu den Rachenorganen bestehen bei allen genannten Mitteln.

Funktiotropie

Apis: Exsudativ-ödematöse Entzündung. Oligurie. Wärmeintoleranz.
Bellad.: Katarrhalische Form. Erstes Stadium der Entzündung; helle Röte. Schweißhitze im Fieber. Kopfkongestion.
Merc. sol.: Lakunäre Form. Oft ausgesprochene Lymphangitis und Lymphadenitis. Speichelfluß. Schweiße mit Frostschauern.
Bar. mur.: Subchronische Form der Entzündung.
Phytolacca: Dunkle Röte und Trockenheit des Rachens und der Tonsillen. Metastasierung auf die Gelenke.
Lachesis: Septiforme Tendenz; bläuliche Färbung; leise Berührung ist unerträglich. Ausgesprochene Intoleranz jeder Wärmeanwendung. Agranulocytose. Myocardbefall. Neigung zum Kollaps.

Modalitäten und Typisches

Bei der gewöhnlichen Angina ist die Beachtung der Modalitäten meist nicht unbedingt erforderlich, da die bewährte Standardbehandlung — stündlicher Wechsel von **Belladonna, Apis** und **Mercur** — in der Regel schnellen Erfolg zeitigt.

Bellad.: Trockene Schleimhäute, hohe Empfindlichkeit bei Berührung.
Apis: Stechender Schmerz; schwerere Form als der Belladonnafall.
Merc. sol.: Nur mittlere Empfindlichkeit bei Berührung.

Sonstige Mittel

Echinacea Ø im Wechsel mit **Baryum muriat. D 3**—D 4 Dil.: Sehr bewährt bei der sich hinschleppenden subakuten Form.
Hepar sulfuris D 4—D 6 Tabl.: Eiterungsneigung, Absceßbildung.
Silicea D 6 Tabl.: Chronische Eiterung.
Sulfur jodatum D 3—**D 4** Tabl.: Zur Rückbildung von Infiltraten.
Ichthyolum D 3 Dil.: Rezidivierende Angina.
Acidum nitricum D 3 Dil.: Mercurielle Angina. Stinken und Bluten.
Mercurius cyanatus D 4 Dil.: Diphtherische Form.
Mercurius jodatus ruber D 3—**D 4** Tabl.: Zur Resorption. Beeinflussung frischer entzündlicher Drüsenerkrankungen.
Pyrogenium D 8—D 15—**C 30**: Angina Ludovici, septische Symptome.

Weitere Maßnahmen

Allgemeinbehandlung, z. B. großer Milchwickel, Abreibungen.
Kaffeekohle, Eigenblut (am 3. Tage) 1—2 ccm. **Calcium** i. v.
Arnica Ø, **Guajacum** Ø, **Echinacea** Ø verdünnt zu Spülungen.
Rödersche Saugbehandlung; Ausspritzen der Mandeln.
Penicillinspray (50 000 E gelöst in wenig Wasser).
Spenglersan G.
Biostreptosan G zum Gurgeln.

Anorexie

Die Beachtung der Grundkrankheit ist unerläßlich. Rückwirkend kann aber eine stark hervortretende Appetitlosigkeit auf die Entwicklung der Grundkrankheit einen ungünstigen Einfluß ausüben, z. B. bei der Tuberkulose; hier hilft die Dränierung der entsprechenden Toxine mit Mitteln wie etwa **Pulsatilla** oder **Arsenum jodatum.**

Bei den sattsam bekannten appetitlosen Kindern erreicht man sehr häufig durch **Abrotanum, Calcium phosphoricum** und durch seltene Gaben von **Tuberculinum** einen befriedigenden Erfolg.

Bei verdorbenem Magen stehen **Nux vomica, Antimonium crudum, Ipecacuanha** und **Pulsatilla** in erster Reihe.

Als recht wirksames Präparat bei Kindern habe ich auch das (Meerwasser enthaltende) **Piscin** schätzen gelernt.

Abrotanum Ø—D 1 Dil., **Calcium phosphoricum** D 3—**D 6** Tabl., **Nux vomica D 4**—D 6 Dil., **Ipecacuanha** D 4 Dil., **Antimonium crudum** D 4 Tabl.

Organo- und Histotropie:

Abrotan.: Drüsen, Kapillaren, Serosa.
Calc. phos.: Allgemeines Gewebemittel.
Nux vom.: Nerven, Magen-Darm.
Ipecac.: Vagus.
Ant. crud.: Magen-Darm, Haut.

Funktiotropie

Abrotan.: Die allgemeine Trophik beeinflussend. Zuweilen auch Heißhunger. Chronische Fieberzustände, die zu Anämie führen. Akrocyanosen; kühle Haut.

Calc. phos.: Vagotrop wirkend. Nutritionsmittel, bes. der Heranwachsenden. Asthenische Kinder.

Nux vom.: Nervöse Dysregulation; spastische Obstipation. Ätiologisch: Exzesse. Auch bei einfacher Appetitlosigkeit, dann im Wechsel mit:

Ipecac.: Ausgeprägte Übelkeit mit reiner Zunge.

Ant. crud.: Durchfall mit Obstipation wechselnd. Stoffwechselträgheit. Kalkigweiße Zunge als Ausdruck der Funktionsstörung.

Modalitäten und Typisches

Abrot.: Appetitlosigkeit der Kinder; Wurmbefall.

Calc. phos.: Bes. bei Schulkindern mit „Schulkopfschmerz".

Nux vom.: Übergroße Reizbarkeit und Empfindlichkeit gegen äußere Eindrücke. Hinterer Teil der Zunge belegt.

Ipecac.: Reine Zunge bei ständiger Übelkeit, auch bei leerem Magen.

Ant. crud.: Kalkig-weiße Zunge. Folge von Durcheinanderessen.

Sonstige Mittel

Pulsatilla D 4 Dil.: Fettintoleranz.

Colchicum D 3 Dil.: Speisegeruch macht Übelkeit.

Lycopodium D 6 Tabl.: Heißhunger, aber gleich satt. Primäre Hepatopathie.

Digitalis D 1—D 2 Trit.: Frühinsuffizienz mit Appetitlosigkeit.

China D 2 Dil.: Bei Anämikern. Bei einfacher Appetitlosigkeit im Wechsel mit **Ipecacuanha** D 3 (bewährt).

Hedera helix D 6 Dil.: Drüsenkranke Kinder mit Katarrhneigung.

Atropinum sulfuricum D 8—D 12: Hypochlorhydrie.

Tuberculinum C 30: Seltene Gaben.

Weitere Maßnahmen

Vor allem Sorge für nötige Entspannung. Kurze Fastenkur.

Obst **vor** den Mahlzeiten.

Salzsäure bei postfebriler Anorexie.

Meerwasser-Trinkkur (kleinere Mengen, z. B. Biomaris).

Die französische Homöopathie sieht (besonders bei Kindern) **Lycopodium** als das Grundmittel an. Sie verwendet es in höheren Potenzen und seltenen Gaben und gibt ferner gern **Syphilitinum** in gleicher Form.

Progynon C resp. Cyren B forte sollen sich bei kindlicher Appetitlosigkeit sehr gut bewähren; eigene Erfahrungen darüber fehlen mir, da ich mit den anderen Mitteln immer gut auskam.

Anurie

(vgl. auch Nieren- und Blasenkrankheiten)

Die diagnostische Klärung der Ursache ist unerläßlich, sie weist der Therapie den Weg. Von homöopathischen Mitteln kommen vorzugsweise in Anwendung:

Aconitum D 4 Tabl. oder Dil., **Belladonna** D 3—D 6 Dil. oder Tabl., **Apis D 3**—D 6 Tabl. oder Dil., **Phosphorus** D 6—C 30 Dil., **Causticum D 4**—D 12 Dil., **Cantharis D 4**—D 6 Dil., **Nux vomica** D 3—**D 6**—D 12 Dil.

Spezielles

Aconit.: Akute Erkältungsfolgen. Erster Beginn einer akuten Nephritis. Unruhe, Angst. Voller, harter Puls. In häufigen Gaben, selbst viertelstündlich, zu geben!

Bellad.: In hohen Potenzen bei krampfigen, in tiefen bei Lähmungszuständen.

Apis: Vorausgegangene Erythemkrankheit. Ödembereitschaft des Gewebes. Oligurie.

Phosphor., Causticum: Chronische Rückenmarksleiden. Gestörter Entleerungsmechanismus.

Cantharis: Akute Nephritis, Brennschmerz. Starker Blasen- und Harnröhrenreiz.

Nux vom.: Folgen von Exzessen. „Kalte Pisse" nach Alkohol oder jungem Most.

Phosphorus, Causticum, Belladonna (D 3—D 4), **Magnesium muriaticum** D 3—D 4, **Gelsemium** D 4, **Oleander** sind mehr bei Lähmungszuständen der Blase angezeigt,

Belladonna D 6—**D 12** und **Nux vomica** mehr bei krampfiger Urinverhaltung.

Sonstige Mittel

Arnica D 3 Tabl.: Harnverhaltung nach Operationen und Geburten.

Camphora ⌀—D 3 Dil.: Bei Cantharidenvergiftung.

Dulcamara D 2—**D 3** Dil.: Bei Durchnässungsfolgen.

Sabal ⌀: Prostatahypertrophie.

Weitere Maßnahmen

Blutegel in die Nierengegend; aufsteigende Bäder, Auflagen zerriebener Zwiebel. Paravertebralanästhesie, besonders in den Abschnitten D_{10}—L_2 und C_4. Kurzwellen. Folia Betulae pulvis, teelöffelweise. Auch auf **Berberis** D 2 Dil. i. W. mit **Solidago** D 2 Dil. erfolgte prompte Diurese.

Akupunktur: 1/2 Querfinger unter und hinter dem inneren Knöchel sowie 3 Querfinger oberhalb des inneren Knöchels und 1/2 Querfinger hinter dem Rand der Tibia. An beiden Stellen Goldnadeln.

Aortitis

Neben einer eventuellen spezifischen Kur kommen die Jodverbindungen namentlich bei luetischer Ätiologie in Frage. Auch an höhere Potenzen von **Syphilitin** wird man in solchen Fällen denken.

Aurum jodatum D 4 Tabl., **Baryum jodatum** D 4 Tabl., **Kalium jodatum** D 1 Dil., **Phosphorus** D 4—**D 5** Dil.

Spezielles

Bar. jod.: Bei Arteriosklerose angezeigt. Der klingende 2. Aortenton gilt als Leitsymptom für Baryum und seine Salze.

Phosphor.: Ein Hauptmittel bei Aortenfehlern. Lungenstauungen und Rasselgeräusche sind charakteristisch für das Mittel.

Sonstige Mittel

Arnica D 2—D 3 Dil.: Bei alten Leuten oft angezeigt.

Scilla ∅—D 1 Dil.: Wird ebenfalls als wirksam genannt.

Cholesterinum D 12—**C 30:** Als ein den Lipoidstoffwechsel beeinflussendes Mittel.

Crataegus ∅: Bessert nachgewiesenermaßen die Coronardurchblutung (evtl. das standardisierte Spezialpräparat Crataegutt).

Weitere Maßnahmen

Cholesterinentzug. Vitamin B_1.

Dünne, sehr gut ausgewrungene kalte Rumpfwinkel in systematischer langfristiger Anwendung.

Spenglersan E und **A.**

Bei **Aorteninsuffizienz** werden gelobt: Crataegus ∅, Scilla ∅ āā, 3× tägl. 15 Tropfen, in täglichem Wechsel mit dem Apocynumpräparat Cynosid, 3× tägl. 10—15 Tropfen.

Auf schmerzhafte Sensationen versuche man neuraltherapeutisch mit **Formicain** Einfluß zu gewinnen (Injektion in hyperalgetische Punkte).

Aphonie

s. Laryngitis

Aphthae

Mercurius corrosivus D 6 Tabl. oder Dil., **Borax** D 3 Dil., **Carbo vegetabilis** D 6 Tabl., **Apis** D 6 Dil. oder Tabl., **Pulsatilla** D 4 Dil.

Das erste Mittel ist **Borax.** Ihm läßt man **Mercurius corrosivus** und **Pulsatilla** folgen.

Apis ist durch entzündliches Ödem, die Lokalisation am Zungenrand sowie das Gefühl von Stechen und Brennen ausgezeichnet.

Carbo vegetabilis verwendet man vorzugsweise bei etwas kachektischen Individuen.

Biotreptosan G.

Apoplexie

Schon prophylaktisch wird man manches tun können. Neben den üblichen diätetischen und physikalichen Vorschriften und Anwendungen wird man bei starker Kongestionsneigung mittlere Potenzen von Mitteln wie **Arnica, Belladonna, Nux vomica** und **Aurum** gebrauchen lassen. In ähnlichem Sinne wird auch der **Schwefel** wirken, da in seinem Mittelbild die arterio-venösen Kongestionen eine große Rolle spielen. Zudem wirkt er noch dadurch, daß er die Elimination schädlicher Stoffwechselprodukte in die Wege leitet.

Man vergleiche auch die Mittel bei Hypertonie und Arteriosklerose.

Arnica D 3 Dil. oder Tabl., **Opium** D 3—D 4 Dil., **Lachesis** D 8—C 30 Tabl. und Dil.

Funktiotropie

Arnica: Blutungsneigung; resorptionsfördernd. Hauptmittel bei jeder Apoplexie, das entweder allein oder im Wechsel mit einem anderen Mittel genommen werden soll. Roter Hochdruck.

Opium: Benommenheit verbunden mit Schmerzlosigkeit. Heiße Schweiße, enge Pupillen.. Stertoröses Atmen. Gerötetes Gesicht.

Lachesis: Bewirkt Regeneration der Gefäßendothelien. Beeinflußt die Blutgerinnung und die vegetative Steuerung. Oft Cyanose.

Modalitäten und Typisches

Arnica: Heißer Kopf, kühler Körper; Furcht berührt zu werden. Decubitusneigung.

Opium: Je größer die Benommenheit, desto weniger Schmerzen.

Lachesis: Verschlimmerung nach Schlaf und durch Hitze. Das Mittel ist erst nach Schwinden der Bewußtlosigkeit zu geben.

Sonstige Mittel

Belladonna D 6 Dil.: Bei aktiver Kongestion.

Aconitum D 1—D 2 Dil.: Bei arterieller Erregung.

Glonoinum D 6 Dil.: ebenso.

Baryum carbonicum D 4 Tabl.: Als Arteriosklerosemittel (langfristig zu geben).

Strychninum phosphoricum D 6 Tabl.: Bei nachfolgenden Krämpfen.

Plumbum D 6—D 12 Tabl.: Bei blassem Hochdruck und bei Lähmungen.

Aurum jodatum D 3—**D 4** Tabl.: Wenn Lues im Spiele ist (vorbeugend oder nachfolgend).

Syphilitinum in höheren Potenzen als Zwischenmittel (bes. bei Baryum- und Aurumfällen).

Weitere Maßnahmen

Aderlaß bei Hypertonie. Blutegel, bes. bei thrombotisch bedingten Formen. Traubenzucker-Injektionen. Rutinpräparate.

Prophylaktisch wird Eigenblut-Injektion von 30 ccm empfohlen.

Euphyllin 0.1—0.24 sofort beim Anfall sehr langsam intravenös; auch prophylaktisch.

Impletol-Injektionen in das seitengleiche Ganglion stellatum sowie (intracutan) in die Scheitelbeingegend.

Wenigstens zeitweilige Umstellung auf Pflanzenkost.

Appendicitis

In der Regel ist die Operation angezeigt.

Es können sich aber dennoch Verhältnisse ergeben, die von einer Operation absehen lassen, und sei es nur die strikte Verweigerung derselben durch den Patienten. Auch nach erfolgter Operation bestehen Möglichkeiten einer homöopathischen Behandlung.

Im allgemeinen wird die Standardtherapie, die in der Verordnung von **Belladonna, Bryonia, Apis** und evtl. **Mercurius solubilis** besteht, bei nicht operationsbedürftigen Fällen ausreichen. Die Mittel werden in häufigen Gaben gegeben.

Bryonia ⌀ (D 2—D 3) Dil., **Belladonna** D 3—**D 4** Tabl., **Apis** D 3—**D 4** Tabl., **Mercurius solubilis** D 4—**D 6** Tabl., **Colocynthis** D 4 Dil.

Organo- und Histotropie

Bryonia: Serosa, Zellgewebe, Schleimhäute.
Bellad.: Vegetative Nerven, Gefäße.
Apis: Serosa, Zellgewebe.
Merc. sol.: Leukocyten, Lymphapparat.
Colocynthis: Nervensystem, Darmplexus, Darmschleimhaut.

Funktiotropie

Bryonia: Exsudative Prozesse. Obstipation. Durst, trockene Schleimhäute. Verschlechterung durch jede Bewegung. Die sonst bei Bryonia wichtige Besserung der stechenden Schmerzen durch Druck gilt nicht für das Bauchgebiet. Am besten hat sich die Urtinktur in Gaben von 3—5 Tropfen bewährt. Auch äußerliche Anwendung der verdünnten Urtinktur.
Bellad.: Entspricht dem ersten Entzündungsstadium. Krampfartiger, absatzweiser Schmerz. Dampfender Schweiß. Jede Berührung und Erschütterung wird schlecht vertragen.
Apis: Entspricht dem exsudativ-ödematösen Stadium einer Entzündung. Stechender und brennender Schmerz.
Merc. sol.: Rundzelleninfiltration. Nicht erleichternde Schweiße. Frostschauer.
Colocynthis: Kolikartige Schmerzen, gebessert durch Wärme und Druck.

Modalitäten und Typisches:

Genaue Beachtung ist nicht erforderlich. Wenn die genannte Standardbehandlung nicht schnellsten Erfolg bringt, ist sowieso schleunigste Operation kaum zu umgehen.
Bryonia Ø kann kupierend wirken. Mercurius solubilis entspricht einem weiter fortgeschrittenen Entzündungszustand.

Sonstige Mittel

Ferrum phosphoricum D 6 Tabl.: Im 1. Stadium. Mehr bei Anämischen.
Lachesis D 8—D 12—C 30 Tabl. und Dil.: Wenn trotz Operation septische Erscheinungen drohen (auch als Injektion).
Thuja D 3—**C 30:** Neigung zu Rezidiven.
Sulfur jodatum D 3 Tabl.: Wirkungsvolles Resorptionsmittel.
Atropinum sulfuricum D 4 Dil.: Statt Belladonna; oft noch besser wirkend.
Silicea D 6 Tabl.: Fistelbildung.
Tuberculinum in höheren Potenzen als Zwischenmittel bei chronischer Appendicitis.

Weitere Maßnahmen

Absolutes Fasten; vorsichtiges kleines Klistier (¼—½ l), falls vertragen. Kalte Quarkauflagen. Bei Exsudat Heublumensack.
Als Hausmittel bei den allerersten Anzeichen einer Appendicitis wird ein Tee von Lorbeerblättern gelobt.
Viele sogenannte Verwachsungsbeschwerden nach Bauchoperationen lassen sich schnell durch die Infiltration der Narbe mit Formicain oder Impletol beheben. Auch sonst ist Formicain bei der Appendicitis als Neuraltherapeuticum sehr brauchbar. Man infiltriert D 11—D 12 sowie C3—C 4 und kann am Bauch noch ein Luftemphysem setzen. Formicain kann man ferner mit Bryonia D 4 mischen.

Arteriosklerose

Inwieweit die moderne Forschung wirklich wertvolle Ergebnisse für die Behandlung der Arteriosklerose bieten kann, bleibt abzuwarten. Vorläufig sind die Dinge noch sehr im Fluß und erst langjährige Erfahrung wird darüber endgültig urteilen können, ob die aus der Forschung erwachsende Therapie überlegene Resultate erzielt.

Inzwischen erfüllen unsere homöopathischen Mittel die Aufgabe, so manchen Patienten mit Arteriosklerose gute Dienste zu leisten, wenn auch die Frage offen bleibt, inwieweit der zugrundeliegende Prozeß kausal getroffen wird.

Secale D 3—D 6 Dil. und **Ergotinum** D 1—**D 2** Dil. (bei etwas anderer Indikation*), **Baryum carbonicum** D 3—**D 4** Tabl., **Aurum** D 3—**D 6**—C 30 Tabl. und Dil., **Arnica** D 2—**D 6**—C 30 Dil., **Kalium jodatum** D 1—**D 3** Dil., **Plumbum** D 6—**D 12** Tabl. und Dil.

Organo- und Histotropie

Secale: Gefäße, glatte Muskulatur.
Bar. carb.: Arterien, Lymphgewebe.
Aurum: Coronarien, Reticuloendothel.
Arnica: Kapillaren, Nervensystem, Muskulatur.
Kal. jod.: Inkretion; Zellgewebe.
Plumbum: Gefäße, Nervensystem, Knochenmark.

Funktiotropie

Secale: Neigung zu Spasmen der Gefäße und blassem Hochdruck. Gangrän. Vasoneurotische Diathese. Typus: nervös und mager. Hoher diastolischer Druck.

Bar. carb.: Hypertonie mit cerebralen Ausfallserscheinungen und Abbau der Persönlichkeit. Tremor; senile Demenz. Degenerative Gefäßveränderungen. Störungen des assoziativen Ablaufes. Zweiter Aortenton ist klingend. (Gut im Wechsel mit **Crataegus** $\varnothing$ oder **Crataegutt.)** Niedriger diastolischer Druck.

Aurum: Arterieller Erethismus mit Wallungen und psychischen cyclothymen Verstimmungen. Chronische degenerative Prozesse. Sternaldruck und Coronarsklerose. Roter Hochdruck. Ätiologisch oft alte Lues.

Arnica: Typus: Muskulärer Plethoriker, Arbeits- und Kraftmensch. Roter Hochdruck. Folgen von Überanstrengung. Herzhypertrophie. Apoplexieneigung. Funktionelle Insuffizienz der Kapillarwände (Blutungen).

Kal. jod.: Wallungen, Ruhelosigkeit. Kann es im warmem Raume nicht aushalten trotz sonstiger Frostigkeit. Verschlimmerung nachts. Impotenz.
Typus: Stoffwechselkranker Pykniker oder Kachektiker.

Plumbum: Spasmen der Gefäße. Spastische Obstipation mit Kahnbauch. Funktionsstörung des Knochenmarkes. Postapoplektische Lähmungen. Blasser Hochdruck mit arteriokapillarer Fibrose.

---

*) Wenn man das Hauptaugenmerk auf das „Symptom“ der Hypertonie richtet, gibt man **Ergotin;** wenn man die kranke Person vom Secaletyp, die a u c h an Hypertonie leidet, beeinflussen will, zieht man **Secale** vor.

Modalitäten und Typisches

Secale: Besserung der Beschwerden durch Kühle. Parästhesien. Diastolischer Druck hoch.

Bar. carb.: Charakteristisch ist der klingende 2. Aortenton.

Aurum: Depressiver Gemütszustand. Nächtliche Verschlimmerung der Beschwerden.

Arnica: Typus und Ätiologie (körperliche Überanstrengung) beachten.

Kal. jod.: Kachexie, Wallungen und Reizbarkeit.

Plumbum: Drahtpuls; Paresen, Anämie. Hartnäckige, spastische Obstipation.

Sonstige Mittel

Ambra grisea D 3 Dil.: Vorzeitiges Greisentum. Frostig, mager, zittrig.
Glonoinum D 4—**D 6** Dil.: Roter Hochdruck, Kongestionen.
Cocculus D 4—D 6 Dil.: Arteriosklerot. Schwindel. Mit Baryum im Wechsel zu geben.
Crataegus ⌀: Altersherz, schlechte Coronardurchblutung (Crataegutt).
Viscum album ⌀—**D 1** Dil.: Hypertonischer Schwindel.
Acidum nitricum D 4 Dil.: Reizbarkeit, alte Lues.
Opium D 4—D 6 Dil.: Beginnende Demenz.
Anacardium D 8—D 15 Dil.: Psychische Debiliät mit Gedächtnisschwäche.
Hyoscyamus D 2 Dil.: Schlaflosigkeit der Arteriosklerotiker.
Hypericum ⌀: Depressive Zustandsbilder.
Stramonium D 3 Dil.: Halluzinationen mit Hirnsklerose.
Phosphorus in sehr hohen Potenzen als Grundmittel nach französischer Empfehlung. Ganz seltene Gaben.

Weitere Maßnahmen

Regelung der Lebensweise. Entspannung. Aderlaß oder Blutegel.
Gehäufte Aderlässe sind schädlich!
Einflußnahme auf die Darmflora: Knoblauch, Joghurt, Coli-Spritzvakzine usw.
Eigenblutbehandlung, 2 ccm, bes. bei cerebraler Sklerose.
Ansteigende Fußbäder von 35—41° C in etwa 20 Minuten; danach eine Stunde Ruhe.
Luftbäder. Ganzabreibungen mit stark ausgepreßtem Tuch.
Spenglersan A (Einreibung).
Solvitren-Injektionen.
Viscratyl.
Lanthasoltherapie.

Arthritis urica

Acidum formicicum D 30 (Injektion), **Colchicum** D 1—**D** 3 Dil., **Bryonia** D 2— **D** 3 Dil., **Ledum** D 2 Dil., **Sabina** D 3 Dil., **Mercurius dulcis** D 3 Tabl., **Natrium sulfuricum D** 4—D 6 Tabl.

Organo- und Histotropie

Acid. form.: Beeinflußt in weitem Umfang den gesamten Organismus, bes. das Mesenchym. Es ist das Hauptmittel, darf aber bei echter Gicht nur in hohen Potenzen injiziert werden, da sonst üble Reaktionen möglich sind.

Colchicum: Beeinflußt fibröses Gewebe, Synovia, Serosa, Nieren, Herz u. Darm. Treten derartige Störungen auf, so ist Colchicum auch homöopathisch angezeigt.

Bryonia: Synovia, Serosa.
Merc. dulc.: Leber, Stoffwechsel.
Natr. sulf.: Leber-Darm, Stoffwechsel.

Funktiotropie

Acid. form.: Desallergisierende Wirkung.
Colchicum: Entzündungswidrig.
Bryonia: Wirkung auf Exsudate.
Ledum: Metastasen beeinflussend und den Kapillartonus regelnd.
Sabina: Verschlimmerung durch Hitze und im warmen Raum.
Merc. dulc.: Bettwärme unerträglich. Lästige, schwächende Schweiße, bes. nachts.
Natr. sulf.: Wasserhaushalt beeinflussend und Leberfunktion regulierend.

Modalitäten und Typisches

Acid. form.: Schweißige Extremitäten. Kälteempfindlichkeit. Ist auf die Diagnose hin anwendbar. (Nur alle 4 Wochen zu injizieren.)
Colchicum: Verschlimmerung nachts, durch Berührung und Bewegung. Paßt mehr für subakute und chronische Fälle.
Bryonia: Stechender Schmerz, weiß belegte Zunge. Obstipation. Trockene Schleimhäute. Gelenke rot, heiß und geschwollen.
Ledum: Verschlimmerung durch Wein und durch Wärme. Schmerzhafte Fußsohlen. Psychische Verstimmung.
Sabina: Hängenlassen des erkrankten Gliedes bessert. Starke Menses. Befinden im warmen Raum verschlechtert. Bes. bei plethorischen Frauen angezeigt.
Merc. dulc.: Bettwärme unerträglich, Haut feucht.
Natr. sulf.: Nasses Wetter verschlimmert. Dient zur Anregung des Stoffwechsels.

Sonstige Mittel

Aconitum ⌀—**D 1** Dil.: Bei akuten Anfällen, kumulativ zu geben.
Lithium carbonicum D 1 Trit.: Subakute Gicht.
Antimonum crudum D 4—D 6 Tabl.: Gastrointestinale Erscheinungen, Metastasen, Torpidität. Schmerzen treten zurück.
Abrotanum ⌀—**D 1** Dil.: Alternierende Beschwerden.
Urtica urens ⌀: Uratfördernd.
Acidum benzoicum D 2—D 3 Tabl.: Stinkender Urin.
Berberis vulgaris D 2 Dil.: Uraturie, Nierensteine.
Sulfur D 4—D 6 Tabl.: Retentionsprozesse. Alternieren von Haut- und Schleimhautleiden.
Silicea D 6 Tabl. i. W. mit **Natrium phosphoricum** D 6 Tabl.: Bei allen Säurekrankheiten.
Tuberculinum D 20—C 30 Dil.: Stoffwechselanregend.

Weitere Maßnahmen

Nur 3 Mahlzeiten. Obst- und Gemüsetage. Beeinflussung der Darmflora durch entsprechende Maßnahmen. Heublumenbäder. Lehmpackungen.
Apis-Kompressen 1 : 5 lokal.

Arthrosis deformans

Die homöopathische Behandlung dieser Erkrankung ist im ganzen nicht sehr befriedigend. Gewisse Resultate sind jedoch zu erzielen. Am meisten sah ich von Acidum formicicum-Injektionen in Verbindung mit dem internen Gebrauch von Acidum benzoicum.

Acidum sulfuricum D 12—D 10—D 8 (intracutane Injektionen), **Acidum formicicum** D 12 (Injektionen), auch höhere Potenzen, **Acidum benzoicum D 2**—D 4 Tabl., **Aristolochia clematitis** D 4—**D 6** Dil., **Tuberculinum novum Kochii** D 12—D 20 und höher.

Funktiotropie

Acid. sulf.: Mechanismus d. Wirkung noch unklar; entgiftend üb. die Leber (?). Schwefelwirkung. Beeinflussung des Knorpels (?).

Acid. form.: Bewirkt allgemeine Aktivierung der Abwehrfunktionen. Antiallergikum. Mesenchymwirkung. Ein Hauptmittel bei rheumatischen Erkrankungen. Die Wirkung der einzelnen Injektion ist abzuwarten.

Acid. benz.: Über den Stoffwechsel wirksam, bes. bei harnsaurer Diathese. Stinkender Urin. Typus: Rotes Gesicht mit kupfrigen Flecken. Allgemeine Frostigkeit; dabei aber arterieller Erethismus. Schweißneigung.

Aristolochia: Wahrscheinlich über die Hypophyse wirkend. Klimakterische Arthropathien. Oligomenorrhoe. Ekzematöse Frauen mit venösen Stauungen. Besserung der Beschwerden bei Eintritt der Regel. Deutliche Kälteverschlimmerung.

Tuberculinum novum Kochii: Als Reaktionsmittel in seltenen Gaben oft angezeigt. Erkältliche Lymphatiker. Schweißneigung. Appetitschwäche. Erdbeerzunge.

Sonstige Mittel

Causticum D 12 Dil., **Thuja D 3**—C 30, **Calcium carbonicum D 6**—C 30 (ätiologisch feuchte Kälte und Arbeiten in Wasser).

Guajacum D 3 Dil.: Knacken der Gelenke, widrige Schweiße.

Cimicifuga D 3 Dil.: Endokrin mitbedingt.

Silicea D 6—C 30 Tabl. und Dil.: Ausgesprochene Kälteverschlimmerung.

Pulsatilla D 2—**D 3** Dil.: Bei Hochdruck (zur Dränage).

Sulfur colloidale D 6—**D 4** Tabl.

Weitere Maßnahmen

Evtl. Röntgenbestrahlung. Novocain-Infiltrationen ausgiebiger Art, bes. auch der Headschen Zonen. — Neuraltherapie mit dem Ameisensäure-Novocain-Präparat **Formicain.** Injektion in hyperalgetische Punkte mit nachfolgender Luftinjektion, wobei die Spritze nicht in einem Gefäßlumen stecken darf. Fokalsanierung. **Plenosol.**

Spenglersan-Einreibungen. Balneotherapie.

Cyren B forte 1 ccm i. m. vor der Aristolochia-Anwendung

Sorge für Entgiftung durch Anregung der Leber- und Nierenfunktion.

Manchmal Fontanelle resp. Cantharispflaster zweckmäßig.

Auch die **Akupunktur** ist wirksam. Man orientiere sich in Spezialwerken.*)

*) *Stiefvater*, Akupunktur als Neuraltherapie (1953), Karl F. Haug Verlag, Ulm-Donau.

Ascites

Folia Digitalis titr. D 1—D 2 Tabl., **Scilla** Ø, **Apocynum cannabinum** Ø (oder besser das Schwabe'sche Apocynum-Präparat **Cynosid**) kommen besonders bei cardial bedingtem Ascites in Frage.

Aqua glandium Quercus und **Aqua Nucis vomicae** bei hepatogenem Ascites. **Aqua glandium Quercus** soll besonders bei begleitender Splenomegalie angezeigt sein.

Ferner denke man bei leberbedingtem Ascites an **Aurum muriaticum natronatum** D 3 Dil. und an **Quassia** Ø oder **Aqua Quassiae.** Quassia wird besonders bei portaler Cirrhose gelobt.

Apis D 3—D 4 Dil. oder Tabl.: Cystische Wasseransammlungen im Bauch.

Abrotanum Ø **D 1** Dil.: Ascites infolge Peritonealtuberkulose.

Phosphorus D 4—**D 6** Dil.: Ist wegen seiner Parenchymwirkung auf Herz, Niere und Leber manchmal angezeigt.

Hedera helix D 3 Dil.: Bei Ödemen der Lebercirrhosekranken (bewährt).

Im übrigen handelt es sich oft um Endzustände, die mit homöopathischen Mitteln nur sehr bedingt zu beeinflussen sind.

Asthenopie

Ruta D 2—**D 3** Dil., **Pilocarpinum** D 6—**D 10** Dil., **Kalium carbonicum** D 6 Tabl., **Natrium muriaticum** D 6—**C 30** Dil.

Spezielles

Hauptmittel sind **Ruta** und **Pilocarpinum** (Routineverordnung), die man im Wechsel gibt. Ruta beeinflußt den Ciliarmuskel direkt und behebt venöse Stauungen desselben. Pilocarpinum wirkt von der Nervenseite her. Auch wenn nach Iritis die Schmerzen und Beschwerden nicht aufhören wollen, ist diese Kombination wirkungsvoll gewesen.

Kal. carb.: Asthenopie nach sexuellen Exzessen auftretend.

Natr. mur.: Hauptmittel bei Schwäche der Interni.

Sonstige Mittel

Nux vomica D 6 Tabl.: Nach Tabak- und Alkoholmißbrauch.

Lilium tigrinum D 3 Dil.: Bei genitalkranken Frauen.

China D 2 Dil.: Nach starken Säfteverlusten.

Onosmodium D 3 Dil.: Muskuläre Asthenopie. — Hat auch eine Wirkung auf den Opticusnerven.

Quassia Ø, tägl. 3 Tropfen.

Äußerlich: Ruta Ø, 5,0, Aqua Foeniculi ad 200,0 zu warmen Kompressen.

Weitere Maßnahmen

Sehschulung.

Vitamin C und **A.**

Augentonikum Stulln (ein Digitalispräparat) zum Einträufeln.

Testoviron T (transkutane Anwendung).

Der Hauptpunkt der **Akupunktur** für die Behandlung von Sehstörungen liegt dorsal im Winkel zwischen dem 1. und 2. Metacarpale. Es wird bei Kurzsichtigkeit mit Gold, bei Übersichtigkeit sowie bei Augenmuskelparesen mit Silber punktiert.

Asthma bronchiale

Man muß unterscheiden zwischen Mitteln, die für den Anfall in Frage kommen, und dem Versuch einer Kausalkur. Es werden hier nur die am häufigsten in Betracht kommenden Mittel genannt.

Die Kausalkur erfordert das Eingehen auf die konstitutionellen Verhältnisse. Neben den passenden homöopathischen Konstitutionsmitteln (und Nosoden), die im Einzelfall ganz verschieden sein können, scheint die kurgemäße Anwendung von Ameisensäure-Präparaten einer rationellen Kausalkur oft nahezukommen.

Im schweren Anfall wird man die symptomatisch wirkenden Mittel der Schulmedizin nicht immer umgehen können, doch soll man stets bemüht bleiben, sie durch die schonender wirkenden homöopathischen Arzneien zu ersetzen.

Arsenicum D 6—C 30 Tabl. und Dil., **Kalium jodatum** D 1—**D 2** Dil., **Ipecacuanha** D 1—**D 3** Dil., **Antimonium arsenicosum** D 4 Tabl., **Natrium sulfuricum** D 4—**D 6** Tabl. (als Konstitutionsmittel C 30), **Hepar sulfuris** D 4—D 6 Tabl., **Acidum formicicum D 6**—D 12 (Injektionen).

Organo- und Histotropie

Arsen.: Vagus, Schleimhäute, Niere.
Kal. jod.: Schleimhäute, Gewebe.
Ipecac.: Vagus, Bronchialbaum.
Ant. ars.: Lunge und Herz.
Natr. sulf.: Leber, Dünndarm, Speicherstätten des Gewebswassers.
Hepar sulf.: Schleimhäute, Drüsen.
Acid. form.: Mesenchym.

Funktiotropie

Arsen.: Desallergisierend. Periodisches Auftreten der Erscheinungen. Angst. Unruhe, Durst.
Kal. jod.: Schleimlösend, entquellend. Auswurf wie Seifenbrühe. Wallungen. Erregbarkeit.
Ipecac.: Antispastisch, schleimlösend. Tiefe Potenzen sind meist vorzuziehen.
Ant. ars.: Ähnlich Arsenicum; herzstärkend, schleimlösend.
Natr. sulf.: Verschlimmerung nachts, bei Nebel und feuchtem Wetter, in der Nähe von Seen, in Kellerwohnungen.
Hepar sulf.: Besser bei feuchtem Wetter.
Acid. form.: Wirkt desallergisierend und kann auf die Diagnose hin angewandt werden.

Modalitäten und Typisches

Arsen.: Nächtliches Auftreten, kurzfristige Periodizität. Auswurf wie schaumiges Eiweiß. Im Winter und bei Kälte schlechter.

Kal. jod.: Wärme wirkt oft verschlimmernd. Seifenbrühartiger Auswurf ist sehr charakteristisch.
Ipecac.: Verschlechterung bei feuchtwarmem Wetter. Periodisches Auftreten. Nasenbluten, Schleimerbrechen.
Ant. ars.: Emphysem, großblasiges Rasseln. Drohende Herzschwäche.
Natr. sulf.: Durchdringender Schmerz in der linken unteren Brustseite mit lockerem Auswurf. Muß die Brust halten. Frostigkeit. Wird nicht warm im Bett.
Hepar sulf.: Schlechter bei trockener Luft.

Sonstige Mittel

Lobelia D 2—D 3 Dil.
Lachesis D 8—**D 12**—C 30 Tabl. und Dil.: Anfälle aus dem Schlaf heraus erfolgend.
Coccus cacti D 2 Dil. und **Kalium bichromicum** D 4 Tabl.: Bei zähem, fadenziehendem Auswurf.
Arsenum jodatum D 4 Dil. oder Tabl.: Oft recht wirkungsvolles Mittel.
Carbo vegetabilis D 6 Tabl.—C 30 Dil.: Cyanose, Emphysem.
Histamin D 6—D 12 Dil.: Bei sonstigen begleitenden Allergosen.
Sulfur D 4—**C 30** Dil.: Zur Einleitung einer Kur und als gelegentliches Zwischenmittel, bes. nach früheren Ausschlägen auftretendes Asthma.
Yerba santa D 2 Dil., **Viscum album** ⌀, **Cuprum formicicum D 5**—D 6 (Injektion), **Senega** D 1 ⌀: bei sehr zähem Schleim.
Tuberculinum, Medorrhinum, Syphilitinum, Nosoden aus Darmbakterien in hohen Potenzen als Zwischenmittel.
Thuja D 12—C 30 Dil.: Asthma der Jugendlichen, dgl. **Hedera helix** D 3—**D 12** Dil.
Phosphorus D 5—D 12 Dil.: Asthma der Säuglinge.
Grindelia D 1 Dil.: Asthmabronchitis.

Weitere Maßnahmen

Fokalsanierung.
Falls möglich, längere Fastenkur.
Psychotherapie und Entspannung.
Kur in Bad Dürrheim.
Säuretherapie nach Kapf.
Injektion kleiner Mengen blutgruppenfremden Blutes.
Eigenurin-Injektion, bes. bei frischen Fällen (0.5 ccm im Anfang).
Öftere intravenöse Injektionen von 10 ccm einer 10%igen Lösung von Magnesiumthiosulfat werden sehr empfohlen *(Lumière)*.
Cupridium zur Injektion (subcutan und intracutan in die Headschen Zonen).
Spenglersan K und **G.**
Lanthasoltherapie.
Oft ist Herzstärkung unerläßlich, bes. bei schweren, gehäuften Asthmaanfällen.
Impletol, 5 ccm langsam i. v. oder **Formicain.**
Sehr häufig beruht das Asthma auf einer Dysbakterie, was eine Erneuerung der Darmflora notwendig macht, wodurch oft das schwerste Asthma beseitigt wird.
Auch die **Akupunktur** bietet gute Aussichten.*)
Ultraschallbehandlung soll sich besonders im Anfall bewähren.

---

*) *Stiefvater*, Akupunktur als Neuraltherapie (1953), Karl F. Haug Verlag, Ulm-Donau

Axillarabsceß

(vgl. auch Absceß)

Lachesis D 30, alle 4 Tage injiziert, wird besonders empfohlen.

Weitere Maßnahmen

Abreibung der Umgebung mit 2%igem Salicylspiritus verhindert Rezidive infolge Verschleppung des Eiters.
Röntgenbestrahlung.

Bangsche Krankheit

Ferrum phosphoricum D 6 Tabl., **Lachesis** D 8—**D 12**—C 30 Tabl. und Dil. (auch als Injektion), **Mercurius solubilis D 4**—D 6 Tabl., **Chininum arsenicosum** D 4 Tabl., **Acidum formicicum** D 6 (Injektionen).

Spezielles

Ferr. phos.: Ein in der Homöopathie oft gebrauchtes Fieber- und Entzündungsmittel. Kommt vor allem bei Anämischen und bei schlechter Immunitätslage in Frage; auch bei chronischen Fiebern angezeigt.
Lachesis: Neigung einer Erkrankung septisch zu werden. Verschlimmerung der Beschwerden nach Schlaf. Thrombosen. Leukopenie.
Merc. sol.: Nicht erleichternde Schweiße, wie bei allen Infektionskrankheiten. Schwellung der Lymphdrüsen.
Chin. ars.: Wechselmittel zu **Lachesis** bei schweren Erkrankungen.
Empfohlen wird ferner **Carbo vegetabilis** *(Bergmann).*

Weitere Maßnahmen

Aureomycin und Chloromycetin.

Bantische Krankheit

Empfohlen werden:

Ceanothus Ø und **Arsenum jodatum D 4** Dil. oder Tabl.

Basedowsche Krankheit. Hyperthyreosen

Hyper- und dysthyreotische Zustände sind im allgemeinen ein recht dankbares Objekt für eine homöopathische Behandlung. Dabei treten die ersten günstigen Auswirkungen schon ziemlich bald ein. Nur bei schweren Fällen wird man eine Operation in Betracht ziehen müssen. Manchmal lassen sich derartige Fälle auch noch beherrschen, wenn man anfangs ein Thiourazilpräparat gibt und dann bald homöopathisch weiterbehandelt.

Für die leichten und mittelschweren Fälle hat sich eine homöopathische Standardbehandlung entwickelt, die in der Verordnung von **Lycopus** und **Chininum arsenicosum** in tiefen Potenzen sowie von seltenen Gaben von **Thyreoidinum** und **Natrium muriaticum** in hohen Potenzen besteht. Die stoffwechselhemmende Wirkung der beiden erstgenannten Mittel ist sowohl klinisch als auch experimentell sichergestellt.

Was das Kochsalz, Natrium muriaticum, anbetrifft, so ist seine Wirkung unverkennbar. Da es sich bei Hyperthyreosen in der Regel um oxygenoide Zustände (nach *Grauvogl*) handelt, kommen höhere Potenzen zur Anwendung. Beim sog. fetten Basedow, bei dem eine hydrogenoide oder carbonitrogene Note anklingt, wird man dagegen eher an tiefere Potenzen (D 3—D 4) denken. Die Störung des Salzstoffwechsels bei Basedow gibt theoretisch einen Hinweis auf das Mittel.

Lycopus virginicus oder **Lycopus europaeus** Φ—D 3 Dil., **Chininum arsenicosum** D 4 Tabl., **Arsenum jodatum** D 12 Dil., **Natrium muriaticum** D 12—**C 30** und höher Dil., **Thyreoidinum** C 30 und höher Dil. (bei guter Verträglichkeit später mit der Potenzstufe heruntergehen), **Jodum D 15**—C 30 Dil.

Organo- und Histotropie

Lycopus: Hypophyse, Herz.
Chin. ars.: Schilddrüse, Herz, Blut.
Ars. jod.: Drüsen, Schleimhäute, Haut.
Natr. mur.: Stoffwechsel-, Inkretionsorgane, Schleimhäute.
Jodum: Drüsen, bes. Schilddrüse.

Funktiotropie

Lycopus: Wirkt nach den bisherigen Erkenntnissen dem thyreotropen Hormon der Hypophyse entgegen; beseitigt Tachycardie.
Chin. ars.: Stoffwechseldämpfend und grundumsatzverlangsamend, nächtliche Verschlimmerung von Beschwerden.
Ars. jod.: In der gewählten Potenz sowohl auf Sympathicus als auch auf Vagus entspannend wirkend.
Natr. mur.: Ein „chronisches Jodum". Abmagerung, Heißhunger, Herzklopfen, intermittierender Puls, Obstipation. Demineralisationsprozesse. Stark das ganze Endokrinium beeinflussend.
Thyreoidinum: Als Regulans. Vorsicht mit tiefen Potenzen! Ganz seltene Gaben.
Jodum: Abmagerung, Heißhunger; verträgt keine Wärme. Bewegung in frischer Luft bessert das Befinden.

Modalitäten und Typisches

Lycopus: Tachycardie; Angst, Herzklopfen.
Chin. ars.: Anämie und Periodizität, stinkende Durchfälle.
Ars. jod.: Schwäche, Erregung, Drüsenschwellungen, Abmagerung.
Natr. mur.: Speichelfluß, Abmagerung, bes. am Halse; Durst, Anämie, schwache Menses, Bröckelstuhl.
Thyreoidinum: Ähnlich Jodum.
Jodum: Abmagerung, Heißhunger. Dabei „immer zu heiß", „immer im Gange".

Sonstige Mittel

Aurum D 4—D 6 Tabl.: Chronische Formen.
Ferrum phosphoricum D 6 Tabl.: Durchfälle, bes. nachts.
Secale Di—D 2 oder **Gynergen D 3**—D 4 Dil.: Wirken der Sympathicotonie entgegen.
Aconitum D 6—D 12—C 30 Dil.: Angst, Unruhe, Herzklopfen.

Belladonna: **D 6**—D 12—C 30 Dil.: Bei vasomotorischen Störungen, bes. Kopfkongestionen.

Acidum sulfuricum D 2—**D 3** Dil.: Erschöpfende Schweiße mit Zittern.

Calcium phosphoricum D 12 Tabl.: Zur vegetativen Entspannung (gut i. W. mit **Arsenum jodatum** D 12 Dil.)

Adrenalinum D 6 Dil.: Vasomotorische Störungen, Herzklopfen.

Racemephedrin D 4 Dil.: Zittern und Beben.

Bromum D 4—D 6 Dil.

Conium D 4—D 6 Dil.: Schwindel, Zittrigkeit. Besserung durch Essen.

Leonurus cardiaca D 2 Dil.: Manchmal empfehlenswert.

Geranium Robertianum ⌀: Machte in einigen Fällen starke Gewichtszunahme.

Hedera helix D 12 Dil.: Jodhaltiges Mittel.

Weitere Maßnahmen

Psychotherapie. Herdsanierung. Sexuelle Schonung.

Tierblutinjektionen nach Prof. *Bier* (Solvitren).

Dreiviertel- bis Ganzpackung mit Herzkühlschlauch.

Fleischeinschränkung, dafür Gemüse, Obst, Milch und Quark.

Vitamin A. Kochsalzeinschränkung.

Bestrahlung und Operation nur, falls unbedingt erforderlich.

Hypophysenbestrahlung kann günstig wirken.

Behandlung mit Thiourazilen nur mit oben gekennzeichneter Einschränkung.

Thyreogutt.

Spenglersan A und **K** (Einreibung in den Nacken).

Als ausheilende Maßnahme wird die Injektion von je 1 ccm Impletol in jeden Schilddrüsenlappen empfohlen.

Blepharitis

Zweckmäßig leitet man eine Kur mit einigen Gaben **Sulfur** ein. Es bleibt das Hauptmittel, wenn spezielle Sulfursymptome vorhanden sind. Bei chronischen Formen benötigt die Behandlung längere Zeit; die konstitutionellen Momente sind dabei die Hauptwegweiser. Die meisten der angegebenen Mittel besitzen Typencharakter, sind also bei entsprechender Konstitution besonders angezeigt.

Sulfur D 6—C 30 Tabl. und Dil., **Graphites D 3**—C 30 Tabl. und Dil., **Antimonium crudum D 4**—D 6 Tabl., **Apis** D 3—**D 6** Tabl. oder Dil., **Arsenicum album** D 6 Dil. oder Tabl.

Organo- und Histotropie

Sulfur: Haut und Schleimhäute.

Graphit.: Umschlagstellen von Haut und Schleimhaut.

Ant. crud.: Bes. äußere Augenwinkel.

Apis: Unterhautzellgewebe.

Arsen.: Circumophthalmisches Gewebe, Conjunctiva.

Funktiotropie

Sulfur: Prästatische Hyperämie mit starker chronischer Rötung der Lidränder. Entblößungsneigung in der Bettwärme. Brennschmerz, Jucken und Hitze. Pyodermieneignung. Wasseranwendung verschlimmert.

Graphit.: Rhagadenbildung und Blutungsneigung der Canthi. Hypothyroid-hypoovariell. Hypotonisch-hypoperistaltische Obstipation.

Ant. crud.: Strahlende Hitze wird schlecht vertragen. Rhagaden, Lichtscheu. Bes. bei pastösen widerwärtigen Kindern angebracht.

Apis: Entzündliches, blaßrotes Ödem. Stechender und brennender Charakter der Schmerzen. Wärme wird abgelehnt. Allergische Genese.

Arsen.: Blasses Lidödem. Brenngefühl. Linderung durch Wärme. Lichtscheu. Tränen und scharfe Sekrete. Augen krampfartig geschlossen.

Modalitäten und Typisches

Apis: Kalte Umschläge werden angenehm empfunden.

Sulfur: Sehr rote Ohren, roter Anus, rote Augen. Neigung zu Intertrigo. Seborrhoische Form. Stoffwechselbelastung. Mehr chronischer Fall.

Graphit.: Personotrope Gesichtspunkte entscheiden. Lidverdickung. Klebrige Hautsekrete. Schuppenbildung.

Ant. crud.: Verschlimmerung durch strahlende Hitze.

Arsen.: Wärmeanwendung tut gut.

Sonstige Mittel

Rhus toxicodendron D 4 Dil.: Schwere Blepharitis. Eiterung. Tränen.

Silicea D 6 Tabl. i. W. mit **Cinnabaris** D 3 Tabl.: Bewährte Kombination.

Aconitum D 3 Tabl. oder Dil.: Akut-entzündlicher Zustand, bes. nach Erkältung.

Hepar sulfuris D 4 Tabl.: Eiterungsprozesse.

Natrium muriaticum D 6 Tabl.: Tränenfluß; Unterlider wie lackiert.

Thuja D 6—C 30 Dil.: Trockene, kleieartige Schuppen.

Pulsatilla D 3—**D 4** Dil.: Milde, dicke Sekrete.

Staphisagria D 3—D 4 Dil.: Rezidivierende Formen.

Nosoden: **Tuberculinum, Psorinum** in hohen Potenzen und seltenen Gaben.

Brachialgia paraesthetica nocturna

Diese recht lästige Störung läßt sich meiner Erfahrung nach am besten durch eine kombinierte homöopathisch-neuraltherapeutische Behandlung beeinflussen. Besondere Beachtung ist der Wirbelsäule zu schenken. Nicht selten findet man zwischen den Querfortsätzen druckempfindliche Stellen, namentlich zwischen dem 4. und 5. Brustwirbel, die man dann zweckmäßig mit einem Depot von Formicain, resp. Impletol versieht.

Aesculus D 2—D 3 Tabl.: Bei venösen Stauungserscheinungen.

Secale D 3 Dil.: Bei gefäßspastischen Erscheinungen.

Arsenicum D 15 Dil. und **Aconitum** D 6—D 15 Dil.: Bei neuritischer Komponente.

Anhalonium Lewinii D 3—D 4 Dil.: Häufig bewährtes Mittel.

Cuprum arsenicosum D 4 Tabl.: Bei krampfartigen Erscheinungen.

Weitere Maßnahmen

Acidum formicicum D 12 alle 14 Tage eine Injektion. Auch neuraltherapeutische Anwendung von **Formicain** mit Quaddelung hyperalgetischer Punkte hat sich bewährt. Gelobt werden auch Schlangengift-Injektionen (Viprasid).

Die **Akupunktur** hat bei dieser Störung ebenfalls Einwirkungsmöglichkeiten. Neben anderen Punkten ist besonders eine Goldnadelung zwei Millimeter ober- und außerhalb des äußeren Nagelwinkels des Mittelfingers (Daumenseite) empfehlenswert. Keilkissen soll man entfernen und dafür eine feste Nackenrolle gebrauchen.

Bronchitis acuta

Von den hier genannten Hauptmitteln entspricht jedes einer besonders gearteten funktionellen Lage im Krankheitsprozeß. Gelingt es, das richtige Mittel zu wählen, dann wird das betr. Stadium sehr verkürzt. Entweder tritt gleich Genesung ein, oder der Fall wechselt in die Charakteristika eines anderen Mittelbildes über. So geleitet man durch das jeweils angepaßte Mittel die Krankheit von Stadium zu Stadium — ein Verfahren, das ganz allgemein für die Behandlung akuter Krankheiten gilt. Bei richtiger Mittelfolge wird so jede bedenkliche toxische Lokalisation vermieden und besondere Komplikationen kommen kaum oder nur sehr selten vor.

Bei jeder akuten Krankheit — besonders gilt dies von den Exanthemkrankheiten — ist es ratsam, einige Gaben **Sulfur** zu verabfolgen. Die zentrifugale Kraft dieses Mittels wirkt durch Anregung der Funktion der Haut und der großen Drüsen sichtlich günstig ein und kann bei schleppendem Verlauf eine schnelle Rekonvalescenz veranlassen. Zusammen mit den bewährten physikalischen Anwendungen wird mit großer Sicherheit ein leichter und schneller Krankheitsverlauf zu erwarten sein. Von der Kreislaufspritze muß man bei der homöopathischen Behandlung akuter Erkrankungen nur selten Gebrauch machen.

Aconitum D 3—D 4 Dil. oder Tabl., **Belladonna D 3**—D 6 Dil. oder Tabl., **Bryonia D 2**—D 6 Dil., **Hepar sulfuris** D 3—**D 4** Tabl., **Ipecacuanha D 3**—D 4 Dil., **Antimonium tartaricum** D 4 Dil., **Phosphorus** D 5—D 6 Dil., **Ammonium bromatum** D 2—**D 4** Dil., **Mercurius solubilis D 4**—D 6 Tabl.

Organo- und Histotropie

Aconit.: Gefäße, Nervensystem.
Bellad.: dgl.
Bryonia: Schleimhäute, Serosa.
Hepar sulf.: Schleimhäute, Drüsen.
Ipecac.: Vagus.
Ant. tart.: dgl.
Phosphor.: Lungenparenchym, Herz, Blut.
Ammon. bromatum: Obere Luftwege.
Merc. sol.: Schleimhäute, Drüsen, Serosa.

Funktiotropie

Aconit.: Erstes Stadium. Hohes Fieber mit trockener, heißer Haut, ohne jeden Schweiß. Angst und Unruhe. Das Mittel ist kumulativ zu geben.

Bryonia: Die Entzündung hat sich lokalisiert. Beginn von Exsudation. Trockene Schleimhäute kurz vor dem Stadium der Coction. Stechende Schmerzen, Durst.

Bellad.: Erstes Entzündungsstadium. Krampfhusten. Trockene, gereizte Schleimhaut. Im Gegensatz zu Aconitum Schweiße, die jedoch nicht kritisch sind. Plötzlicher Beginn der Erkrankung. Kopfkongestion.

Hepar sulf.: Mehr reifer Katarrh. Jeder Luftzug verschlimmert. Angezeigt, wenn trockener Husten feucht wird oder feuchter trocken.

Ipecac.: Rasseln. Auswurf kommt heraus, aber doch schwer. Spastischer Husten. Tiefe Potenzen wirken lösend, hohe können den Auswurf blockieren.

Ant. tart.: Drohende Vagusparalyse. Rasseln, aber kein Auswurf möglich. Schlafsucht tritt ein. Brechwürgen. Aufsitzen bessert.

Phosphor.: Oft schon pneumonische Prozesse. Lastgefühl auf der Brust. Blutstauungen im kleinen Kreislauf. Wenig Schmerzen; spärliche, blutige Sekrete. Linksliegen belästigt.

Ammon. brom.: Wenn nach Schnupfen Husten beginnt; Kitzel ganz oben. Nächtliche Verschlimmerung.

Merc. sol.: Entspricht dem Höhepunkt der Tracheitis. Befördert die Coction. Haut ist feucht und schweißig. Auch bei Beginn angezeigt, wenn Frostschauer und lästige Schweiße den Fall einleiten.

Modalitäten und Typisches

Aconit.: Fast immer angezeigt, wenn Kinder sich nachweisbar erkältet haben und mit Fieber reagieren. Ätiologisch: trockene Kälte.

Bellad.: Die Heftigkeit der Erscheinungen und spätere Abgeschlagenheit sind charakteristisch.

Bryonia: Ausgesprochene Schmerzhaftigkeit, bes. stechender Schmerz. Eintritt in einen warmen Raum verschlimmert. Ruhigliegen bessert.

Ipecac.: Übelkeit und saubere Zunge.

Hepar sulf.: Kälteverschlimmerung.

Ant. tart.: CO_2-Vergiftung. Rasseln, aber es kommt nichts heraus.

Phosphor.: Lastgefühl auf der Brust, blutige Sekrete.

Ammon. brom.: s. oben.

Merc. sol.: Nichterleichternde Schweiße, Frostschauer.

Sonstige Mittel

Justicia adhadota D 3 Dil.: Ähnlich Ipecacuanha, aber Obstipation.

Sulfur D 4 Dil.: Reaktionsmittel und im Endstadium der Bronchitis.

Ferrum phosphoricum D 6 Tabl.: Fiebermittel bei Anämischen und Geschwächten.

Arnica D 3 Dil.: Schmerzhaftigkeit. Blutungen.

Rumex crispus D 2—D 3 Dil.: Reizhusten bei jedem kalten Luftzug.

Hyoscyamus D 1—**D 3** Dil.: Reizhusten beim Niederlegen.

Pulsatilla D 3—**D** 4 Dil.: Dicke milde Sekrete. Im Lösungsstadium.

Veratrum album D 3—D 4 Dil.: Falls kollapsähnliche Zustände drohen.

Tuberculinum C 30 Dil.: Oft wiederholte Bronchitis. Seltene Gaben.

Weitere Maßnahmen

Schwitzen. Wickel. Bei Fieber oft wiederholte kalte Abreibungen mit sehr gut ausgepreßtem Tuch. Nachts Öleinreibung der Brust.

Caedeperon-Salbe (Schaper & Brümmer) zur Einreibung auf Brust und Rücken.

Bronchitis chronica

Die Behandlung der chronischen Bronchitis hat vielerlei zu berücksichtigen, besonders im Hinblick auf die Störungen, die irgendwie bedingend oder unterhaltend mitwirken. Es können daher auch manche Mittel in Frage kommen, die oberflächlich gesehen nichts mit der Krankheit zu tun zu haben scheinen. Wie bei den meisten chronischen Krankheiten, darf man eine zeitweilige Besserung nicht überschätzen, sondern muß mit Geduld und Konsequenz den „Weg zurück" gehen, auf dem das Leiden sich entwickelt hat.

Wenn daher die homöopathische Behandlung der chronischen Bronchitis im Grunde auch eine Therapie der Einzelperson bedeutet, so heben sich doch drei Mittel als besonders wichtig heraus, nämlich **Antimonium sulfuratum aurantiacum, Calcium carbonicum Hahnemanni** und **Phosphorus.** Ihre langfristige Anwendung bringt relativ oft Besserung und verminderte Anfälligkeit.

Antimonium sulfuratum aurantiacum D 2—D 3 Tabl., **Senega D 1**—D 2 Dil., **Natrium muriaticum** D 6 Tabl.—D 15 Dil., **Phosphorus D 5**—D 6 Dil., **Sulfur jodatum** D 3 Tabl., **Kalium jodatum** D 1—**D 2** Dil., **Kalium bichromicum** D 4 Tabl., **Hydrastis** D 2—**D 3** Dil., **Carbo vegetabilis** D 6—**C 30** Tabl. und Dil.

Organo- und Histotropie

Allen Mitteln ist eine Wirkung auf die Schleimhäute zuzuschreiben.

Funktiotropie

Ant. sulf. aur.: Keine ausgesprochenen Paroxysmen, schwerlöslicher gelber Schleim; Kitzelhusten.

Senega: Trockene Katarrhe; Schmerzen, Beklemmung; schlimmer durch kalte Luft.

Natr. mur.: Schlechter beim Eintritt in ein warmes Zimmer; Incontinentia urinae; Gefühl des Herzflatterns, klarer Schleim.

Phosphor.: Schlechter durch kalte Luft.

Sulf. jod.: Bronchitis foetida; öfter bewährt.

Kal. jod.: Asthmaähnlich, schlechter nachts.

Kal. bichrom.: Sehr zäher, fadenziehender Auswurf.

Hydrastis: Ähnlich. Beide Mittel im Wechsel bewährt.

Carbo veg.: Altershusten; Cyanose. Sinusschmerz beim Husten.

Modalitäten und Typisches

Ant. sulf. aur.: Bes. untere linke Lungenbasis. Bei trockenem Auswurf D 2, bei lockerem D 4—D 6 vorzuziehen.

Senega: Husten mit Niesen endigend. Fette, schlaffe Personen.

Natr. mur.: Herzklopfen, Kreuzschmerzen, Obstipation.

Phosphor.: Husten und Dyspnoe, schlechter abends und nachts.

Sulf. jod.: Stinkender Auswurf.

Kal. jod.: Auswurf wie Seifenbrühe.

Kal. bichrom. und **Hydrastis:** S. oben.

Carbo veg.: Das Alter. Cyanose, Meteorismus, Brochiektasien, Emphysem.

Sonstige Mittel

Antimonium jodatum D 3 Tabl.: Ein Hauptmittel bei lockerem Auswurf.

Calcium carbonicum D 6 Tabl.—C 30 Dil.: Mit Phosphorus im Wechsel recht bewährt.

Phellandrium D 3 Dil., **Kreosotum** D 3—**D 4** Dil., **Acidum nitricum D 3**—D 4 Dil.: Bei Bronchitis foetida.

Arsenum jodatum D 4 Tabl. oder Dil.: Bei Konsumptionsprozessen.

Naphthalinum D 4—D 6 Dil.: Trockene, chronische Bronchitis mit Blasenreiz.

Acidum benzoicum D 2—D 3 Tabl.: Bei Gichtikern. Urin stinkend.

Hepar sulfuris D 4—C 30 Tabl. und Dil.: Hochgradige Kälteempfindlichkeit.

Kalium carbonicum D 4—**D 12** Dil. und Tabl.: Verschlimmerung nachts gegen 3 Uhr. Hypotonie, Anämie, Hydrämie.

Die französische Homöopathie nennt 4 Hauptmittel bei den „vieux tousseurs“: **Petroleum, Arsenicum, Psorinum** und **Carbo vegetabilis.**

Tuberculinum in höheren Potenzen als gelegentliches Zwischenmittel.

Weitere Maßnahmen

Vor allem Behandlung des Grundleidens.

Beseitigung von chronischen Kaltfüßen.

Säuretherapie nach *Kapf.*

Lungentee: Fol. Farfarae, Herba Equiseti, Fol. Altheae, Lichen island., Fol. Salviae, Semen Lini etc.

Reichlich **Spenglersan R₃** und **G.**

Routineverordnung: Calcium carbonicum C 30 Dil.: 1× tägl. 5—10 Tropfen, **Phosphorus** D 6 Dil.: 2× tägl. 5 Tropfen.

Eigenblut 5 ccm alle 3 Tage (Ansaugen mit destilliertem Wasser).

Bei allergischer Komponente **Cupridium** in neuraltherapeutischer Anwendungsform.

Lanthasolinhalationen; Biostreptosan J, Coli-Spritzvakzine zur Umstimmung der Schleimhautfloren (Vaccine Ges. Wetzlar).

Bronchopneumonie

Die Behandlung der Bronchopneumonien mit homöopathischen Mitteln ist durchaus aussichtsreich. In ganz besonderem Maße gilt dies von den Kinderpneumonien, die in der Regel durch zwei Mittelpaare, nämlich **Ipecacuanha** D 6 im Wechsel mit **Bryonia** D 6, und falls diese Kombination nicht genügt, durch **Phosphorus** D 6 im Wechsel mit **Sulfur** D 6—D 4, ausgezeichnet und überzeugend zu beeinflussen sind. Aber auch die übrigen genannten Mittel haben sich oft und gut bewährt. Selbst bei schwersten Greisenpneumonien, die am Ende der Reaktionsfähigkeit zu stehen schienen, konnte mit Mitteln wie **Ammonium carbonicum, Antimonium arsenicosum** und **Carbo vegetabilis** noch Hilfe gebracht werden. **Aconitum** (und auch das ähnliche **Veratrum viride**) kommt nur im allerersten Anfange der Erkrankung in Frage, um die falsche neurale Steuerung, die zu primärer Ischämie und sekundärer Hyperämie der betreffenden Lungenbezirke führt, zu berichtigen. Bei der Verordnung von **Ipecacuanha** ist zu beachten, daß Hochpotenzen wohl antispasmodisch wirken, aber den Auswurf blockieren können.

Aconitum D 3 Tabl. oder Dil., **Ferrum phosphoricum** D 6 Tabl., **Bryonia** D 2—**D 4**—D 6 Dil., **Phosphorus** D 6 Dil., **Antimonium tartaricum** D 4 Tabl. oder Dil., **Ipecacuanha** D 3—**D 4** Dil. oder Tabl., **Sulfur** D 4 Tabl. oder Dil.

Organo- und Histotropie

Aconit.: Nervensystem, Vasomotoren.

Ferr. phos.: Gefäße, Blut, Orte der Infektabwehr.

Bryonia: Bronchialbaum, Zellgewebe, Serosa.

Phosphor.: Bronchien, Blut, Nebenniere, Leber, Myocard.

Ant. tart.: Vagus, Atemzentrum.

Ipecac.: Vagus, Bronchiolen.

Sulfur: Nebennierenrinde, Schleimhäute, Haut, Venen.

Funktiotropie

Aconit.: Akute Hyperämie und Permeabilitätsstörungen der Membranen. Sympathicotonische Funktionslage. Hohes Fieber, Angst. Kein Tropfen Schweiß. Vasculärer Erethismus. Acceleransreizung.

Ferr. phos.: Immunbiologische Schwäche, Blutungsneigung. Durst wie Aconit, Schweiße wie Belladonna. Ruhigliegen im Fieber. Bei grippöser Pneumonie meist besser als Aconit.

Bryonia: Exsudationsprozesse. Große Schmerzhaftigkeit. Entspannung der erkrankten Segmente durch zusammengerollte Lage bessert; ebenso bessert breiter Druck.

Phosphor.: Zentrale Pneumonie. Stauungen im kleinen Kreislauf. Lastgefühl auf der Brust. Drohende Herzschwäche. Neigung zu Blutungen. Nicht selten auch Cyanose.

Ant. tart.: Kohlensäure-Intoxikation. Schlafsüchtig. Drohende Vagusparalyse. Auswurf kommt nicht mehr heraus. Husten abnehmend. Atem rasselnd. Brechwürgen. Muß sitzen.

Ipecac.: Wirkt antispastisch und sekretolytisch. Blutungen. Husten fördert nur mit Mühe Auswurf.

Sulfur: Reaktionsmittel. Bessert die immunbiologische Lage. Häufig unersetzbar. Fieber, das nicht weichen will. Verzögerte Resolution. Schweiß beim Fieber gering und schwer kommend. Zurückbleibende Schwäche nach Pneumonie. Urobilinogenurie.

Modalitäten und Typisches

Aconit.: Plötzlicher Beginn. Kälteätiologie.

Ferr. phos.: Weicher Puls. Ruhigliegen im Fieber.

Bryonia: Stechender Schmerz, trockene Schleimhäute, Obstipation.

Phosphor.: Rostfarbenes Sputum; Lastgefühl auf der Brust.

Ant. tart.: Rasselnder Atem ohne die Kraft zum Auswerfen.

Ipecac.: Erstickungsangst, Übelkeit, dabei reine Zunge.

Sulfur: Mangelnde Reaktion auf andere Mittel.

Sonstige Mittel

Gelsemium D 3 Dil.: Grippöse Pneumonie mit nervösen Erscheinungen. Hyperthermie, Hypotonie, passive Gehirnkongestion.

Veratrum album D 3 Dil.: Drohender Kollaps. Versagen der peripheren Kreislaufregulation.

Carbo vegetabilis: D 6—**C 30** Tabl. und Dil.: Hypostatische Pneumonie, Cyanose. Eisige Haut, inneres Brennen.
Hepar sulfuris D 6 Tabl.: Im Lösungsstadium.
Ammonium carbonicum D 2 Dil., Intoxikation des Atemzentrums.
Antimonium arsenicosum D 4 Tabl.: Ähnlich wie Ant. tart. wirkend, aber auch noch anwendbar, wenn dieses versagt.
Sulfur jodatum D 3—**D 4** Tabl.: Resorptionsmittel; Restexsudate.
Dichloraethylsulfid D 10 Dil.: Beginnendes Lungenödem.
Arsenicum D 6—**C 30** Dil.: Auswurf wie geschlagenes Eiweiß. Drohendes Lungenödem.
Pyrogenium D 8—C 30 Dil.: Zersetzte Sputa, Absceßneigung. Septiforme Zustände (auch als Injektion).

Weitere Maßnahmen

Wickel, bes. auch Quark- und Sauerteigpackungen.
Eigenblut (s. Pneumonia crouposa), bes. bei verzögerter Lösung.
Aderlaß bei drohendem oder manifestem Lungenödem.
Bei Kinderpneumonie: Bis 41° C ansteigende Bäder.
Antibiotica, Sulfonamide.

Bursitis

Apis D 3—D 4 Dil. oder Tabl., **Calcium phosphoricum D 3**—D 6 Tabl., **Kalium muriaticum** D 3 Tabl., **Jodum** D 4 Dil.

Alle diese hauptsächlich zur Anwendung kommenden Mittel haben Beziehungen zu exsudativen Prozessen. Man kann sie auf die Diagnose hin anwenden.

Apis: Ödematöse und entzündliche Schwellung. Erguß.
Jodum: Mehr chronische Form.

Sonstige Mittel

Arnica D 3—D 4 Tabl. oder Dil.: Traumatische Genese.
Belladonna D 4 Tabl. oder Dil.: Akute entzündliche Rötung, hohe Berührungsempfindlichkeit.
Bryonia D 3 Dil.: Folgt gut auf Belladonna, wenn ein Exsudat erscheint.
Hepar sulfuris D 4 Tabl.: Bei Eiterungsneigung.
Silicea D 6 Tabl.: Chronische Eiterungen (auch als Aqua silicata, teelöffelweise verwendbar).
Aqua silicata ist, nebenbei bemerkt, ein Hauptmittel bei Ganglion.
Sulfur jodatum D 3—D 4 Tabl.: Resorptionsmittel.

Weitere Maßnahmen

Lokale Akupunktur mit Silbernadeln.

Carcinom

Entsprechend der allgemein gültigen Ansicht wird man bei festgestelltem Carcinom die chirurgische Behandlung wählen, die immerhin einen gewissen Prozentsatz von Heilungen erbringt. Die Bestrahlungsbehandlung ist, von Ausnahmefällen abgesehen, bereits viel problematischer.

Nun gibt es aber Carcinome, bei denen eine Operation nicht mehr in Betracht kommt. Bei diesen wird man die Möglichkeiten ausschöpfen, die eine homöopathische Behandlung bietet. In Frage kommen potenzierte carcinogene Stoffe wie etwa Arsenicum, Cholin, Lost, Urethan, Benzpyren, Carbo animalis usw. Deutliche Resultate kann man auch von Mitteln sehen, die den Zuckerstoffwechsel beeinflussen. In erster Linie kommt hier die Milchsäure, und zwar am besten die Fleischmilchsäure (Acidum sarcolacticum) in Betracht. Man injiziert sie in der 6.—12.—15. Potenz subkutan. Wenn auch keine Heilung erreicht wird, so ist doch u. U. ein palliatives Resultat zu erwarten. Ich selbst sah unter dieser Behandlung Metastasen verschwinden und starke Schmerzzustände sich auffallend bessern. Auch milchsäurehaltige Pflanzen können Verwendung finden. Am bekanntesten ist die Anwendung gewisser Präparate aus der Mistel. Der Hauptwert ist auf die Behandlung der präcancerösen Zustände zu legen.

Weitere Maßnahmen

Reichlicher, systematischer Genuß natürlich-milchsäurehaltiger Nahrungsmittel. Strenge Schonung des betroffenen Teiles. Kleinste, aber sehr oft wiederholte Mahlzeiten (alle Stunde ganz wenig essen). Kohlehydrate sollen in der Nahrung zurücktreten (keine Nudeln, Mehlspeisen, Puddings, Weißbrot, Zwieback, Kuchen und Industriezucker). Vermeidung von Schlachtfetten.

Als weitere Möglichkeiten werden genannt:

Tumortox (Milchsäurepräparat nach *Kuhl).*

Iscador- und **Plenosol-**Kur. Injektion von Schlangengiften.

Bei Cancroiden des Gesichts bezeichnet die französische Homöopathie den Gebrauch von **Thuja** D 6 im Wechsel mit **Cinnabaris** D 6 Trit. als klassisch.

Cephalalgie

Ein Kopfschmerz kann bekanntlich durch eine große Anzahl von Ursachen bedingt sein. Auf sie und alle dabei in Frage kommenden Mittel einzugehen, verbietet der Platz. Die Behandlung des Grundleidens wird oft auch den Kopfschmerz mitbeseitigen.

Die homöopathische Kopfschmerztherapie ist zwar nicht einfach, bietet aber immer wieder erfreuliche Resultate. Vor allem die Tatsache, daß kurative und nicht nur palliative Wirkungen zu erzielen sind, lohnt die angewandte Arbeit reichlich. Dabei ist die kritische Wertung der einzelnen Phänomene oft von entscheidender Bedeutung. Ein alleiniges Symptomendecken führt leicht vom Ziel fort. Man muß sich schon einigermaßen über die Genese des Kopfschmerzes klar sein, wenn man ihn mit Aussicht auf Erfolg behandeln will. Auch chronische Fälle lassen sich dann gewöhnlich schnell bessern oder heilen.

Wenn alles versagt, denke man noch an Subluxationen der Halswirbel, die man mit gewissen Griffen reponieren kann.

Belladonna D 4—D 6 Dil. oder Tabl., **Gelsemium** D 3—**D** 4 Dil., **Silicea D 6**—D 12 Tabl., **Ignatia D 4**—D 6 Dil., **China D 2**—D 6 Dil., **Nux vomica D 4**—D 12 Dil. oder Tabl., **Pulsatilla D 4**—D 6 Dil., **Spigelia D 3**—D 6 Dil.

Organo- und Histotropie

Bellad.: Sympathicus, Nervensystem.

Gelsem.: Kleinhirn? Nervensystem, Schleimhäute.

Silicea: Neuroglia? Mesenchym, Zellgewebe.
Ignatia: Hirnrinde, vegetative Nerven, Grenzstrang.
China: Blut, Milz, periphere Nerven, Magen-Darm.
Nux vom.: Vasomotoren, vegetative Nerven, Vagus.
Pulsat.: Hypophyse, Keimdrüsen, Schleimhäute, Venensystem.
Spigelia: Herz, periphere Nerven.

Funktiotropie

Bellad.: Klopfender, kongestiver Schmerz. Plötzlichkeit. Ruhebesserung.
Gelsem.: Dumpfer Hinterkopfschmerz; infektiös; nervös; migränös. Allgemeine Zerschlagenheit.
Silicea: Scharfer Hinterkopfschmerz, ausgesprochene Wärmebesserung. Polyurie beim Nachlassen. Sehstörung nach dem Anfall.
Ignatia: „Nagelschmerz". Druck bessert. Urina spastica mit Besserung. Tabakrauch verschlimmert. Röte und Hitze einer Backe.
China: Folge von Blutverlusten. Leitend sind Anämie und periodisches Auftreten.
Nux vom.: Vegetative Dysregulation. Toxisch bedingt. Gastrizismus, Erethismus. Spastische Obstipation. Morgendliche Verschlimmerung.
Pulsat.: Stauungskopfweh, daher Besserung durch Bewegung und in frischer Luft. Endokrine Unstimmigkeiten.
Spigelia: Segmental bedingt; verbunden mit Herzleiden. Steigend und fallend mit dem Gang der Sonne. Neuralgisch. Bes. linksseitig.

Modalitäten und Typisches

Bellad.: Plötzlichkeit des Auftretens. Überempfindlichkeit.
Gelsem.: Vergrößerungsgefühl. Paresen. Urina spastica.
Silicea: Schlechter nachts, durch Bewegung und geistige Anstrengung. Entmineralisierte Patienten.
Ignatia: Das Widerspruchsvolle der Phänomene.
China: Verschlimmerung durch Kälte, Berührung, nachts.
Nux vom.: Reflexübererregbarkeit, spastische Obstipation.
Pulsat.: Schwache, dunkle, verzögerte Menses.
Spigelia: Die Verbindung mit Herzleiden.

Sonstige Mittel

Calcium phosphoricum D 4—**D 6** Tabl.: Schulkopfschmerz, Anämie.
Glonoinum D 6 Dil.: Kongestionskopfschmerz.
Cimicifuga D 3—D 4 Dil.: Menstruations- und Klimaxmigräne.
Sepia D 4—C 30 Tabl. und Dil.: In Verbindung mit gynäkologischen Leiden.
Iris versicolor D 3—D 4 Dil.: Sog. Sonntagsmigräne.
Argentum nitricum D 6 Dil., **Cocculus** D 4 Dil., **Sanguinaria** D 3 Dil., **Melilotus** D 3 Dil., **Menyanthes** D 3 Dil., **Lachnanthes** D 3 Dil. (Schwielenkopfschmerz), **Bryonia** D 3 Dil.
Medorrhinum C 30 Dil.: Auffällige Besserung am Meer (seltene Gaben).
Syphilitinum C 30 Dil.: Auffällige Besserung im Gebirge. Nächtliches Auftreten.
Acidum formicicum D 6—D 12, Injektionen (i. v.).

Weitere Maßnahmen

Novocain-Infiltrationen ausgiebiger Art (1/8%) oder **Formicain** in neuraltherapeutischer Anwendungsform (Quaddelung hyperalgetischer Punkte).

Blutegel, Ponndorf B.

Kopfstützgriff: Bei kongestioniertem Gesicht wird der Kopf nach hinten gedreht, bei blassem Gesicht nach vorn gesenkt.

Chalazion

Sulfur jodatum D 6 Tabl.: Langfristig zu nehmen. Wird bei hartnäckigen Formen gelobt, wenn nicht Operation vorgezogen wird.

Thuja D 2 Dil.: Ebenso. Äußerlich gleichzeitige Kompressen mit der Tinktur (10 Tropfen auf 1/4 l Wasser) — auch nach einer Operation.

Platanus occidentalis D 6 Dil.: Heilt oft ohne Operation *(Weiß).*

Cheyne-Stokes'sche Atmung

Als homöopathische Mittel kommen in Frage:

Opium D 3—D 6 Dil. oder **Morphium** D 5—D 6 Dil., **Helleborus** D 2—D 4 Dil., **Acidum hydrocyanicum** D 6 Dil.

Im übrigen behandelt man die zugrundeliegende Störung.

Chloasma

Dieser Affektion liegt eine Überfollikulinisierung zugrunde. Sie betrifft zudem oft sogenannte „Tuberkuliniker" *(Vannier).*

Zu versuchen sind:

Sepia D 15—C 30 Dil. und **Folliculinum** D 15—C 30 Dil.: In seltenen Gaben (wöchentlich im Wechsel).

Daneben seltene Gaben (alle 3—4 Wochen) eines **Tuberkulins** in höherer Potenz.

Cholangitis

Die genannten Mittel stellen Hauptmittel bei dieser Erkrankung dar. Damit ist aber nicht gesagt, daß sie in jedem Falle zu Anwendung kommen müssen. Wie immer bei einer homöopathischen Medikation, entscheidet der Untersuchungsbefund und vor allem die funktionelle Lage über die Wahl des Mittels. Diese Tatsache ist auch der Grund der m. E. überspitzten Formulierung, daß gegebenenfalls jedes Mittel bei jeder Krankheit in Frage kommen könne.

Belladonna D 3—**D 4** Dil. oder Tabl., **Mercurius dulcis** D 3—**D 4** Tabl., **Hydrastis** D 2—**D 3** Dil., **Chelidonium** D 2—**D 4** Dil., **Nux vomica** D 6 Tabl. oder Dil., **Lachesis** D 8—D 12—**C 30** Tabl. und Dil. (auch als Injektion D 10 intravenös), **Pulsatilla** D 4 Dil.

Organo- und Histotropie

Bellad.: Nervensystem, Gefäße
Merc. dulc.: Leber, Duodenum, Schleimhäute.
Hydrastis: Schleimhäute.
Chelidon.: Leberparenchym, Gallengänge.
Lachesis: Gefäßendothelien, Blut, Nebenniere. Leukocyten.
Pulsat.: Schleimhäute, Venen.

Funktiotropie

Bellad.: Wirkung auf Spasmen der glatten Muskulatur und Koliken. Akute Entzündung. Fieber mit nichtkritischem Schweiß.
Merc.dulc.: Fortgeschritteneres Entzündungsstadium. Eiterungsneigung. Speichelfluß, feuchte Haut. Ikterus.
Hydrastis: Achylie und Subacidität. Alteration der Schleimhautfunktion. Abmagerung. Anämie.
Chelidon.: Gallefördernd. Entspannt die Gallenwege. Schmerz unter das rechte Schulterblatt ausstrahlend.
Nux vom.: Koordiniert gestörte vegetative Funktionen. Pfortaderstauung. Spastische Obstipation.
Lachesis: Kollapsneigung, Cyanose; septische Tendenz. Sehr bewährtes Mittel (als Injektion).
Pulsat.: Fett wird schlecht vertragen.

Modalitäten und Typisches

Bellad.: Kongestionsneigung, Verschlimmerung bei Berührung.
Merc. dulc.: Zunge zeigt Zahneindrücke. Frostschauer.
Hydrastis: Mehr Obstipation. Öd und leer im Magen.
Chelidon.: Headsche Zonen. Segmentspezifisches Mittel.
Nux vom.: Reflexübererregbarkeit. Verschlimmerung nach Exzessen.
Lachesis: Die Schwere des Infektes. Verschlimmerung nach Schlaf.
Pulsat.: Ätiologische Momente, bes. Fettschädigung.

Sonstige Mittel

Natrium sulfuricum D 6 Tabl., **Leptandra D 2**—D 3 Dil., **China** D 3 Dil., **Chininum arsenicosum** D 4 Tabl.
Bryonia D 2—D 4 Dil.: Trockene Schleimhäute, Durst, Obstipation.
Pyrogenium D 15 i. W. mit **Belladonna** D 6: Bei Gallenfieber.

Weitere Maßnahmen

Fasten. Heublumensack. Ganzwaschungen.
Evtl. Blutegel.
Kaffeekohle mit heißem Karlsbader.
Dr. Zickels Gallentee (Hersteller: Friesen-Apotheke, Hamburg) von *Ritter* empfohlen (AHZ 1948/2).
Neuraltherapie mit **Formicain** (Ameisensäure + Novocain), wobei besonders die Segmente D_6—D_{10} und C_3—C_4 zu berücksichtigen sind.

Cholecystitis

Die bei Cholangitis näher charakterisierten Mittel kommen auch bei der Cholecystitis zur Anwendung; man vergleiche daher dort. Natürlich ist genau zu überprüfen, ob nicht doch eine Operation in Frage kommt. Im allgemeinen kann man jedoch sagen, daß gerade die Leber- und Gallenkrankheiten durch homöopathische Behandlung recht gut beeinflußbar sind. Wenn nicht gerade besondere Komplikationen vorliegen, erlebt man immer wieder, wie nach länger fortgesetztem Gebrauch der homöopathischen Arzneien die Beschwerden leichter werden und auch ganz schwinden.

Berberis vulgaris D 2—**D 3** Dil., **Bryonia** D 2—**D 3** Dil., **Colocynthis** D 4 Dil., **Natrium choleinicum** D 3 Trit., **Podophyllum D 3**—D 4 Dil.

Organo- und Histotropie

Berberis: Leber, Niere, Milz, ableitende Harnwege.
Bryonia: Leber, Galle, Serosa, Zellgewebe.
Colocynthis: Darmplexus, periphere Nerven, Dünndarm.
Natr. choleinicum: Glatte Muskulatur. Galle, Leber.
Podophyllum: Dünndarm, Leber.

Funktiotropie

Berberis: Kolikartige, nach allen Richtungen ausstrahlende Lendenschmerzen. Wechsel von Heißhunger und Appetitlosigkeit. Schwäche, Frostigkeit, Schweißneigung.
Bryonia: Stechender Schmerz, Besserung durch Druck. Trockenheit der Schleimhäute mit Obstipation und Durst. Bewegung verschlechtert.
Colocynthis: Koliken und schneidende, hineinschießende Schmerzen. Ruhe, Wärme, Zusammenkrümmen bessern.
Natr. choleinicum: Den Gallenfluß vermehrend. Peristaltik anregend.
Podophyllum: Choleretisch und cholagog. Durchfallneigung (morgens).

Modalitäten und Typisches

Berberis: Lendenschmerz. Innenseite der Lippen blaufleckig.
Bryonia: Obstipation; trockene, weiße Zunge. Liegen auf der kranken Seite bessert.
Colocynthis: s. oben.
Natr. choleinicum: Meist Obstipation.
Podophyllum: Reiben der Lebergegend bessert. Durchfälle erfolgen morgens und nicht tagsüber.

Sonstige Mittel

Carduus marianus ⌀—D 1 Dil., **Yucca** D 1 Dil., **Magnesium muriaticum** D 4 Tabl., **Juglans cinerea** D 3 Dil., **Hedera helix D** 4—D 6 Dil., **Mercurius dulcis D** 3—D 4 Tabl.

Weitere Maßnahmen

Oft ist gründliches Abführen mit Karlsbader Salz (1 gehäufter Eßlöffel auf 250,0 heißen Wassers) günstig; später verringerte Dosis (1 Teelöffel morgens).

Einige Tage Fasten. Trinkkur von bitterem Tee.
Man denke auch an die Möglichkeiten der Neuraltherapie mit Impletol, Formicain oder Symprocain.

Cholelithiasis

Chelidonium D 2—**D 4** Dil., **Cholesterinum D 4**—D 12 Dil. und Trit.,
Mercurius dulcis D 3 Tabl., **China** D 3—**D 6** Dil.,
Berberis D 1—**D 3** Dil., **Calcium carbonicum** D 12—**C 30** Dil.,
Atropinum sulfuricum D 4 Dil., **Calculi biliarii** D 6 Tabl.

Man vergleiche auch die bei Cholangitis und Cholecystitis genannten Mittel.

Spezielles

Chelidonium: Ein immer wieder bewährtes Mittel bei Cholelithiasis; man gibt es zweckmäßig im Wechsel mit **Cholesterinum.** Bei dem letzteren Mittel wirken höhere Potenzen manchmal besser. Es ist aber nicht ohne weiteres zu sagen, bei welchen Fällen sie in Frage kommen. Meine Erfahrungen mit dieser Kombination waren durchaus positiv, so daß ich das Mittelpaar in sehr vielen Fällen fast reflektorisch verordnete.

Aber auch die Kombination von **Berberis** und **Mercurius dulcis** ist von guter Wirkung.

Carduus marianus: Wird oft gute Dienste leisten, wenn nach Cholecystektomien erneut Beschwerden auftreten. Es beeinflußt besonders chronisch hepatotische Prozesse. Noch besser wirkt eine Abkochung des Samens von Carduus marianus in 1/2 Liter Wasser, das man auf 1/4 Liter einkochen und davon alle drei Stunden einen Eßlöffel einnehmen läßt.

Calcium carbonicum in hohen Potenzen: Hat sich bei Koliken gelegentlich in ähnlicher Weise wirksam gezeigt wie eine Morphiumspritze. Jedenfalls sollte man bei dauernden Anfällen auch dieses Mittel einmal versuchen.

China: Besonders von *Dahlke* gerühmt, der es monatelang einnehmen ließ. Ich habe von Cholesterinum und Chelidonium aber schnellere Erfolge gesehen.

Es sei auch eine französische Standardbehandlung angegeben *(Fortier-Bernoville)*:

Grundmittel ist **Phosphorus,** das in sehr hohen Potenzen und in seltenen Gaben, etwa alle 14 Tage eine Dosis, gereicht wird.

Dazu **Berberis** D 3, einmal täglich, als Dränagemittel. Ferner morgens **Bryonia** C 30, um 16 Uhr **Ricinus** D 6 und abends **China** C 30.

Gelegentlich ist es auch von Vorteil, eine sog. Abtreibungskur machen zu lassen. Wenn auch nicht alles „Stein" ist, was so ähnlich aussieht, so ist doch das „Ausmelken" des Gallengangsystems von nicht geringem Wert.

Cholesterinämie

Das Hauptmittel ist **Phosphorus,** das in hohen Potenzen etwa nur alle 14 Tage einmal gegeben wird.

Sonstige Mittel

Corpus luteum D 15—C 30 Dil.: Etwa alle 8 Tage eine Gabe (schwache Menses).
Chelidonium D 4 Dil. oder Tabl.
China D 4 Dil. oder Tabl.

Weitere Maßnahmen

Diätetik.
Anregung der Hormonproduktion der Keimdrüsen mit angepaßten Mitteln. In besonderen Fällen auch diesbezügliche Substitutionstherapie.
Empfohlen werden ferner Schilddrüsenpräparate (Thyroxin).

Chorea

Agaricus D 4—D 6 Dil., **Apis D 4**—D 6 Tabl., **Stramonium D 3**—D 4 Dil., **Tarantula hispanica D 8**—C 30 Dil.

Organo- und Histotropie

Agaricus: Zentralnervensystem, Haut, Kapillaren.
Apis: Stammhirn, Meningen, „Vorniere", Zellgewebe.
Stramonium: Cerebrum.
Tarantula hisp.: Motorische Zentren, Blase.

Funktiotropie

Agaricus: Choreatische Zuckungen, Nystagmus, Tics, Hyperästhesien. Die Bewegungen hören im Schlaf auf. Affektive Labilität.
Apis: Beziehungen zur Infectio rheumatica. Ödem des Stammhirns? Albern, ungeschickt, läßt Dinge fallen. Oligurie. Oligodipsie.
Stramonium: Neigung aller Beschwerden, krampfhaft zu werden. Trockener Mund und Rachen. Kopfkongestion hellrot, dabei manisches oder hypomanisches Verhalten. Spasmophile Zustände mit Pavor nocturnus. **Hin- und** Herwerfen des Kopfes. Zittern, Stammeln.
Tarantula hisp.: Rechtsseitige (?) Chorea. Bewegungen gehen auch im Schlafe weiter. Sexuelle Erregung. Hin- und Herrollen des Kopfes. Periodisches Auftreten der Beschwerden. Blasentenesmen. Nervös anmutende Herzbeschwerden.

Wichtige Modalitäten und Typisches

Agaricus: Schlechter morgens, durch sexuelle Betätigung, zur Regelzeit.
Apis: Oligurie. Vorausgegangene Erythemkrankheit. Kühle bessert das Befinden.
Stramonium: Verlangen nach Licht. Verminderte Sensibilität.
Tarantula hisp.: Zuckungen gehen auch im Schlafe weiter.

Sonstige Mittel

Cuprum arsenicosum D 4 Tabl.: Bei längerem Gebrauch bewährt.
Magnesium phosphoricum D 6 Tabl., **Arsenicum** D 6 Dil.
Ignatia D 4—D 6 Dil.: Funktionelle Überlagerung. Demonstrationstendenz.
Passiflora Φ: Sedativ wirkend.
Cimicifuga D 6 Dil., **Veratrum viride** D 3 Dil.

Weitere Maßnahmen

Tonsillektomie wurde empfohlen.
Akupunktur: Silbernadel auf die Spitze des Hinterhauptbeines sowie etwas distal der Gelenkverbindungen der Metatarsalia I und II mit dem ersten Keilbein. Goldnadel 2 Querfinger unterhalb des Nabels.

Ciliarneuralgie

(s. auch Neuralgie)

Saponaria D 2—D 3 Dil. (von *Schoeler* genannt).
Spigelia D 3—D 5 Dil., **Cedron** D 2 Dil., **Prunus spinosa** D 2—D 3 Dil., **Onosmodium** D 3 Dil.

Akupunktur:*) Im proximalen Winkel der Metacarpalia 1 und 2 Goldnadel. Auf die lokalen Schmerzpunkte Silbernadeln.

Cirrhosis hepatis

Die Domäne der homöopathischen Behandlung sind vor allem Anfangszustände. Doch hat sie sich auch bei weiter fortgeschrittenen Fällen als durchaus leistungsfähig erwiesen und z. T. besser gewirkt als die übliche Methionin-Cholinkur.

Carduus marianus Φ—D 1 Dil., **Aurum muriaticum natronatum** D 3—**D 4** Dil., **Plumbum** D 6 Tabl., **Aqua glandium Quercus, Aqua Quassiae.**

Organotropie

Alle Mittel haben organotrope Beziehungen zur Leber.

Funktiotropie

Card. mar.: Pfortaderstauung, trockene, welke Haut; herabgesetzter Ernährungszustand; seelische Depression. Chronische hepatotische Prozesse.
Aur. mur. natr.: Bewirkt Aktivierung des Reticuloendothels. Angezeigt bei Neigung zu schleichenden, degenerativen Prozessen. Plethorisch-pyknischer Typ.
Plumbum: Bewirkt Entkrampfung der Gefäße. Blasser Hochdruck, spastische Obstipation. Angezeigt bes. bei atrophisch-cirrhotischen Leberprozessen.
Aqua glandium Quercus: Ascitesbildung steht im Mittelpunkt. Wirkung auf die terminalen Blutgefäße und glatten Muskelzellen. Soll bes. bei splenomegaler Form angezeigt sein.

*) *Stiefvater, E.,* Akupunktur als Neuraltherapie (1953), Karl F. Haug Verlag, Ulm-Donau.

Aqua Quassiae: Portale Cirrhose mit abdominalem Ascites. Frühere cholangitische Prozesse.

Modalitäten und Typisches

Card. mar.: Schrumpfungsprozesse mehr im Beginn (bewährt).
Aur. mur. natr.: Ätiologisch Lues und Alkoholabusus.
Plumbum: Hypochrome Anämie, subikterische Farbe. Hochdruck.
Aqua glandium Quercus: Alkoholschäden.
Aqua Quassiae: Durchfallneigung, leichte Fieberzustände.

Sonstige Mittel

Phosphorus in hohen Potenzen und ganz seltenen Gaben ein Hauptmittel. Große Leber.
Mercurius dulcis D 4 Tabl.: Laennecscher Typ.
Aqua Nucis vomicae: War öfters wirksam.
Lycopodium D 6 Tabl.: Zusammenhang mit Magen-Darmstörungen. Angezeigt, wenn der Eiweißabbau in der Leber mangelhaft vonstatten geht. Kleine Leber.
Acidum hydrofluoricum D 6 Dil.
Hedera helix D 3 Dil. hat sich in einigen Fällen bewährt.

Weitere Maßnahmen

Yoghurt, Buttermilch. Trockenkost.
Lendenwickel. Ansteigende Fußbäder. Wöchentlich ein warmes Halbbad.
Vitamin B_1, Methionin.

Coccygodynie

Die Zahl der bei Coccygodynie empfohlenen homöopathischen Mittel ist groß, ein Zeichen dafür, wie schwierig die Kur sein kann. Den besten Erfolg verspricht eine Behandlung, wenn es gelingt, die Ätiologie zu klären und unter Berücksichtigung ätiologischer Momente das Heilmittel zu wählen. Dabei kann — und dies gilt generell von der Homöopathie — das beobachtete Symptomenbild eines homöopathischen Mittels durchaus auch krankheitsdiagnostisch verwertbare Hinweise geben, indem gewisse funktionelle Störungen ihre symptomatische Entsprechung finden. So kann z. B. eine Besserung durch Bewegung auf venöse Stauungsprozesse oder auf eine rheumatische Affektion hinweisen. Man darf also im Einzelfall nicht allein den lokalen Prozeß im Auge behalten, sondern muß gegebenenfalls alle Körperfunktionen überprüfen.

Hauptmittel

Arnica D 3 Tabl. oder Dil., **Hypericum** D 3 Dil., **Ruta** D 3 Dil.:
Bei traumatischer Genese.
Von diesen Mitteln wirkt Ruta mehr auf die Knochenhaut, Hypericum mehr auf die Nerven.
Sepia D 4—D 6 Tabl.: Bei Stauungserscheinungen im Venengeflecht. Prolapsgefühl der Genitalien.
Rhus toxicodendron: D 4 Dil.: Rheumatische Genese. Histotropie zum Mesenchym. Besserung durch fortgesetzte Bewegung.

Arsenicum D 6—C 30 Dil.: Neuritische Genese. Schmerzen brennend und nächtliche Verschlimmerung.
Mercurius solubilis D 4—D 6 Tabl.: Entzündliche Infiltrationsprozesse.
Silicea D 6 Tabl.: Chronische Knochen- und Eiterungsprozesse. Wärme bessert.
Sulfur jodatum D 3—D 4 Tabl.: Entzündungsprodukte resorbierend.

Sonstige Mittel

Castor equi D 3—D 6 Trit.: Vielfach bewährt *(Stiegele)*. **Phosphorus** D 6 Dil.
Die französische Homöopathie bezeichnet **Lachesis** und **Paris quadrifolia** als die Hauptmittel.

Weitere Maßnahmen

Infiltration mit Novocainlösung.
Chiropraktische Maßnahmen, falls erforderlich.
Lokale **Akupunktur** mit Silbernadeln.

Colibacillose

Die modernen Therapeutica, bes. Aureomycin, verdienen den Vorzug, namentlich beim Befall der Harnwege.

Homöopathisches Hauptmittel ist **Formica rufa** D 6 Dil.

Sonstige Mittel

Echinacea ⌀ (auch in Form von Injektionen).
Natrium nitricum D 3—D 6 Dil.
Hydrangea D 3 Dil.
Empfohlen werden ferner: Eigenurinspritzen (0,5, verdünnt).

Colitis

Bei der Behandlung der verschiedenen Colitiden leistet die Homöopathie, wenigstens nach meiner Erfahrung, treffliche Dienste. In der Regel folgt der Anwendung der für den Einzelfall passenden Medikamente baldige Besserung; auch chronische Fälle erweisen sich als durchaus zugänglich. Voraussetzung ist aber eine diagnostische Klärung (Ca).

Für eine Anzahl der genannten Mittel hat die Homöopathie konstitutionelle Führungslinien herausgearbeitet. So neigen die „Antimonium crudum- und Graphit-Patienten" zur Fettsucht. Der auf Natrium muriaticum ansprechende Patient wird dagegen eher mager sein. Beim „Sulfur-Patienten" findet man verschiedene Typen, z. B. einen schlanken, gebücktgehenden Ekzematiker, oder einen fetten plethorischen Hochdruckpatienten. Kalium phosphoricum wird besonders für nervöse und leicht versagende Astheniker in Betracht zu ziehen sein. Der Mercur-Patient ist charakterisiert als blonder Lymphatiker mit succulenter Haut und üblem Körpergeruch. Derartige persönlichkeitsbezogene Eigenheiten bedeuten für die Therapie manchmal mehr als die reine Organotropie.

Im Gegensatz dazu kommen aber wieder Fälle vor, bei denen eine rite durchexerzierte homöopathische Arzneimitteldiagnose therapeutisch unfruchtbar bleibt, während ein einfach auf seine Organotropie hin gewähltes Mittel (in vorliegendem Falle vielleicht Aethiops antimonialis) durch seine prompte Wirkung überrascht.

Aloe D 3 Dil., **Antimonium crudum D** 4—D 6 Tabl., **Graphites** D 3—**D 6** Tabl., **Hydrastis** Di—**D 3** Dil., **Mercurius corrosivus** D 6 Dil. oder Tabl.

Organo- und Histotropie

Aloe.: Venensystem, bes. Pfortader. Rectum und Sphinkter recti.

Ant. crud.: Colon, Haut, Magen.

Graphit.: Haut, Schleimhäute (bes. wo beide zusammentreffen).

Hydrastis: Schleimhäute, Blut.

Merc. corr.: Dickdarm, Lymphdrüsen, Niere, Leber, Tonsillen, Zahnfleisch.

Funktiotropie

Aloe: Mehr Durchfallneigung; große Schwäche nach dem Stuhl. Sphinkter unzuverlässig. Hämorrhoidenbildung.

Ant. crud.: Durchfall und Verstopfung wechseln, oder harte Knollen im durchfälligen Stuhl. Strahlende Hitze wird schlecht vertragen, ebenso Kaltbaden, Folgen davon.

Graphit.: Inkretorische Störungen; schwache Menses. Atonische Obstipation mit schleimbedeckten Stühlen. Ekzemneigung.

Hydrastis: Obstipation, Achylie, Anämie, Kachexieneigung. Bei langwierigen Schleimhautkatarrhen immer wieder bewährt.

Merc. corr.: Tenesmen, nach dem Stuhl nicht aufhörend. Schleimig-blutige, stinkende Durchfälle.

Modalitäten und Typisches

Aloe: Durchfall schlimmer morgens. Der Stuhl geht, wenn man nur eine Blähung vermutet.

Ant. crud.: Schneeweiße Zunge, Mangel an Lebenslust, Schlafsucht, Schleimhämorrhoiden.

Graphit.: Adipositas. Konstitutionelle Momente.

Hydrastis: Art der Sekrete. Herabgesetzter Ernährungszustand. Hepatosen.

Merc. corr.: Ruhrartiges Bild. Neigung zu Schweißen. Frostschauer.

Sonstige Mittel

Colchicum D 3 Dil.: Übelkeit, Meteorismus.

Aethiops antimonialis D 2—D 4 Trit.: Colitis mucosa.

Sulfur D 6—C 30 Dil.: Morgendliche Durchfälle. Hautkrankheiten.

Sulfur jodatum D 3—D 4 Tabl.: Sterkoraldiarrhoe. Wechsel von Durchfall und Verstopfung.

Magnesium muriaticum D 4 Tabl.: Hepatopathie, Pfortaderstauung, Bröckelstuhl.

Natrium muriaticum D 6—**C 30** Tabl. und Dil.: Abmagerung, Speichelfluß. Trockener Bröckelstuhl, aber auch gelegentlich wäßrige Durchfälle.

Kalium phosphoricum D 6 Tabl.: Nervöse Durchfälle mit Colitis mucosa.

Weitere Maßnahmen

Eigenurin-Injektionen werden bei Colitis membranacea sehr empfohlen.

Bluttransfusion.

Injektion von Tierblut: Solvitren *(Bier)*.
Coliaufschwemmung als Einlauf.
Heilerde, Kaffeekohle, gemahlener Leinsamen (Linusit).
Calendula Ø, verdünnt, als Einlauf.
Akupunktur: Goldnadel am Gelenkspalt des Großzehengrundgelenkes (medial), Silbernadel $^1/_3$ der Entfernung von Symphyse zum Nabel und im proximalen Winkel zwischen Metacarpale 1 und 2 der dorsalen Handfläche.
Formicain neuraltherapeutisch im Gebiet von L_1—L_2, C_3 und C_4.

Combustio

Bei schweren und schwersten Verbrennungen, die Krankenhausaufenthalt erforderlich machen, sollte man neben der üblichen Therapie auch die eine entsprechende Symptomatik anzeigenden homöopathischen Mittel gebrauchen. Namentlich Arnica und Echinacea dürften dabei von Wert sein.

Bei kleineren Brandschäden kann man oft schnell den Schmerz beseitigen und eine ausgedehntere Blasenbildung hintanhalten, wenn man sofort nach der Verbrennung einen feuchten Seifenbrei aufträgt. Von dem Wert dieses Verfahrens konnte ich mich häufig überzeugen.

Arnica D 3 Tabl. oder Dil., **Echinacea Ø.**

Sonstige Mittel

Calendula Ø: Äußerlich verdünnt, bei schlecht heilenden Wunden. **Cantharis** D 4 Dil., **Causticum** D 4 Dil., **Urtica** Ø, **Lachesis** D 8 Tabl.

Commotio cerebri

Arnica D 3 Tabl. oder Dil., **Natrium sulfuricum** D 4—**D 15** Tabl. und Dil.,
Calcium bromatum D 2 Trit., **Hypericum** D 2 Dil.,
Glonoinum D 5—D 6 Dil.

Spezielles

Arnica: Ist das Hauptmittel; wie bei allen Traumen wird es auch bei der Commotio mit Vorteil angewendet.

Natr. sulf.: Wird klinisch bei chronischen Folgen empfohlen.

Calc. brom.: Wird bei konsekutiven Erregungszuständen angewandt.

Hypericum: „Die Arnica der Nerven." Postcommotionelle Neurosen unterstehen der Mittelwirkung.

Glonoin.: Vasomotorisch-kongestiv bedingte postcommotionelle Kopfschmerzen. Überempfindlichkeit gegen Besonnung.

Weitere Maßnahmen

Ausgiebige wochenlange Bettruhe.
Impletol oder Formicain zur Neuraltherapie.
Magnesiumthiosulfat i. v. bei Spätschäden gelobt.

Congelatio

Selbstverständlich kann jeder bei längerer und stärkerer Kälteeinwirkung einen Frostschaden davontragen. Es gibt aber einen gewissen Personenkreis, der dazu beonders neigt. In derartigen Fällen ist eine konstitutionelle Behandlung oft von großem Wert. Ein Hauptmittel für solche Fälle ist **Tuberculinum Koch,** das in hohen Potenzen und seltenen Gaben verabfolgt wird. Unterstützt wird seine Wirkung durch die gleichzeitige Verordnung von **Pulsatilla** und **Abrotanum.** Es ist interessant, daß die französische Homöopathie *(L. Vannier)* die Neigung zu Frostschadenbefall mit dem sog. Tuberkulinismus in Verbindung bringt. Sie versteht darunter im wesentlichen latente und inaktive tuberkulöse Affektionen, fast möchte man sagen tuberkulöse Fokalinfekte. Mitteln wie Pulsatilla, Abrotanum u. a. wird in diesen Fällen eine toxinausschwemmende und entlastende Wirkung zugeschrieben.

Abrotanum ∅**—D 3** Dil., **Acidum nitricum D 3**—D 4 Dil., **Agaricus D 4**—D 6 Dil., **Petroleum D 4**—D 6 Dil., **Secale D 3**—D 4 Dil.

Organo- und Histotropie

Abrotan.: Kapillaren, Serosa.

Acid. nitr.: Schleimhäute, Gefäße, Zellgewebe.

Agaricus: Terminale Strombahnen, Medulla.

Petroleum: Haut, Nervensystem, Gelenke, bes. Kniegelenk.

Secale: Glatte Muskulatur. Kapillaren und Gefäße, bes. Arterien. Vegetatives Nervensystem, Pancreas (Stätte der Padutinproduktion).

Funktiotropie

Abrotan.: Akrocyanosen. Kapilläre Atonie. Neigung zu Metastasierung.

Acid. nitr.: Neigung zu Zerfall des Gewebes und zu Geschwürsbildung. Stinken und Bluten. Schweiß und Durchfallneigung.

Agaricus: Motorische Störungen, Parästhesien, Eisnadelgefühl.

Petroleum: Schrundenbildung. Verschlechterung im Winter.

Secale: Bewirkt, in Potenzen gegeben, Entkrampfung der Kapillaren und Präkapillaren und behebt die Stasen. Wärme wird schlecht vertragen.

Modalitäten und Typisches

Abrotan.: Erythrocyanosis. Anämiker, Rekonvalescenten.

Acid. nitr.: Aufgebrochene Frostschäden mit Splittergefühl und Pruritus.

Agaricus: Eisnadelgefühl. Die neurogene Komponente tritt besonders stark hervor.

Petroleum: Schrundenbildung.

Secale: Besserung der Beschwerden durch Kühle. Magere, heruntergekommene Personen.

Sonstige Mittel

Pulsatilla D 4 Dil.: Blaurote Extremitäten. Hypophysär-ovarielle Schwäche.

Hepar sulfuris D 4 Tabl.: Eiterungen.

Chininum arsenicosum D 4 Tabl.: Zur Behebung von unterhaltenden (Blutungs)-anämien.

Thyreoidinum D 1—D 2 Trit.
Tuberculinum C 30 und höher. Auch **Tuberculinum Marmorek D 12**—C 30 Dil.

Weitere Maßnahmen

Abrotanum wird auch lokal und als Salbe angewandt.
Kalium permanganicum-Lösung äußerlich bei stinkenden und blutenden Wunden.
Echinacea ⌀, Calendula ⌀, Aristolochia ⌀ in Lösung: Lokal als gewebsregenerierende Wundmittel.
Evtl. endoneurale Injektion einer 1 %igen Novocain-Lösung.

Conjunctivitis

Die verschiedene Ätiologie der Conjunctivitiden bedingt auch verschiedene Behandlungsformen. Daß bei gonorrhoischer Infektion die Antibiotica den Vorrang haben, ist wohl selbstverständlich. Wenn sich die Affektionen auf konstitutioneller und allergischer Basis entwickeln, können sie sehr hartnäckig sein. Hierbei sind höhere Potenzen von **Sulfur** und **Tuberculinum** oft von Wert. Die gewöhnliche Conjunctivitis reagiert gut auf die Mittelfolge: Aconitum, Euphrasia, Mercurius corrosivus oder solubilis, Pulsatilla und Sulfur.

Aconitum D 3—D 4 Dil., **Bryonia D 3**—D 4 Dil., **Pulsatilla** D 4 Dil., **Mercurius solubilis** D 6 Tabl., **Argentum nitricum** D 4 Dil., **Arsenicum** D 4—**D 6** Dil. oder Tabl.

Organo- und Histotropie

Aconit.: Nerven und Gefäße.
Bryonia: Schleimhäute, Zellgewebe.
Pulsat.: Schleimhäute, Hypophyse, Venen.
Merc. sol.: Schleimhäute, Drüsen, Nieren.
Arg. nitr.: Epithelien, Schleimhäute, Nervensystem.

Funktiotropie

Aconit.: Erstes Entzündungsstadium. Ätiologisch: trockene Kälte.
Bryonia: Entzündliche Exsudation. Stechender Schmerz.
Pulsat.: Katarrhalisches Stadium mit dicken, milden, eitrigen Sekreten. Viel Tränen. Kühle bessert. Oft infektiös.
Merc. sol.: Fortgeschrittenes Stadium mit heftigen Reizerscheinungen. Wunmachender Tränenfluß. Sekrete dünn, scharf, eitrig. Lichtscheu, Brennen. Licht und Wärme verschlimmern (Kino usw.)
Arg. nitr.: Reichliche milde, gelbeitrige Absonderungen. Kälte und Dunkelheit bessern. Splitterschmerz.
Arsen.: Ödematöse Schwellung. Brennschmerz, lichtscheu. Augen werden krampfhaft geschlossen. Wärme bessert. Nächtliche Verschlimmerung.

Modalitäten und Typisches

Aconit.: s. oben.
Bryonia: Schmerz des Bulbus bei Bewegung. Gichtisch-rheumatisch.
Pulsat.: Die milden Sekrete.

Merc. sol.: Die scharfen, dünnen Sekrete. Ablehnung von Wärme.
Arg. nitr.: Milde Sekrete mit Geschwürsneigung.
Arsen.: Brennschmerz, Wärmebesserung, dünne scharfe Sekrete.

Sonstige Mittel

Belladonna D 3—**D** 4 Dil.: Folgemittel von Aconitum.
Euphrasia D 2 Dil.: Außerdem als verdünnte ⌀, zu Umschlägen. Oft bewährt.
Rhus toxicodendron D 4—D 6 Dil.: Gleichzeitige Zellgewebsentzündung mit Lidödem und Eiterung.
Alumina D 4—D 6 Tabl.: Chronische trockene Katarrhe.
Sulfur D 6—C 30 Dil.: Chronisch rote Augen.
Aethiops antimonialis D 3 Tabl.: Skrofulöse Conjunctivitis. Daneben seltene Zwischengaben von Tuberculinum D 15 Dil. und höher (alle 14 Tage bis 3 Wochen).

Weitere Maßnahmen

Nach ophthalmologischen Gesichtspunkten.
Oft sind **kurze,** kühle Auflagen und ein heißes Fußbad empfehlenswert.
Bei Allergikern: **Visadron-Augentropfen.**
Umschläge mit Argentum nitricum-Lösung 1 : 10 000.

Cor adiposum

Das homöopathische Hauptmittel ist **Phosphorus,** von dem nur selten (etwa alle 10—14 Tage) eine Gabe in höherer Potenz gegeben wird.

Überlastungen des Kreislaufes sind streng zu meiden.

Sonstige Mittel

Adonis vernalis D 1—D 3 Dil.
Kalium carbonicum D 6—D 12 Dil.
Crataegus ⌀.

Coronarinsuffizienz

(Angina pectoris; Stenocardie)

Bei den coronaren Durchblutungsstörungen ist die Homöopathie sehr wertvoll. Es gilt dies weniger für die krisenhaften Anfälle, obwohl auch dafür manche Hilfe bereitsteht, als vielmehr für die Intervallbehandlung. Bei den qualvollen Zuständen eines voll ausgebildeten Anfalles, die eine schnelle Behebung verlangen, sind die symptomatisch wirkenden Mittel der Allgemeinmedizin manchmal nicht zu umgehen. Die Hauptdomäne der Homöopathie liegt darin, daß es durch ihre Hilfe relativ oft gelingt, die Zahl und Intensität der Anfälle zu mindern und sie u. U. ganz zu beseitigen. Von den hier wirksamen Mitteln ist z. B. Crataegus gut bewährt. Daß auch bei ihm das homöopathische Prinzip wirksam wird, ersieht man daraus, daß bei manchen Personen eine gewisse Überempfindlichkeit dagegen besteht, die das Auftreten stenocardischer Beschwerden veranlaßt. Bei diesen jedoch relativ seltenen Fällen wird man mit einer Verringerung der Dosis besser zum Ziele kommen.

Es ist in den letzten Jahren auch für einen experimentellen Unterbau der homöopathischen Behandlung gesorgt worden, so daß auch der kritische Mediziner nicht mehr an den hier erarbeiteten Tatsachen vorübergehen sollte. Größere chirurgische Eingriffe am Grenzstrang werden nur für anders nicht beeinflußbare Fälle vorbehalten bleiben. Eine **Strophanthin**-Kur kann ebenfalls angezeigt sein; sie verhindert einen Circulus vitiosus zwischen einer zunehmenden Herzschwäche und der ebenfalls zunehmenden Herzdurchblutungsstörung. Im allgemeinen wird man sie aber bei homöopathischer Behandlung seltener nötig haben. Für den Anfall selbst gab der bekannte homöopathische Arzt *Stauffer* mit Erfolg **Arnica** D 30 in heißem Wasser in kumulativen Dosen bis zum Schweißausbruch; dazu Umschläge mit **Veratrum album** Φ (5—10 Tropfen in heißem Wasser) auf die Herzgegend, und **Crataegus** Φ in viertel- bis halbstündigen Gaben von 5 Tropfen.

Crataegus Φ, **Cactus D 1**—D 3 Dil., **Arnica** Φ (D 30 Dil.), **Spigelia** D 3—D 5 Dil., **Lachesis** D 8—**D 12**—C 30 Tabl. und Dil., **Veratrum album** D 3 Dil. (Φ äußerlich).

Organo- und Histotropie

Crataegus: Herzmuskel, Coronarien, Cerebralarterien.
Cactus: Ringmuskulatur.
Arnica: Muskuläre Elemente. Kapillaren.
Spigelia: Herz im ganzen.
Lachesis: Ovarien, Nebenniere, Myocard, Gefäße, vegetatives Nervensystem.
Veratr. alb.: Splanchnicus, Vasomotorium.

Funktiotropie

Crataegus: Steigerung der Coronardurchblutung. Bessere Ausnutzung des Sauerstoffes.
Cactus: Antispastischer Effekt auf die Coronarien. Kopfkongestionen.
Arnica: Tonisierung der Muskulatur.
Spigelia: Nervöse Beeinflussung der dem Herz entsprechenden Segmente.
Lachesis: Regulation von Vagus und Sympathicus. Endokrine Wirksamkeit. Wärmeintoleranz.
Veratr. alb.: Den Kollaps der Peripherie beeinflussend.

Modalitäten und Typisches

Crataegus: Mehr Intervallmittel; beugt Anfällen vor.
Cactus: Todesfurcht, Blutungen, Schnürgefühl.
Arnica: Verbindung mit rotem Hochdruck.
Spigelia: In die linke Brustseite und in den linken Arm ausstrahlende Schmerzen; große Erregtheit. Hoch- und Rechtslage bessern.
Lachesis: Aus dem Schlaf heraus auftretende Anfälle. Überempfindlichkeit am Halse gegen leichte Berührung. Frühere schwere Infekte. Klimakterisches Alter.
Veratr. alb.: Kalter Stirnschweiß, fadenförmiger Puls.

Sonstige Mittel

Aconitum D 6 Dil.: Schreckfolgen; mehr nervöse Form.
Arsenicum D 6—C 30 Dil.: 0—3 Uhr. Todesangst. Parästhesien.
Glonoinum D 3 Dil., **Latrodectus mactans** D 3—**D 6** Dil.: Typischer Anfall.
Agaricus D 4—D 6 Dil.: Mehr funktionell; Klumpengefühl im Epigastrium.

Nux vomica D 6 Dil.: Toxisch und nervös bedingt. Zentral ausgelöst.
Tabacum D 4—**D 6** Dil.: Präcordialangst, eisige Kälte der Glieder, Übelkeit.

Weitere Maßnahmen

Grundleiden behandeln. Focus-Sanierung.
Cholesterinentzug. Vitamin B_1.
Rauchverbot. Safttage oder Diät. Zeitweises Fasten.
Täglich kalter Bauchwickel, gut ausgewrungen, monatelang.
Ansteigende Armbäder. Blutige Schröpfköpfe auf die Reflexzonen.
Paravertebrale Anästhesie der Brustsegmente 3 und 4. Quaddelung der meist vorhandenen hyperalgetischen Punkte mit **Formicain.**
Novocain intravenös.
5 Minuten langes Beklopfen der 4 letzten Dorsalwirbel.
Vorsichtige Reflexzonenmassage C 3 und C 4 und D 1—D 4 sowie D 8—D 12. Auch Oberbauchmassage.
Pulvis Doweri (von *Aschner* bes. empfohlen).
Crataegutt i. W. mit **Baryum carbonicum** D 4 Tabl.
Bei herzanginoiden Erscheinungen mit niedrigem Blutdruck erreichte ich Gutes mit Einzelgaben von **Psorinum** D 15—C 30 Dil. in 14tägigem Wechsel mit **Tuberculinum** (Hochpotenz) und ein- bis zweimaliger täglicher Gabe von **Allium ursinum** D 6 Dil.
Es bestehen ferner Möglichkeiten der Beeinflussung des Leidens durch **Akupunktur,** über die man sich in der Spezialliteratur informieren kann.

Cystitis

Bei der akuten Cystitis, die oft durch physikalische Kältereize, z. B. durch das Sitzen auf kalten Steinen, ausgelöst ist, kommen die das Neurikon beeinflussenden Entzündungsmittel des ersten Stadiums, nämlich **Aconitum** und **Belladonna** zuerst zur Anwendung. Bei Folgen von Durchnässung wird man ihnen manchmal auch **Dulcamara** vorziehen. Die Wirkung dieser Mittel muß in einigen Stunden bemerkbar werden. Falls dies nicht der Fall ist, läßt man sofort das bewährte Mittelpaar **Cantharis** D 4—D 6 und **Eupatorium purpureum** D 4 (im Wechsel gegeben) folgen. So gelingt es in oft überraschender Weise, eine akute Cystitis abzufangen und abortiv verlaufen zu lassen. Selbstverständlich können physikalische Anwendungen eine derartige Kur unterstützen. Aber auch ohne diese gehört die Cantharis-Eupatorium purpureum-Wirkung zum Überzeugendsten, was man von der Homöopathie sehen kann.

Die chronische Cystitis ist natürlich schwieriger zu behandeln. Hier schätze ich besonders **Balsamum peruvianum.**

Cantharis D 4 Dil. oder Tabl., **Dulcamara** D 2 Dil., **Nux vomica** D 4 Dil., **Pulsatilla** D 4 Dil., **Mercurius corrosivus** D 6 Tabl. oder Dil., **Balsamum peruvianum** D 2 Dil.

Organo- und Histotropie

Cantharis: Niere, Harnwege, Serosa, Haut.
Dulcamara: Blase, Haut.
Nux vom.: Nervensystem.

Pulsat.: Schleimhäute.
Balsam. peruv.: Schleimhäute.

Funktiotropie

Cantharis: Akuter Reiz- und Entzündungszustand mit Brennschmerz. Tropfenweise Harnentleerung. Durst.
Dulcamara: Vermehrte Schleimhautsekretion bei Untätigkeit der Haut.
Nux vom.: Harnsperre nach Alkohol und akuten Erkältungen.
Pulsat.: Katarrhalische Entzündung. Venöse Stasen.
Merc. corr.: Vorwiegen von Tenesmen.

Modalitäten und Typisches

Cantharis: Der ausgesprochene Brennschmerz. Wärmebesserung.
Dulcamara: Die Ätiologie (feuchte Kälte).
Nux vom.: Die Ätiologie. Erfolgloser Harndrang und -zwang.
Merc. corr.: Der ausgesprochene Tenesmus. Geschwürige Cystitis.
Pulsat.: Auftreten nach Durchnässung der Füße.
Balsam. peruv.: Die Chronizität.

Sonstige Mittel

Aconitum D 3—D 4 Dil.: Auslösung durch trockene, scharfe Kälte.
Belladonna D 3—**D** 4 Tabl. oder Dil.: Erstes Entzündungsstadium.
Petroselinum D 1—**D** 3 Dil.: Trigonumcystitis. Plötzlicher Drang. Pollakisurie.
Cannabis sativa D 1—**D** 4 Dil.: Verbindung von Entzündung und nervösen Reizzuständen.
Sabal serrulatum ⌀—D 1 Dil.: Prostataleiden. Graviditätscystitis.
Chimaphila D 1 Dil.: Chronische Cystitis. Beschwerden besonders am Anfang der Miktion.
Berberis D 2—**D** 3 Dil.: Steincystitis.
Acidum nitricum D 3 Dil.: Schwere, mehr chronische Cystitis mit blutigem und stinkendem Urin. Splitterschmerz.
Acidum benzoicum D 2—D 4 Tabl.: Alkalischer und nach Pferdeurin stinkender Harn.
Lycopodium D 3 Tabl.: Begleitende Hepatopathie. Uraturie.
Aristolochia clematitis D 4 Dil.: Pollakisurie. Kälteschädigung.
Arnica D 3 Tabl. i. W. mit **Hamamelis** ⌀—D 2 Dil.: Cystitis mit Blutung nach Katheterisieren.

Weitere Maßnahmen

Ansteigende Sitzbäder mit Zinnkraut (Herb. Equiseti). Heißer Heublumensack.
Evtl. Antibiotica und Spülungen.
Formicain oder Impletol zur Neuraltherapie. Besondere Berücksichtigung der Segmente S_3—S_4 und D_{11}—L_1.
Biostreptosan-Instillationen.

Dakryocystitis

Die akute Dakryocystitis wird mit den in der Homöopathie üblichen Entzündungsmitteln behandelt, wie man sie z. B. unter „Absceß“ angegeben findet. Für chronische Fälle sind besonders Silicea, Petroleum und auch Sulfur bzw. Sulfur jodatum geeignet. Lokale Anwendung von heißen Calendula-Kompressen trägt zur Beschleunigung des Prozesses bei.

Hepar sulfuris D 4 Tabl., **Mercurius solubilis D 4**—D 6 Tabl., **Pulsatilla** D 3—**D 4** Dil., **Silicea** D 4—**D 6** Tabl., **Petroleum** D 4—**D 6** Dil.

Organo- und Histotropie

Hepar sulf.: Drüsen, Schleimhäute.
Merc. sol.: Drüsen, Lymphbahnen, Zellgewebe.
Pulsat.: Schleimhäute, Venen, Inkretionsorgane.
Petroleum: Schleimhäute, Haut, Nervensystem.

Funktiotropie

Hepar sulf.: Eiterungsfördernd, leukocytenaktivierend.
Merc. sol.: Dgl. Eiterung dünn und scharf. Im akuten Zustand schlechter durch Hitze. Entzündungen folgen den Lymphbahnen.
Pulsat.: Beeinflussung des reifen Schleimhautkatarrhs, Tränenfluß.
Silicea: Leukotrope Wirkung. Steigerung der Phagocytose. Mehr chronische Prozesse. Wärmebesserung.
Petroleum: Beeinflussung der Hauttrophik bei Eiterung, Fisteln, Schrunden und Ekzemen. Hartnäckige Schleimhautkatarrhe. Der Petroleumfall verschlimmert sich im Winter.

Modalitäten und Typisches

Hepar sulf.: Wärmebesserung. Berührungsempfindlichkeit gesteigert.
Merc. sol.: Nächtliche Verschlimmerung, feuchte Haut.
Pulsat.: Besserung durch Kühle. Milder Charakter der Sekrete.
Silicea: Dünne, wäßrige, stinkende Sekrete. Fistelbildung. Wärmebesserung.
Petroleum: Schrundenbildung.

Sonstige Mittel

Sulfur jodatum D 3—**D 4** Tabl., **Calcium sulfuricum** D 6 Tabl.
Belladonna D 4—D 6 Dil., **Apis** D 3—**D 4** Tabl.: Im akuten Zustand.
Guarea D 1 Dil.: Wird sowohl für akute als auch für chronische Fälle empfohlen
Mercurius bijodatus D 3—**D 4** Tabl.: Bei akut entzündeten Drüsen oft zuverlässiger als Merc. sol.

Weitere Maßnahmen

Nach ophthalmologischen Gesichtspunkten.

Decubitus

Arnica D 3 Dil. oder Tabl., **Echinacea** ∅, **Secale** D 3 Dil., **Silicea D 4**—D 6 Tabl.

Spezielles

Arnica: Bei allen traumatisch bedingten Schäden als wertvoll befunden worden. Da sie auch Beziehungen zu infektiösen Prozessen hat, ist sie umsomehr angezeigt. Ekchymosen und Blutungen bei geringster Berührung. Wunderysipel. Verdünnt auch äußerlich anwendbar.

Echinacea: Besitzt ebenfalls ausgesprochen antiseptische Eigenschaften. So wird beispielsweise der opsonische Index erhöht und ein Anstieg des Serumeisens bewirkt. Es ist ein hochwertiges Mittel für die Regeneration geschädigten Gewebes. Ebenfalls verdünnt lokal anwendbar.

Secale: Kommt infolge seiner Organotropie zu den Gefäßmuskeln bei lokalen Durchblutungsstörungen, die zu Gangrän neigen, vorzugsweise zur Anwendung.

Silicea: Beeinflußt die Störung durch Aktivierung des Stützgewebes, dessen Funktionstüchtigkeit und Abwehrfähigkeit es erhöht. Es ist ein Hauptmittel bei Eiterungen. Bei lokaler Anwendung verwendet man besser **Aqua silicata.**

Sonstige Mittel

Myristica sebifera D 3 Dil.: Eiterungsprozesse.
Penicillin-Wundpuder.
10 %ige Aristolochia-Salbe.
Calendula Ø, verdünnt, lokal.

Diabetes insipidus

Neben der Hormontherapie kommen in Frage:

Natrium muriaticum D 15—C 30 Dil.: Als polyglandulär wirkendes Mittel mit besonderer Beziehung zum Wasserstoffwechsel.

Lycopodium D 6—**C 30** Dil.: Polyurie, bes. in den Nachmittagsstunden.

Mercurius dulcis D 6 Tabl., **Alfalfa** D 1—Ø, **Plumbum** D 6 Tabl.

Tuberculinum D 15—**C 30** und höher Dil., **Syphilitinum,** ebenso: Beide Mittel in seltenen Gaben.

Acidum aceticum D 4—D 6 Dil.

Ferner: **Spenglersan A.**

Impletol resp. Formicain intravenös und unter die Kopfschwarte.

Diabetes mellitus

Die homöopathische Behandlung des Diabetes mellitus gilt als nicht sehr aussichtsreich; wenigstens sind auffallende Resultate, wie sie zum Beispiel bei Leberkrankheiten durch die homöopathische Behandlung erzielt werden können, selten. Es wird dies wohl daran liegen, daß es sich, pathologisch-anatomisch gesehen, dabei oft um Endzustände handelt, bei denen die funktionstragenden Zellen des Pancreas weitgehend ausgeschaltet sind. Soweit der Diabetes vorwiegend den Charakter einer Regulationskrankheit hat, kann auch die Homöopathie nützen. Oft wird aber der Substitutionstherapie die wichtigste Rolle zufallen, so daß der Homöopathie nur Teilgebiete vorbehalten bleiben.

Ich beschränke mich darauf, einige der am häufigsten angewandten Mittel zu nennen:

Acidum phosphoricum D 2—D 3 Dil., **Acidum (sarco)lacticum** D 6—**D 12**—C 30 Dil., **Arsenicum** D 6—**C 30** Dil., **Secale** D 2—**D 4** Dil., **Kreosotum D 4**—D 6 Dil., **Natrium sulfuricum** D 3—**D 6** Tabl.

Organo- und Histotropie

Acid. phos.: Leber, Nervensystem, Schleimhäute, Pancreas.

Acid. sarcolact.: Leber, Nebennieren, Pancreas.

Arsen.: Endothelien, Haut, Nebennieren, Magen-Darm.

Secale: Gefäße, Pancreas. Vegetative Nerven.

Kreosot.: Zellgewebe, Schleimhäute, Haut, Blut.

Natr. sulf.: Leber, Duodenum, Dünndarm. Speicherstätten des Gewebswassers.

Funktiotropie

Acid. phos.: Heftiger Durst, Diarrhoe, Blutungsneigung. Polyurie, Phosphaturie. Urin mit Fetthaut. Einwirkung auf Phosphorylierungsprozeß.

Acid. sarcolact.: Beeinflussung der inneren Gewebsatmung. Einwirkung auf den Kohlehydratstoffwechsel. Hypoxydose, Polyurie, Nykturie. Leberfunktionsschwäche. Frostigkeit. Zerschlagenheit. Muskelkrämpfe. Erbrechen.

Arsen.: Den Zuckerstoffwechsel beeinflussend. Abmagerung, Durst, Gangränneigung, Karbunkelbildung, Neuritiden. Antiallergisch wirkend. Verschlimmerung nachts. Besserung durch Wärmeanwendung. Höhere Potenzen besser wirkend.

Secale: Gangrän. Abmagerung trotz starken Hungers und Durstes. Wärme wird schlecht vertragen. Padutinähnliche Wirkung.

Kreosot.: Abmagerung, Polyurie, Gangrän, Impotenz, Zahnverfall. Kachexieneigung und Appetitlosigkeit.

Natr. sulf.: Wirkung über die Regulation der Leberfunktion.

Modalitäten und Typisches

Acid. phos.: Schlechter durch Kälte, besser durch Wärme. Apathisches Wesen. Nach Gemütsbewegungen auftretende Störungen.

Acid. sarcolact.: Frostigkeit, Zerschlagenheitsschmerz.

Arsen.: Abmagerung. Durst. Unruhe. Brennschmerz. Malignität von Erkrankungen.

Secale: Parästhesien, Akrocyanosen; Sickerblutungen. Kältebesserung.

Kreosot.: Feuchte Gangrän. Zahnverfall.

Natr. sulf.: Durchfallneigung. Hydrogenoide Konstitution.

Sonstige Mittel

Sulfur jodatum D 3—D 6 Tabl.: Beginnende Toleranzstörung. Pyodermien.

Echinacea ∅: Ketonurie.

Lycopodium D 6—C 30 Tabl. und Dil.: Leberfunktionsstörungen. Obstipation.

Nux vomica D 6—C 30 Dil.: Folge von Exzessen. Vegetative Dysregulation.

Curare D 4 Trit.: Empirisch angeblich wirksam.

Phloridzinum D 4 Dil.: Bei Nierendiabetes.

Opium D 2—C 30 Dil.: Gemütsbewegungen als auslösender Faktor.

Senna D 3 Dil.: Acetonurie.

Hypericum D 1—2 Dil.: Hypophysär bedingter leichterer Diabetes.

Glycerinum D 6—C 30 Dil.: Französische Empfehlung.

Uranium nitricum D 6—C 30 Dil., **Syzygium Jambolanum** D 6 Dil., **Alfalfa** D 1 Dil., **Geranium Robertianum** ⌀.

Leonurus cardiaca D 2—D 3 Dil.: Herzbeschwerden der Diabetiker.

Weitere Maßnahmen

Nach den üblichen internistischen Regeln.

Ich selbst fand als gutwirkend Essigpackungen.

Gelbbestrahlungen des Oberbauches. (Kann durch Auftragen einer alkoholischen Safran-Lösung geschehen.)

Reichlich Vitamin B.

Diphtherie

Die ursprüngliche Überlegenheit der Homöopathie bei gewissen Krankheiten ist durch die großen therapeutischen Errungenschaften der letzten Jahrzehnte sehr eingeschränkt worden. Es gilt dies auch für die Diphtherie, bei der die Serumbehandlung durch ihren passiven Schutz wesentliche Vorteile bringt. In der aktiven Schutzimpfung werden jedoch schon stark homöopathische Prinzipien sichtbar. Während die schulgemäße Methode hauptsächlich auf die Unschädlichmachung des Erregers und seiner Gifte abzielt, ist die Homöopathie bestrebt, durch Aktivierung der erkrankten Gewebsbezirke eine Anregung der natürlichen Immunität und der Abwehrkräfte zu erreichen. Ihre in diesem Sinne verwendeten Mittel haben sich seit vielen Jahren als wirksam erwiesen. Namentlich **Mercurius cyanatus** und **Lachesis** haben beste Empfehlungen, wenn sie natürlich auch bei foudroyant toxischen Formen im Stiche lassen können. Beide Mittel können auch in Form von Injektionen verwendet werden.

Apis D 3—D 4 Dil. oder Tabl., **Acidum nitricum D 3**—D 4 Dil., **Mercurius cyanatus** D 4 Tabl. oder Dil., **Lachesis** D 8—**D 12**—C 30 Tabl. und Dil.

Organo- und Histotropie

Apis: Rachenorgane, Nieren, Zellgewebe.

Acid. nitr.: Schleimhäute, Zellgewebe.

Merc. cyanat.: Rachenorgane, Nervensystem.

Lachesis: Blut, Myocard, Nebennieren, Nervensystem.

Funktiotropie

Apis: Exsudativ-ödematöse Entzündung. Oligurie. Wärmeintoleranz.

Acid. nitr.: Neigung zu Gewebszerfall; blutige, stinkende Absonderungen. Diarrhoe, Schweiße. Aussetzen des Pulses. Splitterschmerzen.

Merc. cyanat.: Nekrotischer Gewebszerfall. Prostration; Lymphdrüsenschwellung.

Lachesis: Septische Tendenz. Wärmeintoleranz. Herzschwäche, Cyanose der ergriffenen Partien. Überempfindlichkeit gegen leichte Berührung, besonders am Halse.

Modalitäten und Typisches

Apis: Oligurie. Die Art und das Stadium der Entzündung.

Acid. nitr.: „Stinken und Bluten."

Merc. cyanat.: Ähnlich. Frühzeitige Neigung zu Prostration.

Lachesis: Verhalten gegen Berührung. Die Temperaturreaktion. Die Verschlimmerung nach dem Schlaf.

Sonstige Mittel

Belladonna D 4—D 6 Tabl. oder Dil.: Im ersten Beginn bei noch ungeklärter Lage.

Pyrogenium D 15—C 30 Dil.: Aashafter Foetor. Fieber mit Frostschauern.

Echinacea ⌀, **Baptisia D** 2—D 3 Dil., **Chininum arsenicosum** D 4 Tabl., **Ailanthus glandulosa** D 3 Dil.: Bei bösartigem Verlaufe.

Phosphorus D 5—C 30 Dil., **Spigelia D** 3—D 6 Dil., **Naja tripudians D 10**—D 15 Dil.: Bei Myocardschädigung nach Diphtherie.

Gelsemium D 4 Dil., **Causticum D** 4—D 6 Dil.: Bei postdiphtherischen Lähmungen.

Spartium scoparium ⌀—D 1 Dil.: Wird gelobt als Herzmittel nach Diphtherie.

Weitere Maßnahmen

Serum; Calcium intravenös; Nebennierenpräparate; Penicillin.

Am 3. Tage 1—2 ccm Eigenblut oder Angehörigenblut.

Ansteigendes Vollbad mit folgendem Überguß 20° C. Anschließend Schwitzpackung. Halswickel. Unterwickel.

Kaffeekohle auf die Mandeln stäuben.

Bei Bazillenträgern wird Aufstreichen von Bienenhonig auf die Tonsillen gelobt.

Biostreptosan G.

Dupuytrensche Krankheit

Tuberculinum novum Kochii in höheren Potenzen und seltenen Gaben (etwa alle 3—4 Wochen), dazu **Baryum carbonicum** D 4, 1—2mal täglich 1 Tabl.

Weitere Maßnahmen

Konsequente Massage mit **10 %iger Aristolochia-Salbe** (monatelang).

Injektionen von **Acidum formicicum** D 6—D 12.

Die Akupunktur *(Stiefvater)*[*]) nennt verschiedene Punkte an Arm und Hand, die zur Behandlung dienen. Bei der Ameisensäure-Injektion wird man sie vielleicht mit Nutzen verwenden können.

Empfohlen werden Injektionen von Hyaluronidase (Kinetin) sowie Ultraschallbehandlung.

Dysbasia intermittens

Homöopathische Hauptmittel sind:

Secale D 2—D 3 oder entsprechende Potenzen von **Ergotinum,**
Plumbum D 12 Tabl., **Cuprum arsenicosum** D 4 Tabl., **Arnica** D 3—D 6 Tabl., **Baryum jodatum** D 4 Tabl.

---

*) *Stiefvater,* E., Akupunktur als Neuraltherapie (1953), Karl F. Haug Verlag, Ulm-Donau

Weitere Maßnahmen

Dicke-Massage (bes. seitlich vom Kreuzbein und an den Leisten).
Regelung der Lebensweise.
Penicillinkur zur Focusausschaltung.
Plenosol O stark verdünnt zur Injektion in Headsche Zonen.
Progynon forte-Injektionen. Eupaverin i. v.
Bei Feststellung hyperästhetischer Punkte werden diese mit **Formicain** oder bei krampfartigen Beschwerden noch zusätzlich mit dem Kupfer-Ameisensäure-Präparat **Cupridium** (Mischspritze) behandelt.
Injektion bestrahlten Eigenblutes.

Dysenterie

(vgl. auch Enteritis und Colitis)

Die akuten ruhrartigen Erkrankungen werden durch die homöopathischen Mittel sehr gut beeinflußt. Aber auch hier hat die moderne Medizin einen bisher unverkennbaren Vorsprung der Hahnemannschen Methode eingeholt. Das homöopathische Hauptmittel ist auf jeden Fall Mercurius corrosivus. Eine deutliche Überlegenheit zeigt die Homöopathie jedoch bei subchronischen und chronischen Formen. Die sonst schwer beeinflußbaren Folgezustände dieser Erkrankungen werden mit sichtlich günstigen Resultaten behandelt. Colchicum und Aloe haben sich hier bewährt. Darüber hinaus wird man durch Verordnung der passenden Konstitutionsmittel die Heilungsaussichten noch zu verbessern suchen.

Mercurius corrosivus D 6 Tabl. oder Dil., **Colchicum** D 3 Dil., **Aloe** D 3 Dil.

Organo- und Histotropie

Sämtliche Mittel wirken auf den unteren Darmabschnitt.

Funktiotropie

Merc. corr.: Bild der klassischen Ruhr mit blutig-schleimigen Abgängen und Tenesmen. Albuminurie.

Colchicum: Ausgesprochener Meteorismus; Erschöpfung, kalte Schweiße, ruhrartige Stühle mit Tenesmus und Koliken. Hämaturie.

Aloe: Stuhl und Harn gleichzeitig abgehend. Heiße Blähungen. Abdominalplethora und venöse Stockungen. Durchfälle erfolgen gern morgens. Tenesmus tritt weniger hervor. Besonders bei sich verschleppenden Fällen angezeigt.

Modalitäten und Typisches

Merc. corr.: Zwang nach dem Stuhl nicht aufhörend. Foetor ex ore. Drüsenanschwellung. Fieber mit Frostschauern und lästigen nächtlichen Schweißen. Bettwärme verschlimmert oft den Mercur-Fall.

Colchicum: Ohnmachten. Übelkeit mit Brechreiz beim Riechen gekochter Speisen. Verschlimmerung nach Obstgenuß. Wärme bessert. Meteorismus.

Aloe: Unzuverlässigkeit des Sphinkters. Große Erschöpfung nach dem Stuhl.

Sonstige Mittel

Uzara D 2 Dil., **Colocynthis D 3**—D 6 Dil., **Arsenicum D 5**—C 30 Dil., **Acidum nitricum D 3**—D 4 Dil., **Ipecacuanha D 2**—D 3 Dil.

Weitere Maßnahmen

Sulfonamide u. ä. Evtl. Bluttransfusion. Fasten nach Rizinusentleerung.
Aufschwemmung von ca. 100 g Heilerde mehrmals trinken.
Aufkochung getrockneter Heidelbeeren.
Heißer Heublumensack auf den Leib.
Sudabäder bei hartnäckiger Amöbendysenterie.

Dysmenorrhoe

Da die Dysmenorrhoe durch die mannigfaltigsten Ursachen bedingt sein kann, ist die homöopathische Behandlung nicht gerade einfach. Es wird eine Vielzahl von Mitteln angegeben mit zum Teil sich überschneidenden Indikationen. Bis es gelingt, die Störung gründlich zu beheben, was beispielsweise nach der langfristigen Verordnung von **Cimicifuga** keine Seltenheit ist, bedarf es oft längerer Zeit. Dabei befriedigt das therapeutische Resultat, das man bei eingewurzelten Fällen erreicht. aber doch mehr als die sicherlich manchmal unumgängliche Hilfe mit palliativen Mitteln.

Bei dysmenorrhoischem Zustand selbst kann man u. a. versuchen:
Belladonna D 5 Tabl., **Gelsemium** D 1—D 2 Dil., **Viburnum opulus Ø, Magnesium phosphoricum** D 6 Tabl.,

Man denke ferner bei Infantilismus an **Pulsatilla, Aristolochia,** bei Verlagerung des Uterus an **Sepia, Platinum,** bei Entzündungsprozessen an **Belladonna, Sepia, Platinum,** bei Myomen an **Platinum** und bei vagotonischer Einstellung an **Nux vomica.**

Belladonna D 3 Tabl., **Chamomilla D 2**—D 6 Dil., **Cimicifuga D 3**—D 6 Dil., **Magnesium phosphoricum** D 3—**D 6** Tabl., **Platinum** D 6 Tabl.

Organotropie

Es handelt sich durchweg um neurotrope Mittel.

Funktiotropie

Bellad.: Intermittierender Krampfschmerz. Hellrote, stinkende Menses mit dunklen Klumpen. Drängen nach abwärts. Kongestivzustände.

Chamom.: Folgen von Ärger und Zorn. Vasomotorischer Erethismus. Erniedrigte nervöse Reizschwelle. Dunkel-klumpige Abgänge. Besserung durch Herumgehen.

Cimicifuga: Dunkle, starke Regel; scharfe, blitzartig schießende Schmerzen von Hüfte zu Hüfte. Nervös-rheumatische Form. Folliculinartige Wirkung.

Magnes. phos.: Besserung durch Krümmen, Druck, Wärme.

Platin.: Schmerzen langsam zu- und abnehmend, begleitet oft von Kältegefühlen. Gemütsverstimmung.

Sonstige Mittel

Viburnum opulus ∅—**D 2** Dil.: Schwache, kurze Menses.
Caulophyllum D 2—D 3 Dil.: Intermittierende Schmerzen.
Borax D 3 Dil.: Dysmenorrhoea membranacea.
Veratrum album D 3—D 4 Dil.: Kollapsartige Zustände mit kalten Schweißen bei den Menses.
Nux vomica D 4—**D 6** Dil.: Spastische Obstipation.
Aristolochia D 3—**D 6** Dil.: Inkretorisch wirksam.
Kalium permanganicum D 3—D 4 Dil.: Bei Anämischen.
Cuprum D 4 Tabl.: Allgemeine Konvulsionen und Krämpfe neben den Uteruskrämpfen.
Wassily empfiehlt: **Ignatia** C 30 i. W. mit **Chamomilla** C 30 bei reichlicher Regel, **Cocculus** C 30 i. W. mit **Cuprum** C 30 bei später Regel.

Weitere Maßnahmen

Spenglersan K und **T.**
Einige wichtige **Akupunktur**punkte liegen am äußeren Nagelwinkel der 5. Zehe 2 mm proximal und lateral, ferner 1 Querfinger senkrecht unterhalb des inneren Knöchels und 2 Querfinger breit über der Symphyse. Die beiden ersten werden mit Gold, der letztere mit Silber punktiert.
Man denke auch an die Quaddelung hyperalgetischer Bezirke mit dem Kupfer-Ameisensäure-Präparat **Cupridium** oder mit **Formicain.**
Sehr empfohlen wird ferner das unblutige Schröpfen der Mamma etwa 5 mal vor der zu erwartenden Periode (alle 2 Tage).

Dyspepsia acida

s. Hyperacidität

Dystrophia adiposogenitalis

Man denke bei entsprechenden Familien an die evtl. gegebenen prophylaktischen Möglichkeiten der *Vannier*schen „eugenischen Kur" (s. bei Neurasthenie).

Als weitere Mittel können versucht werden:

Aurum D 4 Tabl.: Bes. bei trägen, schlaffen, depressiven Knaben mit verspätetem Descensus und Kryptorchismus.
Graphites D 4 Tabl.: Im Wechsel mit Aurum zu geben.

Ekzem

Ein Ekzem ist an und für sich als eine Schutzmaßnahme des Körpers zu betrachten. Eine radikale Unterdrückung ist daher sicherlich nicht immer vorteilhaft und ungefährlich. Es gilt vielmehr, neben Abstellung äußerer Schädlichkeiten durch Behandlung der inneren Ursachen diesen lästigen Regulationsvorgang unnötig zu machen. Dazu dienen die homöopathischen Mittel. Als Hauptmittel sehe ich dabei die Ameisensäure an, die in hohen Potenzen nicht unter D 12, oft besser in noch viel höheren Potenzen, etwa alle 4—3 Wochen injiziert wird. Überhaupt wird man gerade bei Hautleiden die tiefen Potenzen versagen sehen, während höhere Potenzen desselben Mittels schnell und sicher wirken. Daß auch das Umgekehrte der Fall sein kann, bedarf kaum der Erwähnung.

Acidum formicicum D 12—D 30 und höher (Injektion), **Arsenum jodatum** D 4—**D 6** Tabl. oder Dil., **Antimonium crudum D** 4—C 30 Tabl. und Dil., **Calcium carbonicum** D 3—**D 6**—C 30 Tabl. und Dil., **Graphites D** 3—C 30 Tabl. und Dil., **Mercurius solubilis D** 4—D 6 Tabl., **Natrium muriaticum D 4—C 30** Tabl. und Dil., **Petroleum** D 4—**D 6** Dil., **Rhus toxicodendron D** 4—C 30 Dil., **Sulfur D 4—C 30** Dil., **Thuja D 3**—C 30 Dil.

Organo- und Histotropie

Es handelt sich durchweg um Mittel mit starker organotroper Hautbeziehung.

Funktiotropie

Acid. form.: Wirkt desallergisierend und im Sinne der Reiztherapie. Beeinflussung gichtischer Stoffwechselstörungen. Wirksam bes. bei Blonden, die leicht schwitzen (?). Ekzeme aller Art. Milchschorf der Kinder. Ein Hauptmittel, das man fast in jedem Fall anwenden kann.

Ars. jod.: Desallergisierend und inkretorisch wirksam. Nässende Ekzeme mit scharfen, wundmachenden Sekretionen; übelriechend. Dabei Lymphdrüsenschwellung. Abmagerung, Prostration, Nervenerregtheit.

Ant. crud.: Immer angezeigt, wenn Trockenheit der Haut, hornige Auswüchse und Schrunden bestehen. Belichtungsschäden der Haut. Mangelhafte Oxydation. Obstipation und Durchfall wechseln.

Calc. carb.: Stoffwechselbedingte und skrofulöse Ekzeme. Gutes Wechselmittel hier zu Mercurius. Ist nach konstitutionellen Gesichtspunkten zu wählen. Lokale Schweiße, starke Menses und Unverträglichkeit von Kälte, bes. nasser.

Graphit.: Charakteristisch für die Hautaffektionen sind die Rhagaden und die Klebrigkeit der Sekretion. Kein Schweiß. Unterfunktion der Schilddrüse und der Eierstöcke. Schwache Menses. Atonisch-hypoperistaltische Obstipation. Sommersprossige.

Merc. sol.: Bes. wertvoll bei nässendem Ekzem. Befall der Lymphbahnen und Lymphdrüsen. Feuchte Haut. Ölige, übelriechende, nächtliche Schweiße. Durchfallneigung. Speichelfluß.

Natr. mur.: Demineralisationsprozesse. Seborrhoeneigung. Befall der Beugeseiten. Schwache Menses. Inkretorische Störungen verschiedener Art. Durst, Heißhunger, Abmagerung, Speichelfluß, Obstipation. Welke, gelbliche Haut. Passend bes. für die Jahre der ersten Lebenshälfte.

Petroleum: Passend mehr für ältere Personen. Stoffwechselbedingtheit der Hautaffektionen. Schrundenbildung bes. am Übergang von Haut und Schleimhaut. Schlechter durch kaltes Wetter und im Winter.

Rhus tox.: Jucken, Rötung, Blasenbildung, Schweiße nur am Körper, nicht am Kopf. Neigung zu Eiterung und phlegmonöser Entzündung. Konzentrische Ausbreitung. Handteller und Fußsohlen stets freibleibend. Wenig Neigung zu Borkenbildung. Dishydrotisches Ekzem. Folgt bei akutem Ekzem gut auf Belladonna.

Sulfur: Tierproteinallergien. Toxin- und stoffwechselbedingte Ekzeme. Wenig Neigung zu Schweiß. Wechselbeziehung zu internen Leiden. Schlechter nachts, durch Bettwärme, durch Nässe. Ruft unterdrückte Hautausschläge wieder hervor. Langfristige Periodizität der Erscheinungen. Venös-arterielle Kongestion der Haut mit Entblößungsneigung. Neigung zu Pyodermien.

Thuja: Seborrhoea faciei oleosa. Starker Pruritus. Neurodermatitis. Schweiße bes. an unbedeckten Körperteilen. Ovariell-thyreoide Insuffizienz. Typus: Dicke, gewebswäßrige Personen, die leicht frieren.

Modalitäten und Typisches

Acid. form.: Kann auf die Diagnose hin injiziert werden.
Ars. jod.: Scharfes Nässen.
Ant. crud.: Schlechter durch strahlendes Licht und Sonne. Weiße Zunge.
Calc. carb.: Konstitutionelles.
Graphit.: Klebrigkeit und Rhagaden.
Merc. sol.: Feuchte Haut. Verschlimmerung nachts. Nässen.
Natr. mur.: Sonne und Seeaufenthalt verschlimmern.
Petroleum: Verschlimmerung im Winter.
Rhus tox.: Blasen und Bläschen auf gerötetem Hof.
Sulfur: Verträgt kein Wasser. Alternieren von Krankheitserscheinungen.
Thuja: Schweiße nur an unbedeckten Körperteilen.

Sonstige Mittel

Arsenicum: In hohen Potenzen und seltenen Gaben; ein Hauptmittel gegen trockenes Ekzem.
Croton D 6 Dil.: Scrotal- und Ohrmuschelekzem (bewährt); auch i. W. mit Staphisagria.
Anacardium D 6—D 30 Dil.: Ähnlich Rhus tox. (mehr neurotische und Magensymptome).
Mezereum D 4—D 6 Dil.: Borkenbildung, scharfer Eiter.
Staphisagria D 4—D 6 Dil.: Lokalisation am Kopf und an den Lidern.
Aristolochia D 4—**D 6** Dil.: Ekzeme im Klimakterium und bei ovarieller Insuffizienz
Hepar sulfuris D 4—**D 6** Tabl.: Eiterungen, feuchte Haut.
Sarsaparilla D 2—D 4 Dil.: Unerträgliches Jucken; Nasenflechten.
Psorinum D 15—C 30 Dil.: Übler Körpergeruch, krätzeähnlich.
Selenium D 6 Tabl.: Trockenes seborrhoisches Ekzem.
Tuberculinum: In Hochpotenzen als Zwischenmittel.
Sulfur D 4 i. W. mit **Graphit.** D 4 Tabl.: Gehörgangsekzem.

Weitere Maßnahmen

Bei nässendem Ekzem kein Salz. Tierfette meiden.
Beeinflussung pathogener Darmflora durch Diät, Yoghurt, Coli-Schluckvaccine usw.
Eigenblut bei Allergien (mit Aqua dest. aufziehen).
Eigenurin 0,5 ccm (in Lösung) i. m. bei feuchten Ekzemen allergischer Art.
Lehmwickel, Lehmpflaster. Kaffeekohle.
Meerwasser-Trinkkur (z. B. Biomaris).
Spenglersan R, K, T.

Die **Akupunktur** kennt 3 Hauptpunkte zur Ekzembehandlung, von denen die ersten beiden mit Gold, der dritte mit Silber punktiert werden. Man befeuchtet zweckmäßig die Akupunkturnadeln mit einer Ameisensäurepotenz. Die Punkte liegen 1. in der Mitte der Kniekehle, 2. am Ende der Ellenbogenfurche (Daumenseite) und 3. auf dem Trochanter major.

Submucöse Impletolspritze am oberen Mandelpol, bei ganz chronischen Ekzemen. Formicainquaddeln im Ekzembereich.

Embolie

Das Hauptmittel ist:

Lachesis D 12—C 30 (Tabl. oder besser Injektion).

Sonstige Mittel

Arnica D 3 Tabl. i. W. mit **Phosphorus** D 6 Dil. (sowie die bei Kollaps angegebenen Mittel).

Bei Lungenembolie Eupaverinspritze, da durch die Erweiterung der Arterien der Embolus in mehr periphere Bezirke getragen werden kann.

Emphysema pulmonum

Das Emphysem ist, soweit es sich nicht um eine akut entstandene Form desselben handelt, ein „Leiden" und deshalb im wesentlichen nur in seinen Folgezuständen beeinflußbar. Man vergleiche die Angaben bei chronischer Bronchitis. Eine Reihe von Mitteln kann die begleitenden Beschwerden beeinflussen.

Carbo vegetabilis D 6—**C 30** Tabl. und Dil., **Calcium carbonicum** D 6—**C 30** Tabl. und Dil., **Senega D 1**—D 2 Dil., **Grindelia** D 3 Dil., **Antimonium arsenicosum** D 4 Tabl., **Naphthalinum** D 6 Dil.

Spezielles

Carbo veg. und **Calc. carb.** sind Hauptmittel zur Dauerbehandlung. Die Hochpotenz ist dafür oft am zweckmäßigsten.

Grindelia gibt man im Wechsel mit **Naphthalinum** bei heftigen Atembeschwerden und trockenem Katarrh.

Senega: Firnisartiger, zäher, schwerlösender Schleim.

Ant. ars.: Verlangt als Indikation ein starkes Schwächegefühl.

Sonstige Mittel

Calcium fluoratum D 6 Tabl.: Gewebsmittel mit Einwirkung auf die elastischen Fasern.

Phosphorus D 5—D 10 Dil.: Beeinflußt den chronischen Katarrh und die Lungenstauung.

Ist das Emphysem durch Asthma verursacht, so tritt die dort angegebene Behandlung, besonders auch die Neuraltherapie mit Kupfer-Ameisensäure (Cupridium) in ihre Rechte.

Encephalitis

Bei der Encephalitis kommen Entzündungs- und Infektionsmittel zur Anwendung, die sich durch eine ausgesprochene Neurotropie auszeichnen. Bei den chronischen Prozessen treten die Entzündungsmittel mehr zurück. Der akute Zustand ist sicherlich beeinflußbar, weniger dagegen der chronische, wenn auch beispielsweise Hypericum D 4—**D 6** gewisse Resultate brachte. Im allgemeinen verdienen aber die Bulgarische Kur und „Homburg 680" hier den Vorrang.

Apis D 3 Tabl., **Belladonna** D 4 Tabl., **Gelsemium** D 3 Dil., **Agaricus** D 4 Dil., **Zincum** D 3—**D 6** Tabl.

Organo- und Histotropie

Apis: Stammhirn, Meningen.

Bellad.: Gefäße, Hirn.

Gelsem.: dgl.

Agaricus: Hirn, Medulla, periphere Nerven.

Zincum: dgl.

Funktiotropie

Apis: Exsudativ-entzündliche Prozesse. Hirnödem, erhöhter Liquordruck. Albernes, ungeschicktes Wesen. Cri encéphalique. Hemmung der Diurese. Wärme verschlimmert.

Bellad.: Erstes Entzündungsstadium mit Krämpfen, Delirien und Kopfkongestionen. Bei ungeklärter Anfangslage angezeigt.

Gelsem.: Passive Kopfkongestion. Schlafsucht, Lethargie. Nystagmus, Diplopie. Vergrößerungsgefühl. Paresen der Nerven. Hypotonie.

Agaricus: Zuckungen, Erregungszustände, Parästhesien. Irritative Form mit Myoklonus.

Zincum: Steigerung der Reflexerregbarkeit. Beine sehr unruhig.

Modalitäten und Typisches

Apis: Stechender Schmerz. Oligurie, Ödemneigung. Folgen eines zurückgetretenen Exanthems.

Bellad.: Die Plötzlichkeit und Heftigkeit der Erscheinungen.

Gelsem.: Hinterkopfschmerz. Zerschlagenheitsgefühl, Paresen.

Agaricus: Intoleranz von Alkohol. Verschlimmerung morgens und zur Regelzeit.

Zincum: Klonische Zuckungen, bes. der Beine.

Sonstige Mittel

Kalium jodatum D 1 Dil., **Lachesis** D 8—**D 12**—C 30 Tabl. und Dil., **Opium D** 4—D 6 Dil., **Helleborus D 1**—D 3 Dil., **Mercurius solubilis** D 4 Tabl.

Belladonna e radice ⌀: Nach Art der Bulgarischen Kur.

Tabacum D 4—**D 6** Dil., **Cytisus laburnum** D 3—**D 6** Dil.: Tremor, Schwindel.

Hypericum D 6 Dil.: Chronische Encephalitis.

Weitere Maßnahmen

Rekonvalescenten-Serum.

Fieberkur bei primär chronischer Encephalitis.

Endocarditis

Die Endocarditis ist meist eine Teilerscheinung einer Erkrankung des ganzen Herzens. Neben den speziellen auf das Endocard wirkenden Mitteln werden daher auch andere Mittel zum Zuge kommen, die auf den Herzmuskel wirken. Überhaupt ist das ganze Krankheitsgeschehen und nicht nur der lokale Prozeß allein der Ansatzpunkt für eine rationelle Therapie. Dies bedingt auch Zwischengaben der passenden Konstitutionsmittel. Bei den schwersten Formen der Endocarditis treten die homöopathischen Sepsismittel in den Vordergrund, von denen **Lachesis, Pyrogenium** und **Chininum arsenicosum** genannt seien. Auch **Echinacea** ∅ als Injektion wurde, wie mir in der letzten Zeit bekannt wurde, bei Endocarditis lenta mit Erfolg gebraucht, nachdem die übliche Therapie mit Penicillin usw. versagt hatte.

Lachesis D 8—**D 12**—**C 30** Tabl., Dil., Injektionen, **Spigelia D 3**—D 6 Dil., **Spongia** D 3 Dil., **Colchicum D 3** Dil., **Veratrum viride** D 1—**D 3** Dil.

Organo- und Histotropie

Lachesis: Stätten der Infektabwehr, Blut, vegetatives Nervensystem, Nebennieren.

Spigelia: Endocard, Myocard, periphere Nerven.

Spongia: Endocard, Drüsen, Schilddrüse, Trachea.

Colchicum: Endocard, fibröses Gewebe, Synovia.

Veratr. vir.: Vagus, Arterien, Wärmezentrum.

Funktiotropie

Lachesis: Septiformer Zustand. Neigung zu embolischen Prozessen, Blutungen und Thrombosen. Plötzliche, unmotivierte Herzschwächeanfälle. Cyanose. Verschlimmerung nach Schlaf und durch Hitze. Besserung durch Eintreten einer Absonderung.

Spigelia: Sichtbare Herzaktion. Ausstrahlen der Schmerzen in Brust und Rücken nach links in die entsprechenden Segmente. Ruhe, Rechtslage und Hochliegen bessern.

Spongia: Schon fortgeschrittener Entzündungsprozeß. Blasende Herzgeräusche; Erstickungsanfälle bei tiefer Kopflage. Erwachen mit Erstickungsgefühl und Schweiß. Quälender Herzhusten.

Colchicum: Rheumatische Endocarditis mit Dyspnoe, Verfall, Angst und kaltem Schweiß des Gesichtes. Ausgeprägter Meteorismus. Ruhe und Wärme bessern.

Veratr. vir.: Erstes Stadium der Erkrankung mit großem arteriellem Erethismus. Dabei aber Neigung zu Kollaps. Übelkeit und Erbrechen. Falls nicht schnelle Besserung erzielt wird, muß das Mittel gewechselt werden. D 1 ist mit einer gewissen Vorsicht zu gebrauchen.

Modalitäten und Typisches

Lachesis: Hals und Brust überempfindlich gegen leiseste Berührung. Ausgesprochene Verschlimmerung des Befindens nach Schlaf.

Spigelia: Sensible Miterregung der dazugehörigen Segmente. Große nervöse Erregung.

Spongia: Hohler, trockener, bellender Husten. Muß hochliegen.
Veratr. vir.: Trockene, gelbe Zunge mit rotem Mittelstreifen. Kollapsneigung.

Sonstige Mittel

Crataegus ϕ: Zur Hebung der Herzdynamik und Besserung der Coronardurchblutung.
Phosphorus D 5 Dil.: Herzmuskelmittel. Neigung zu Blutungen, Lungenstauungen und Cyanose.
Kalium carbonicum: D 6 Dil. oder Tabl.: Im späteren Verlauf. Hypotonie, aussetzender Puls.
Veratrum album D 3 Dil.: Bei Kollapserscheinungen der Peripherie.
Echinacea ad injectionem (ϕ): Endocarditis lenta.

Weitere Maßnahmen

Allgemeinbehandlung wie bei fieberhaften Erkrankungen, aber sehr schonend. Tägliche Ganzwaschungen 18—20° C. Saftfasten.
Focus-Sanierung.
Eigenbluttherapie, Pyramidon.
Penicillin u. ä.

Endometritis

Bei der Behandlung der Endometritis bedient man sich in der Homöopathie der gebräuchlichen Entzündungsmittel, die bei anderer Gelegenheit bereits erwähnt sind und deren Indikationen bei vielen „Diagnosen" wiederkehren. Ferner wird den Schleimhautmitteln und solchen, die zu endokrinen Störungen Beziehungen haben, ein breiter Raum eingeräumt. Manche Mittel vereinigen in sich eine Reihe dieser Angriffspunkte, z. B. Sepia, Pulsatilla Lachesis und auch Apis.

Belladonna D 3—**D 4** Tabl., **Mercurius solubilis D 4**—D 6 Tabl., **Sepia D 6**—C 30 Tabl. und Dil., **Acidum nitricum** D 3 Dil., **Thuja D 2—C 30** Dil.

Organo- und Histotropie

Bellad.: Gefäße, Nervensystem, Schleimhäute.
Merc. sol.: Schleimhäute, Drüsen, Lymphwege.
Sepia: Venen, Ovarien, Nebennieren, Endometrium.
Acid. nitr.: Schleimhäute, Zellgewebe, Gefäße.
Thuja: Diencephalon, Haut, Endometrium, ableitende Harnwege.

Funktiotropie

Bellad.: Erstes, akutes Entzündungsstadium; klopfender Schmerz, Menorrhagien. Starke Verschlimmerung durch Berührung.
Merc. sol.: Sekretionen schleimig-eitrig und scharf. Frostschauer, Schweiße, Absceßneigung. Nächtliche Verschlimmerung.
Sepia: Venöse Stauungen, aber auch Wallungen. Pfortaderkongestion. Obstipation, Prolapsgefühl. Besserung des Allgemeinbefindens durch Bewegung; lokale Prozesse oft dadurch schlechter.

Acid. nitr.: Mittel für schwere Katarrhe. Durchfall-, Blutungs- und Schweißneigung. Splitterschmerz.
Thuja: Schweiße und warme Kataplasmen bessern, dgl. wiederauftretende Sekretionen. Neigung zu Papillombildung und Endometriose.

Modalitäten und Typisches
Bellad.: Intermittierender Krampfschmerz; stinkende Menorrhagien hellroten Blutes mit dunklen Klumpen; Gefühl des Herabdrängens.
Merc. sol.: Tenesmen. Verschlimmerung in Bettwärme.
Sepia: Ungleichmäßige Zirkulation, heiße Vagina; übelriechender fressender Fluor. Chloasma uterinum. Besserung um die Mittagszeit. Typ: Brünett, asthenisch, enteroptotisch, indifferent, schizothym, launisch.
Acid. nitr.: Stinken und Bluten. Rhagadenbildung. Splitterschmerz.
Thuja: Chronische Fälle. Nach konstitutionellen Gesichtspunkten zu wählen; dicke und frostige Personen; üble Folgen von Impfungen. „Vaselinegesicht".

Sonstige Mittel
Arnica D 3 Tabl.: Nach Eingriffen und Operationen.
Apis D 3 Tabl.: Exsudativ-ödematöse Entzündung.
Pulsatilla D 4 Dil.: Milder, gelber Fluor.
Lachesis D 8—**D 12**—C 30 Tabl. und Dil: Septiforme Erscheinungen.
Hydrastis D 2—D 4 Dil.: Chronische Schleimhautkatarrhe.
Kalium bichromicum D 4 Tabl.: Zäher, fadenziehender Fluor.
Pyrogenium D 15—C 30 Dil.: Septiforme Erscheinungen (Injektion).

Weitere Maßnahmen
Gegebenenfalls Antibiotica. Bei akuten Zuständen verdient auch die Neuraltherapie mit **Formicain** und **Cupridium** Beachtung. Ferner bestehen Beeinflussungsmöglichkeiten durch **Akupunktur.**

Enteritis acuta

Die akuten Durchfälle lassen sich mit homöopathischen Mitteln in der Regel gut beherrschen, selbst wenn sie schweren Charakter tragen. Es ist bekannt, daß die Homöopathie einen großen Teil ihres Prestiges der außerordentlich wirksamen Behandlung der Cholera verdankt. Sie stand mit ihren Ergebnissen in früheren Jahrzehnten konkurrenzlos da. Bei akuten Durchfällen kommt der Ätiologie und der veranlassenden Ursache eine erhöhte Bedeutung zu, sei sie nun infektiös, physikalisch oder allergisch im Sinne einer Überempfindlichkeit gegenüber gewissen Nahrungsmitteln. Es gibt auch einige Mittel, die man auf die Diagnose der akuten Enteritis hin mit Erfolgsaussicht anwenden kann. *Stauffer* nennt z. B. **Artemisia ambrosiaefolia, Uzara** und **Kalium chloricum.** Selten wird man in gewissen Fällen von Sulfonamiden Gebrauch machen müssen.

Arsenicum D 4 Tabl. oder Dil., **Colchicum** D 3 Dil., **Ferrum phosphoricum** D 6 Tabl., **Chamomilla D 2**—D 6 Dil., **Veratrum album D 3**—D 4 Dil., **Dulcamara D 3** —D 4 Dil.

Organo- und Histotropie

Arsen.: Magen-Darm, Nervensystem.
Colchicum: Darm, Nieren, Synovia, fibröse Gewebe.
Ferr. phos.: Darm, Blut. Gefäße.
Chamom.: Solarplexus, Darm, autonomes Nervensystem.
Dulcamara: Schleimhäute, Haut.

Funktiotropie

Arsen.: Schwere, selbst choleriforme Durchfälle. Brennende Stühle, brennender Durst. Erschöpfung. Verschlimmerung nach Mitternacht.
Colchicum: Schwere Durchfälle mit kaltem Gesichtsschweiß und ausgeprägtem Meteorismus. Mundtrockenheit. Übelkeit bei Speisengeruch.
Ferr. phos.: Fieberhafte Durchfälle mit weichem, vollem Puls und Blutungsneigung. Nachts auftretende Durchfälle, schmerzlos, mit Erbrechen. Schweiße, großer Durst.
Chamom.: Heiße stinkende Durchfälle, bes. der Kinder im Zahnungsalter. Koliken, Kopfschweiße und Vasomotorenreizung.
Veratr. alb.: Profuse, schmerzhafte, reiswasserartige Durchfälle mit Neigung zu Kreislaufkollaps. Kalte Schweiße. Wadenkrämpfe.
Dulcamara: Sommerdurchfälle nach Durchnässung und Schweißunterdrükkung. Urticariaausbruch. Begleitende Cystitis.

Modalitäten und Typisches

Arsen.: Brennschmerz. Folgen von Eisessen und verdorbener Nahrung, bes. animalischer.
Ferr. phos.: Stilliegen im Fieber.
Chamom.: Hypersensibilität. Zahnungsdurchfälle.
Veratr. alb.: Kühler Stirnschweiß.
Colchicum: Hochgradige Überempfindlichkeit des Geruches.
Dulcamara: Die Ätiologie.

Sonstige Mittel

Rheum D 3 Dil.: Gärungsdurchfälle.
China D 2—D 3 Dil.: Unverdaute Durchfälle nach jedem Essen.
Colocynthis D 4 Dil.: Durchfälle mit Krümmungskoliken.
Kalium chloricum D 4 Dil.: Blutig-schleimige Durchfälle mit Übelkeit und Flatulenz.
Nux moschata D 3 Dil.: Diarrhoe mit Somnolenz.
Pyrogenium D 15—C 30 Dil.: Bei Frost und Fieber.
Ambrosia artemisiaefolia D 1 Dil., **Uzara** D 2 Dil., **Oenothera biennis** D 2 Dil.
Ipecacuanha D 2 Dil. i. W. mit **Veratrum album** D 3 Dil.: Bewährt bei Brechdurchfall.

Weitere Maßnahmen

Bettruhe. Heißer Heublumensack auf den Leib. Fasten.
Abkochung getrockneter Heidelbeeren. Apfelkur. Heilerde. Kaffeekohle.
Antibiotica, bes. Chloromycetin bei den schwersten toxischen Diarrhoen ernährungsgestörter Säuglinge, falls unumgänglich.

Enteritis chronica

Bei der homöopathischen Behandlung chronischer Diarrhöen wird man viel Erfolge haben. Die Mittelwirkung ist in der Tat manchmal außerordentlich auffallend, und zwar habe ich sie bei allen hier charakterisierten Hauptmitteln festgestellt. Dabei ist die Mittelwahl im allgemeinen nicht übermäßig schwer. Schwankt man zwischen zwei Mitteln, so kann man sie unbeschadet meist auch im Wechsel geben. Bei Enteritiden, die mit Verstopfung einhergehen, berücksichtige man auch die bei Obstipation genannten Mittel.

Natrium sulfuricum D 6 Tabl., **China D 2**—D 4 Dil., **Sulfur D 6—C 30** Dil., **Podophyllum** D 4—**D 12** Dil., **Hydrastis** D 1—**D 3** Dil.

Organo- und Histotropie

Natr. sulf.: Leber, Duodenum, Dünndarm.
China: Leber, Milz, Darm, Blut.
Sulfur: Haut, Gefäßsystem, Nebennieren, Darm, Leber.
Podophyllum: Dünndarm, Leber.
Hydrastis: Schleimhäute, Blut.

Funktiotropie

Natr. sulf.: Durchfälle erfolgen oft morgens, bes. nach dem Frühstück, sind braun, wäßrig und von vielen Blähungen begleitet. Verschlimmerung durch nasses Wetter, feuchte Örtlichkeiten und mehlige Nahrung.
China: Schmerzlose, unverdaute, bes. nachts erfolgende Durchfälle, auch sofort nach dem Essen. Schwäche, Hinfälligkeit. Tympanie des ganzen Bauches, Subacidität, Hypotonie.
Sulfur: Chronische schmerzlose Morgendurchfälle, die den After wund machen, auch Verstopfung. Hämorrhoiden, Urobilinogenurie.
Podophyllum: Reichliche, stinkende Hydrantendiarrhöen, bes. morgens von 5—8 Uhr. Neigung zu Darmprolaps. Schwäche nach dem Stuhl.
Hydrastis: Chronischer Darmkatarrh mit Obstipation und schleimbedeckten Stühlen. Ödes, leeres Gefühl im Magen. Abmagerung. Sub- und Anacidität. Frühstadien hepatotischer Insuffizienz.

Modalitäten und Typisches

Natr. sulf.: Frostigkeit; wird im Bett nicht warm.
China: Periodizität und Anämie. Sofort nach dem Essen Durchfall.
Podophyllum: Das Zeitmoment. Neigung, die Lebergegend zu reiben.
Sulfur: Konstitutionelle Momente. Hochpotenz wirkt manchmal besser.
Hydrastis: Der chronische Schleimhautkatarrh.

Sonstige Mittel

Ferrum phosphoricum D 6 Tabl.: Einfache febrile Durchfälle auch chronischer Art.
Aloe D 3 Dil.: Morgendurchfall, Sphinkterschwäche.
Antimonium crudum D 4—D 6 Tabl.: Durchfall und Verstopfung wechseln.
Phosphorus D 5—**D 6** Dil.: Dünne Stühle mit leerem Poltern im Leib.
Haematoxylon ⌀ i. W. mit **Uzara** D 2 Dil.: Tuberkulöse Durchfälle.

Weitere Maßnahmen (zu Enteritis chronica)
Eigenblutbehandlung.

Enuresis

Bei der Enuresis werden sehr viele homöopathische Mittel empfohlen, ein Beweis dafür, auf wieviel Ursachen die Störung zurückgehen kann und wie unsicher demgemäß die Mittelwahl ist. Es ist durchaus nicht leicht, aus der Fülle der Symptomatik und aufgrund der manchmal recht vagen Angaben das wirklich passende Mittel zu wählen. So kommt es denn, daß auch bei homöopathischer Behandlung die Resultate ungleichmäßig sind; neben sehr guter Beeinflussung des einen Falles hat man seine liebe Not mit einem anderen.

Acidum benzoicum D 3—D 6 Dil., **Belladonna** D 6 Tabl., **Causticum D 4—**D 12 Dil., **Equisetum D 2—**D 3 Dil., **Kalium phosphoricum** D 6 Tabl.

Spezielles

Acid. benz.: Stinkender, stark konzentrierter Urin.

Bellad.: Sehr wäßriger Urin. Sphinkterschwäche; Kopfkongestionen.

Causticum: Verschlechterung in der kalten Jahreszeit; paretische Zustände, Incontinenz beim Husten.

Equisetum: Abgang des Urins, ohne daß der Patient es merkt; bes. gern im ersten Schlaf auftretend. Blasenreizung.

Kal. phos.: Besonders für neuropathische Patienten mit sehr braunem Urin geeignet. Weite Pupillen.

Sonstige Mittel

Tuberculocidin Klebs D 6 Dil. oder **Tuberculinum Koch** in hohen Potenzen.

Thyreoidinum D 6 Trit., **Pulsatilla** D 4 Dil., **Sepia** D 4 Tabl., **Selenium** D 6 Tabl., **Ferrum phosphoricum** D 6 Tabl.: Enuresis diurna; anämische Kinder.

Kalium carbonicum D 6—D 12 Dil.: Enuresis nocturna bei größeren Kindern (bewährt).

Acidum phosphoricum D 1—D 2 Dil.: Bei alkalischem Urin.

Hypericum D 2 Dil.: Öfter bewährt; nervöse Depressionen.

Lycopodium D 3—**D 6** Tabl.: Harnschärfe, Blasenreizung durch Sand und Grieß.

Aristolochia D 4—**D 6** Dil.: Kälteschädigung.

Cina D 4 Dil.: Nervöse und Wurmkinder.

Die französische Homöopathie empfiehlt sehr: **Sulfur** C 30 und **Calcium carbonicum** C 30 als Grundmittel in seltenen Gaben. Daneben **Equisetum** D 6 Dil. und **Plantago** D 6 Dil.

Weitere Maßnahmen

Vor allem psychische Beeinflussung.

Spenglersan K.

Neuraltherapie mit **Formicain.** Speziell die Leistengegend ist zu berücksichtigen.

Auch die **Akupunktur** kann man mit Vorteil anwenden.

Näheres darüber ersehe man aus der Spezialliteratur.

Epididymitis

Arnica D 3 Dil. oder Tabl., **Pulsatilla** Φ—D 2, **Hamamelis** Φ.

Spezielles

Arnica: Kommt besonders bei traumatischer Ätiologie in Betracht; wegen seiner Gefäßwirkung in diesem Falle günstig einwirkend.
Pulsatilla: Hat sich vor allen Dingen klinisch bewährt.
Hamamelis: Venöse Stockungen; die große Empfindlichkeit gegen Berührung und das Wundheitsgefühl sind leitend für die Mittelwahl.

Sonstige Mittel

Man denke an die in der Homöopathie gebräuchlichen Entzündungsmittel **Belladonna, Apis, Mercurius solubilis** usw.
Sulfur jodatum D 3—**D** 4 Tabl.: Resorptionsmittel.
Cinnabaris D 3—D 4 Tabl.: Ein Mittel der Mercurgruppe, das mehr im subakuten Stadium zur Anwendung kommt.
Thuja D 2—**D 6** Dil.: Frühere Gonorrhoe.
Aurum D 4 Tabl.: Schleichende Entzündungsprozesse.
Aristolochia D 4—**D 6** Dil.: Verschlimmerung durch Kälte.

Weitere Maßnahmen

Behandlung des Grundleidens.
Bei Gonorrhoe Antibiotica.
Blutegel.
Impletol in die Nähe des Samenstranges injizieren.

Epilepsie

Der epileptische Anfall selbst ist als die monotone und recht gleichförmige Reaktion des Gehirns auf Schädigungen anzusehen, die ganz verschiedener Genese sein können. Die Anwendung der in der Homöopathie benutzten Krampfmittel in potenzierter Form trifft dabei meist nur auf eine äußerliche „Ähnlichkeit" und seltener wohl die ursächliche Störung. Infolgedessen erweisen sie sich häufig als ungenügend. Sicherlich kommen Heilungen und Besserungen vor, aber eine rechte Freude hat man bei den meisten Fällen nicht. Am meisten schienen mir **Cuprum** und **Zincum cyanatum** zu leisten.

Cuprum D 6—C 30 Tabl. und Dil., **Zincum cyanatum** D 6 Tabl., **Belladonna** C 30 Dil., **Nux vomica** C 30 Dil., **Argentum nitricum D 6**—C 30 Dil.

Organo- und Histotropie

Sämtliche Mittel sind neurotrop.

Funktiotropie

Cuprum: Krämpfe aller Art mit Cyanose. Nächtliche Verschlimmerung. Metastase nach unterdrücktem Ausschlag. Bei heißem Wetter und Neumond soll Verschlimmerung beobachtet sein.
Zinc. cyanat.: Als Zinksalz zeigt es die Reflexübererregbarkeit, als Cyanat kalten Schweiß mit Cyanose und Kollapsgefahr.

Bellad.: Hirnkongestionen. Krämpfe mit Bewußtlosigkeit.
Nux vom.: Toxische Genese vieler Störungen. Anfälle morgens und nach dem Essen. Krämpfe. Spastische Obstipation.
Arg. nitr.: Pupillenerweiterung Tage und Stunden vor dem Anfall. Schwindel, Meteorismus, Zittern, Schwäche. Krämpfe nach Schreck und zur Regelzeit.

Modalitäten und Typisches

Cuprum: Das Ausstrahlen bestehender Schmerzen. Die Gewaltsamkeit der Erscheinungen.
Bellad.: Die Plötzlichkeit der Erscheinungen.
Nux vom.: Die große nervöse Reizbarkeit und Empfindlichkeit.
Arg. nitr.: Gefühl des Vergrößertseins einzelner Teile. Bandgefühl.

Sonstige Mittel

Bufo D 8—D 10 Dil.: Die Aura geht von der Genitalsphäre aus.
Artemisia vulgaris D 3 Dil., **Absinthium** D 3 Dil., **Yagé** D 6 Dil., **Indigo** D 3 Trit., **Cicuta virosa D 6**—D 12 Dil., **Verbena hastata** D 1 Dil., **Cyclamen** D 15 Dil., **Oenanthe crocata** D 6 Dil.

Weitere Maßnahmen

Spenglersan K.
Bei traumatischer Epilepsie Stellatumblockade; Impletol oder Formicain unter die Kopfschwarte, sowie Quaddelung hyperalgetischer Randgebiete der Narben mit Cupridium.

Epistaxis

Die gewöhnlichen Hauptmittel sind:
Natrium nitricum D 3—D 4 Dil. und **China** D 6 Dil. Dazu lokale Anwendung von **Hametum-Extrakt.**

Auf die Namhaftmachung anderer Mittel wird verzichtet, da die genannte Behandlung meist zum Ziele führt. Im übrigen ist die Voraussetzung für eine kausale Kur die Erforschung der Ursachen.

Kunstgriff: Trockenes Löschblatt unter die Zunge legen.

Erysipel

Bei der homöopathischen Behandlung des Erysipels sind Komplikationen nicht zu befürchten. Das Fieber und die Schwere der Erkrankung halten sich in erträglichen Grenzen. Als gute Kombination habe ich den Wechselgebrauch von **Sulfur colloidale** D 3 Tabl. und **Echinacea** Ø erprobt.

Belladonna D 3—**D 4** Tabl., **Apis** D 3—**D 4** Tabl. oder Dil., **Cantharis D 4**—D 6 Dil., **Lachesis** D 8—**D 12**—C 30 Tabl. und Dil. (evtl. auch als Injektion).

Organo- und Histotropie

Bellad.: Gefäßsystem, Cerebrum.
Apis: Zellgewebe, Nieren.

Cantharis: Haut, Rachen, Nieren.
Lachesis: Blut, Gefäßendothelien, Reticuloendothel.

Funktiotropie

Bellad.: Akute, hellrote Entzündung, klopfender Schmerz; cerebrale Kongestion. Überempfindlichkeit gegen Berührung.
Apis: Exsudativ-ödematöse Entzündung; wenig Durst, Oligurie. Besserung durch Kühle.
Cantharis: Blasenbildung, Brennschmerz; Miktionsschmerz mit Reizung der Harnorgane. Abneigung gegen Trinken.
Lachesis: Malignitätsneigung, lokale Cyanose; große Empfindlichkeit gegen leichte Berührung. Wärmeintoleranz.

Modalitäten und Typisches

Bellad.: Helle Röte. Kopfschmerz. Nicht erleichternder Schweiß.
Apis: Ödematöse Verschwellung. Oligurie.
Cantharis: Blasenbildung; Brennschmerz. Miktionsstörung.
Lachesis: Wärme- und Berührungsintoleranz. Bläuliche Verfärbung.

Sonstige Mittel

Sulfur colloidale D 3 Tabl.: Bewährt nach Prof. *Bier*.
Graphites D 6 Tabl.: Neigung zu ständigen Rezidiven.
Arsenicum D 6—C 30 Dil., **Pyrogenium D 15**—C 30 Dil., **Echinacea** ⌀: Schwere Fälle.
Rhus toxicodendron D 6 Dil.: Blasenerysipel.
Die französische Homöopathie empfiehlt sehr **China** ⌀, täglich 30—50 Tropfen (auch bei erysipelartigen Ekzemen).

Weitere Maßnahmen

Allgemeinbehandlung mit Fasten, Schwitzen, Darmentleerung und physikalischen Anwendungen, wie bei allen Infektionskrankheiten.
Eigenblut am 3. Tage i. m.
Antibiotica.

Erythema nodosum

Zu empfehlen sind: **Abrotanum** D 1 Dil. und **Kalium jodatum** D 1—**D 2** Dil. im Wechsel.

Eine weitere gute Arzneifolge ist: **Belladonna** D 4 Tabl., **Apis D 4**—D 6 Tabl., **Arnica** D 3 Tabl., **Rhus toxicodendron** D 6 Tabl., **Sulfur colloidale D 4**—D 6 Tabl., **Pulsatilla** D 4 Dil.

Als Zwischenmittel: Seltene Gaben eines hochpotenzierten Tuberculins (Koch oder Marmorek).

Erythema solare

Belladonna D 4—D 6 Tabl.
Myristica sebifera D 6 Dil.: Nach französischen Angaben sehr bewährt.

Erythrocyanosis crurum

Die passive venöse Kongestion, die diesen Symptomenkomplex auszeichnet, beruht auf einer abgewandelten Reaktionsweise der Person. Vor allem ist eine hypophysär-ovarielle Schwäche anzunehmen. Nach französischer Konzeption *(Vannier)* handelt es sich um Auswirkungen von spezifischen Toxinen. („Tuberkulinie".)

In Frage kommen vor allem: **Abrotanum** D 1 Dil., **Pulsatilla** D 4 Dil.

Nicht zu vergessen ist die Zwischenschaltung von seltenen Gaben eines hochpotenzierten **Tuberculins.**

Eustachiitis

Es ist eine große Ausnahme, wenn es mit homöopathischer Medikation nicht gelingt, die Erscheinungen einer Eustachiitis schnell günstig zu beeinflussen. Diese Affektion eignet sich daher gut als Testobjekt für den therapeutischen Wert der Homöopathie.

Das Hauptmittelpaar ist: **Hydrastis** D 2—D 3 Dil. und **Kalium bichromicum** D 4 Tabl.

Sonstige Mittel

Mercurius dulcis D 3 Tabl., **Kalium muriaticum** D 3 Tabl., **Jodum** D 4 Dil., **Cinnabaris** D 3—D 4 Tabl.

Bei chronischen Formen versuche man **Petroleum** D 4—D 6 Dil.

Öfter bewährt: Ein Stückchen Kampfer in Watte gewickelt im Ohr zu tragen.

Exostosen

Heklae Lava D 3 Tabl., **Calcium fluoratum** D 3 Tabl., **Natrium fluoratum** D 3 Tabl. kommen als Gewebemittel in Frage.

Heklae Lava ist das gebräuchlichste Mittel. Es soll die Neubildung von Exostosen verhindern.

Exsudative Diathese

Das Hauptmittel ist die Ameisensäure. Man kann sie auf die Diagnose hin anwenden. Tiefe Potenzen werden weniger empfohlen. Die besten Resultate erreicht man mit ganz hohen Potenzen (D 200). Diese Empfehlung stammt von *Reuter* und ist von vielen Seiten bestätigt worden. Die Ameisensäure darf nicht zu häufig injiziert werden; am besten soll man nach einer Injektion vier Wochen warten. Neben der Ameisensäuretherapie behalten aber auch die homöopathischen Einzelmittel ihren Wert, sie gestatten eine Anpassung an den Einzelfall.

Acidum formicicum D 30 und höher (Injektion), **Calcium carbonicum** D 3—**D 6**—C 30 Tabl. und Dil., **Mercurius solubilis D** 4—C 30 Tabl. und Dil., **Graphites** D 3—**D 6**—C 30 Tabl. und Dil., **Hepar sulfuris D** 4—C 30 Tabl. und Dil., **Sulfur** D 4—**D 6**—C 30 Dil.

Organo- und Histotropie

Sämtliche Mittel haben organotrope Beziehungen zu den Schleimhäuten und den Drüsen.

Funktiotropie

Acid. form.: Im Sinne der Reiztherapie und desallergisierend wirkend.

Calc. carb.: Mydriasis. Allgemeine Stoffwechselwirkung durch Regulierung der Epithelkörperchenfunktion. Neigung zu sauren lokalen Schweißen. Kälteverschlimmerung. Leichtes Versagen bei jeder Anstrengung.

Merc. sol.: Bes. das Lymphsystem funktionell beeinflussend. Feuchte Haut; nässende Ekzeme (hier im Wechsel mit Calcium carbonicum bewährt). Diarrhoeneigung, Salivation. Nächtliche Verschlimmerung.

Graphit.: Kaum Schweißneigung, Haut trocken, rissig, schrundig. Klebrige Hautsekrete, bes. hinter den Ohren. Unterfunktion der Schilddrüse und der Ovarien. Hypoperistaltisch-atonische Obstipation. Schleimbedeckte Stühle.

Hepar sulf.: Ausgesprochene Schweißneigung und Kälteempfindlichkeit. Eiterungen und Pyodermien. Ausschläge mehr feucht.

Sulfur: Tiefgreifendes Stoffwechsel- und Konstitutionsmittel. Hautausdünstung unangenehmer Art. Wasseranwendung verschlechtert. Schweiß kommt schwer und ist übelriechend. Arteriell-venöse Kongestionen. Morgendlicher Durchfall. Katarrhe stets rezidivierend und in Wechselbeziehung zur Haut stehend.

Modalitäten und Typisches

Acid. form.: Kann auf die Diagnose hin angewandt werden.

Calc. carb.: Nach konstitutionellen Gesichtspunkten anzuwenden.

Merc. sol.: Nächtliche Verschlimmerung der Beschwerden. Nässen.

Graphit.: Klebrigkeit, Rhagaden.

Hepar sulf.: Neigung der Affektionen, eitrig zu werden.

Sulfur: Sehr rote Körperöffnungen, rote Ohren; brennende Hitze der Haut nachts mit Entblößungsneigung.

Sonstige Mittel

Lycopodium C 30: (Fälle, die mit der Nahrung wechseln) seltene Gaben. **Calcium phosphoricum** D 4—D 6 Tabl.: Ein Hauptmittel.

Arsenum jodatum D 4—**D 6** Dil., **Arsenicum D 6**—C 30 Dil., **Mezereum** D 3 Dil., **Petroleum** D 6 Dil., **Antimonium crudum D** 4—C 30 Tabl. und Dil., **Tuberculinum** C 30 Dil., **Psorinum** C 30 Dil., **Silicea D 6**—C 30 Tabl. und Dil.

Weitere Maßnahmen

0,5 ccm Eigenurin (verdünnt) der stillenden Mutter des Säuglings alle 2—3 Tage zu injizieren.

Vitamin F, Ponndorf B.

Febris puerperalis

Von dem bekannten homöopathischen Arzt Dr. *Karl Stauffer* wird berichtet, daß er seinen Ruf durch die glücklichen Kuren begründete, die er mit den nachfolgend genannten Mitteln bei Puerperalfieber erzielte. Die betreffenden Mittel haben das verbindende Merkmal, daß sie durchweg bei schweren und schwersten infektiösen Krankheiten indiziert sind. Dabei haben sie durchaus ihre Probe bestanden. Selbstverständlich wird der Arzt heute auch von den Hilfsmitteln der modernen Medizin Gebrauch machen, die auch dann noch helfen können, wenn die homöopathischen Mittel versagen. Dasselbe gilt aber auch umgekehrt. Das Prinzip beider Methoden ist ein anderes: einerseits werden durch die homöopathischen Mittel die Abwehrbestrebungen des Körpers vortrefflich angeregt, andererseits beeinflussen die modernen Antibiotica die Erreger direkt. Es steht also grundsätzlich nichts im Wege, sich gegebenenfalls beider Methoden zu bedienen. Wenn wir beispielsweise die Lachesiswirkung betrachten mit der Beeinflussung der Thrombosebildung, der Einflußnahme auf Blutungen, der Anregung der erlahmenden, toxisch geschädigten Nebennierenrindenfunktion, der Schutzwirkung auf Myocard und Leber, um nur einiges zu nennen, so kann derartiges durch die Antibiotica höchstens mittelbar geleistet werden. Die alte Erfahrung in der Medizin, daß die aktive Leistung der passiven vorzuziehen ist, läßt den homöopathischen Arzt an seinen Mitteln festhalten. Er weiß sie in dem Gesamtbehandlungsplan sinngemäß zu plazieren.

Arnica D 3 Dil. oder Tabl., **Chininum arsenicosum** D 3—**D 4** Tabl., **Lachesis** D 8—**D 10—C 30** Tabl. und Dil. (auch als Injektion), **Echinacea** ⌀ (auch als Injektion).

Organo- und Histotropie

Arnica: Gefäße, Muskulatur, Nervensystem.
Chin. ars.: Blut, Nervensystem, Magen-Darmkanal, Milz.
Lachesis: Endothelien, Nebennieren, Herz, Blut, Nervensystem.
Echinacea: Leukocyten, Blut.

Funktiotropie

Arnica: Beeinflussung der Kapillardurchlässigkeit: Ekchymosen, Blutungen, Decubitus. Gewebsregenerierend und antiseptisch wirkend. Heißer Kopf, kühler Körper, Zerschlagenheitsschmerz. Putridität. Das homöopathische Antitraumaticum. Auch prophylaktisch zu geben.

Chin. ars.: Antiseptisch, roborierend, stoffwechselbremsend wirksam. Schweiße, Diarrhöen. Besonders nach starken Blutverlusten angezeigt. Klinisch im Wechsel mit Lachesis häufig bewährt bei typhösen und septischen Erkrankungen.

Lachesis: Verschlimmerung nach Schlaf, durch Wärme, durch leichte Berührung. Besserung nach Eintritt einer Sekretion. Neigung zu Blutungen, zu embolischen und thrombotischen Prozessen. Regt die Phagocytose an und wirkt der toxischen Blockierung wichtiger Organfunktionen entgegen. Cyanose, plötzliche Schwächeanfälle, stinkende Sekrete.

Echinacea: Antiseptisch wirkend. Erhöht den opsonischen Index, vermehrt das Serumeisen. Aktiviert das Reticuloendothel. Wahrscheinlich ist eine Wirkung auf die Nebennierenrinde. Subjektiv: Ausgesprochenes Frostgefühl und Kopfkongestion. Auch als Injektion 0,2—0,5 intravenös, evtl. noch steigern.

Modalitäten und Typisches

Arnica: Blutungsneigung, Zerschlagenheitsschmerz.

Chin. ars.: Anämie und Periodizität.
Lachesis: Verschlimmerung nach Schlaf und durch Wärme.
Echinacea: Frostgefühl, Müdigkeit.

Sonstige Mittel

Pyrogenium D 8—**D 12—C 30** Dil. und Injektion: Ein Hauptmittel von großem Wert. Schüttelfröste, stinkende Se- und Exkrete.
Veratrum viride D 1—**D 2** Dil.: Nur im ersten Anfang der Erkrankung.
Sulfur colloidale D 4: Intravenös (bei D 3 Vorsicht!).
Arsenicum D 6—**C 30** Dil.; **Baptisia** D 3 Dil.

Weitere Maßnahmen

Evtl. chirurgische Maßnahmen. Bluttransfusion.
Penicillin o. ä.

Fissura ani

Bevor man die immerhin langfristige Anwendung der homöopathischen Mittel in Betracht zieht, wird man versuchen, durch die bekannten mechanisch-chirurgischen Methoden zum Ziel zu kommen.

Acidum formicicum D 6 (Injektionen), **Acidum nitricum D 3**—D 4 Dil., **Natrium muriaticum** D 6 Tabl., **Ratanhia** D 3 Dil., **Sedum acre** D 3 Dil., **Paeonia** D 2—**D 3** Dil., **Graphites D 3**—D 6 Tabl.

Spezielles

Acid. form.: Heftige Schmerzen, neuritische Symptome (klinisch erprobt).
Acid. nitr.: Splitterschmerzen, Blutungsneigung. Patient neigt mehr zu Durchfällen (ein häufig bewährtes Hauptmittel).
Natr. mur.: Sekretionsanomalien der Schleimhäute. Trockene, abbröckelnde Stühle. Funktiotropie zu den Zellmembranen.
Ratanhia D 3: Glasscherbenschmerz. Brennen stundenlang nach dem Stuhl.
Sedum acre D 3: Klinisch öfters bewährt *(Jousset)*.
Paeonia: Nässende Fissuren mit Hämorrhoiden; Wundheitsgefühl, bes. nachts und stundenlang nach dem Stuhle. — Auch als Salbe.
Graphit.: Trockene Fissuren, schleimbedeckte Stühle.

Weitere Maßnahmen

Kaffeekohle (lokal).
Dehnung des Afters im Rausch.
Abtupfen mit Mercurius corrosivus D 4.

Fistula ani

In der Homöopathie hütet man sich vor der Excision tuberkulöser Fisteln. Anscheinend haben diese Prozesse eine immunitätssteigernde Funktion. Die Beobachtung, daß nach Operationen Lungenleiden aktiviert wurden, ist öfter gemacht worden. Im übrigen kann man bei konsequenter Behandlung viel erreichen und manche Fistel zur Abheilung bringen. Als sehr empfehlenswert haben sich Injektionen von

Acidum formicicum D 12—D 30 erwiesen. Sie werden alle 4 Wochen wiederholt. Dabei kann man kurzfristige Lokalreaktionen erleben.

Silicea D 3—**D 6**—C 30 Tabl. und Dil., **Phosphorus D 5**—D 12 Dil., **Acidum nitricum** D 4 Dil., **Calcium phosphoricum** D 6 Tabl., **Asa foetida** D 3—**D 4** Dil., **Berberis** D 3 Dil.

Organo- und Histotropie

Es handelt sich meist um Mittel, die auf das Binde- und Zellgewebe einwirken.

Funktiotropie

Silicea: Wärmebesserung. Halb ausgetretener Stuhl schlüpft wieder zurück. Sekrete dünn, wäßrig, stinkend.

Phosphor.: Blutungsneigung. Strahlige Röte von der Fistel ausgehend.

Acid. nitr.: Splitterschmerz. Stinken und Bluten, Diarrhoeneigung.

Calc. phos.: Gewebsnutritiv. Gut mit Silicea im Wechsel.

Asa foetida: Hochgradige Berührungsempfindlichkeit. Dünne, stinkende Eiterung. Livide Verfärbung der Geschwürsränder.

Berberis: Verbindung mit perianalem Ekzem. Urin satzig. (Hat alte Empfehlung.)

Modalitäten und Typisches

Silicea: Stinkende Schweiße.

Phosphor.: Leeres schmerzloses Poltern im Bauch bei Durchfällen.

Acid.nitr.: Splitterschmerz.

Asa foetida: Allgemeine körperliche und geistige Überempfindlichkeit.

Berberis: Lendenschmerz nach allen Richtungen strahlend.

Sonstige Mittel

Sulfur D 6—C 30 Dil., **Tuberculinum** C 30 Dil., **Acidum hydrofluoricum** D 6 Dil., **Calcium sulfuricum** D 6 Tabl., **Tuberculinum Marmorek D 15**—C 30 Dil.

Injektion von ultraviolett bestrahltem Eigenblut vom Fistelgang aus in die Umgebung.

Röntgenbestrahlung. Einlage von Spenglersan G in die Fistel.

Flatulenz

s. Meteorismus

Fluor albus

Der Fluor albus ist oft ein dankbares Objekt für eine homöopathische Behandlung. An seinem Entstehen und seiner Unterhaltung wirken nicht nur Anämien, psychische Alterationen, endokrine Abwegigkeiten, Stauungserscheinungen, lokale und allgemeine Infektionen u. a. mit, er ist auch häufig von konstitutionellen Schwächen begleitet. Alle diese Momente sind einer homöopathischen Behandlung durchaus zugänglich. Dabei bemüht sich die Homöopathie, nicht lediglich das Symptom des Fluors zu unterdrücken — in der Erkenntnis, daß der Körper nach Verstopfung eines Ventils mit anderweitigen Metastasierungen antworten würde —, sondern sie strebt danach, ihn überflüssig zu machen. Der Einzelfall kann ganz verschieden gelagert sein; die Aufgabe jedoch, den Fluor in seiner Verknüpftheit mit der gesamten psychosomatischen Lage zu betrachten, bleibt bestehen. Einfache Fälle kann man mit einigen wenigen Mitteln oft schnell bessern. Als bewährte Kombination nenne ich dafür **Sepia** D 4, **Hydrastis** D 3 und **Kreosotum** D 4. Man kann diese Mittel am gleichen Tage im Wechsel geben; sogar eine Mischung der 3 Arzneien ist wirksam.

Alumina D 4—**D 6** Trit., **Arsenicum** D 6 Dil., **Hydrastis D 2**—D 4 Dil., **Kreosotum D 4**—D 6 Dil., **Lilium tigrinum D 3**—D 6 Dil., **Pulsatilla D 3**—D 6 Dil., **Sepia** D 3—**D 4**—C 30 Dil.

Organo- und Histotropie

Sämtliche Mittel haben deutliche Schleimhautbeziehungen; einige von ihnen, wie Lilium, Pulsatilla und Sepia, bekunden eine Endokrinotropie.

Funktiotropie

Alumina: Profuser, wundmachender Fluor. Sonst trockene Schleimhautkatarrhe. Atonisch-paretische Obstipation. Schwache Menses.

Arsen.: Brennender, wundfressender, stinkender Fluor. Durst, Schwächegefühl, Kälteverschlimmerung. Begleitende Salpingitis.

Hydrastis: Fluor dick, zäh, gelb, scharf. Cervixerosionen. Intermenstrueller Fluor (beim Follikelsprung) mit Blutung. Obstipation, Abmagerung, Hypacidität. Gut mit **Kalium bichromicum** im Wechsel zu geben.

Kreosot.: Fluor ätzend, juckend, brennend. Nicht hormonal bedingt. Regel stark, mehr im Liegen fließend. Hyperemesis.

Lilium tigrinum: Trichomonasfluor, gelbgrün, ätzend, stinkend. Prolapsgefühl; schwache Regel, die meist tagsüber fließt. Harndrang.

Pulsat.: Regel schwach, aussetzend, spät, dunkel. Folliculinmangel. Atonische, lokale Cyanosen. Bewegung und Kühle bessert das Allgemeinbefinden. Der Fluor ist mild, dick und rahmartig.

Sepia: Beckenbindegewebe funktionell schwach. Prolapsgefühl, Pfortaderstauung. Periode meist schwach und spät, nachts aber stärker fließend. Fluor meist nach der Regel stärker. Atonische Obstipation. Allgemeinbefinden besser durch Bewegung. Heiße, brennende Vagina. Fluor fressend, grünlich.

Modalitäten und Typisches

Alumina: Reichlicher kleisterartiger Fluor bei sonst trockenen Schleimhäuten. Läuft die Schenkel hinab.

Arsen.: Der Brennschmerz und die starke Irritation.

Hydrastis: Die Art der Sekretionen.

Kreosot.: Ähnlich Arsenicum.

Lilium tigrinum: Regel meist nur tags fließend.

Pulsat.: Das Milde der Sekretionen.

Sepia: Konstitutionelle Momente, bes. auch Gemütssymptome.

Sonstige Mittel

Acidum carbolicum D 4 Dil.: Scharfer, stinkender Fluor.

Carbo vegetabilis D 6—**C 30** Dil.: Bei stinkendem Fluor gut im Wechsel mit **Acidum carbolicum.**

Acidum nitricum D 3—D 4 Dil.: Stinken und Bluten ist das Stichwort.

Calcium carbonicum D 3—**D 6**—C 30 Tabl. und Dil.: Vaginaler milder Fluor.

Kalium bichromicum D 4 Tabl.: Zäher Fluor.

Kalium carbonicum D 4—D 6 Dil.: Fluor in der Gravidität.

Sepia D 4 i. W. mit **Ignatia** D 4: Psychogener Fluor (nach *Schnütgen*).

Thyreoidinum D 2—D 3 Trit.: Fluor der Graviden.

Borax D 3 Dil.: Gelobt bei Fluor ohne besondere Charakteristika.

Die französische Homöopathie empfiehlt **Natrium muriaticum** in Hochpotenz (bei Demineralisierten), gefolgt von **Kalium carbonicum, Pulsatilla** und einem **Tuberculin.**

Weitere Maßnahmen

Kreosotglycerin 1 : 200 lokal.

Penicillin lokal.

Aqua marina (Isonyl) 10 ccm i. m. alle 2—3 Tage (bes. Stauungsfluor).

Kaffeekohle: Einblasen kleiner Mengen bei stinkendem Fluor.

Beseitigung von Kaltfüßen.

Föhnbeschwerden

Ignatia C 30 Dil. und **Gelsemium** C 30 Dil. sind zu loben. Daneben **Avena sativa** **Ø**, mehrmals täglich.

Cocculus D 3—**D 6**—D 15 Dil.: Morgenschwindel, der die Kranken an jedem Aufstehversuch hindert. Durchblutungsstörung im Gehirn infolge Föhnwirkung. Hilft meistens schnell *(Stiegele).*

Auch an Rhododendron chrysanthemum D 3—D 4 Dil. wäre zu denken.

Foetor ex ore

Bewährte Mittelkombination

Acidum nitricum D 4 Dil., **Carbo vegetabilis** D 6 Tabl. und **Mercurius corrosivus** D 6 Tabl.

Zur Erreichung eines schnellen Erfolges ist es nötig, alle 3 Mittel dreimal täglich im Wechsel nehmen zu lassen.

Weitere Maßnahmen

Chlorophyllpräparate.

Kaffeekohle.

Rutinpräparate bei Blutungen.

Biostreptosan C.

Fokalinfekt

Die Homöopathie bietet gewisse Möglichkeiten zur Aktivierung von Herden. Gebraucht werden besonders:

Pyrogenium D 6, 1 ccm täglich subcutan.
Sulfur colloidale D 4 Tabl. und **Natrium nitricum** D 3—D 4 Tabl.
Phytolacca D 2 Dil., **Echinacea** ∅ āā: Gegen streuende Herde manchmal wirksam.

Weitere Maßnahmen

Eigenblut 2 ccm 2× wöchentlich.
Biostreptosan G.

Frigidität

In der französischen Homöopathie gelten **Ignatia** und **Sepia** in hohen Potenzen als die Grundmittel. Auch **Graphites** und **Natrium muriaticum,** ebenfalls in hohen Potenzen, werden genannt.
Wassily empfiehlt **Phosphorus** C 30 und **Natrium muriaticum** C 30.
Neben diesen in seltenen Gaben anzuwendenden Grundmitteln kann man in täglichen Gaben verordnen. **Agnus castus** D 4—D 6 Dil. und **Lycopodium** D 4—D 6 Tabl.

Weitere Maßnahmen

Anwendung gegengeschlechtlicher Hormone.
Akupunktur: Goldnadeln 2 Querfinger unterhalb des Nabels sowie ein und zwei Querfinger neben der Symphyse. Silbernadeln zwischen den Querfortsätzen von L_1—L_2.

Furunkulose

Seit der Empfehlung des Schwefels und Jodschwefels durch *Bier* hat sich mancher Arzt von der Tatsache einer homöopathischen Heilung überzeugen können. Es wird aber immer wieder von homöopathischen Ärzten darauf hingewiesen, daß nicht jeder Fall auf Sulfur anspricht und daß eine Behandlung nach „Diagnosen" nicht dem homöopathischen Gedanken entspricht. Mancher Erfolg wurde sicherlich auch durch eine Polypragmasie vereitelt, indem die Sulfur-Behandlung mit anderen Methoden verbunden wurde. Sulfur und Sulfur jodatum sind aber trotzdem Hauptmittel. Je chronischer die Furunkulose ist, desto höhere Potenzen wähle man. Im übrigen können bei der Furunkelbehandlung alle Mittel in Frage kommen, die bei Eiterungs- und Entzündungsprozessen indiziert sind.

Belladonna D 4—D 6 Tabl., **Apis D 3**—D 6 Tabl., **Mercurius solubilis D 4**—D 6 Tabl., **Hepar sulfuris** D 3—D 12 Tabl., **Silicea** D 3—**D 6**—D 12 Tabl., **Sulfur jodatum** D 3—**D 6** Tabl.

Organo- und Histotropie

Bellad.: Gefäße und deren Nerven.
Apis: Unterhautzellgewebe, Nieren.
Merc. sol.: Lymphdrüsen, Leukocyten.
Hepar sulf.: Mesenchymatisches Gewebe, Schleimhäute, Drüsen.
Silicea: Binde- und Stützgewebe, Leukocyten.
Sulf. jod.: Drüsen, Unterhautzellgewebe, Schleimhäute.

Funktiotropie

Bellad.: Erstes Stadium der Entzündung; helle Röte, Klopfschmerz, hohe Berührungsempfindlichkeit. Beim akuten Schub zu verwenden.

Apis: Ödematöse Schwellung und Entzündung, Stechende Schmerzen. Meist noch kein Eiter. Kühle Anwendungen bessern auffallend.

Merc. sol.: Rundzelleninfiltration. Schwellung der regionären Lymphdrüsen. Nur mittlere Empfindlichkeit. Die oft für das Mittel charakteristischen Schweiße wird man bei Furunkulose natürlich nicht immer finden.

Hepar sulf.: Ausgesprochene Eiterbildung. Hohe Berührungsempfindlichkeit. Das Mittel folgt gut auf Mercurius.

Silicea: Noch weiter fortgeschrittener Entzündungsprozeß. Eiter ist bereits durchgebrochen und z. T. entleert. Besserung durch Wärme.

Sulf. jod.: Beim akuten Prozeß und gegen Neigung zur Furunkelbildung. Langsamer Eiterungsverlauf. Oxygenoide Patienten. Prädiabetische Stoffwechsellage.

Modalitäten und Typisches

Bellad.: Pulsieren. Kopfkongestionen.

Apis: Oligurie, starkes Ödem. Allergische Reaktionsweise.

Merc. sol.: Feuchte Haut. Ausbreitung auf dem Lymphwege.

Hepar sulf.: Milder, rahmartiger Eiter.

Silicea: Dünner, wäßriger, oft stinkender Eiter.

Sulf. jod.: Voll entwickelter Entzündungsprozeß mit weit ausgebreiteter Rötung und Schwellung.

Sonstige Mittel

Calcium jodatum D 3—D 4 Tabl.: Multipel auftretende Furunkel.

Lachesis D 8—**D 12**—C 30 Tabl. und Dil.: Bläuliche Verfärbung. Neigung zu Malignität.

Pyrogenium D 12—C 30 Dil.: Diskrepanz zwischen Temperatur und Puls. Als Zwischenmittel immer wieder wertvoll befunden.

Natrium muriaticum D 15—**C 30** Dil.: Falls der häufig angezeigte Sulfur versagt. „Demineralisierter Tuberkuliniker".

Anthracinum D 15—C 30 Dil.: Schwarzblau; starker Brennschmerz.

Arsenicum D 6—C 30 Dil.: Brennschmerz. Diabetes.

Arnica D 3 Tabl.: Kleine, aber sehr schmerzhafte Furunkel, von denen einer dem anderen folgt.

Tarantula cubensis D 8—C 30 Dil.: Auch als Injektion bei unerträglich schmerzenden Eiterungsprozessen.

Echinacea Φ—D 2 Dil.: Soll die Entzündungsdosis der Röntgenbestrahlung ersetzen können.

Myristica sebifera D 3 Dil.: Beschleunigt den Durchbruch der Eiterung.

Quarz D 12—D 20 (Injektion und Dil.).

Weitere Maßnahmen

Umstellung auf vegetarische Ernährung; Vermeiden von tierischen Fetten.
Zum „Ziehen": Kyttaplasma-Auflagen.
Vitamin F.

Penicillin o. ä.; Röntgenbestrahlung.
Calendula ∅ zur Andampfung.
Akupunktur der Umgebung des einzelnen Furunkels mit Silbernadeln.

Fußschweiß

Bei der Behandlung des Fußschweißes sei man mit unterdrückenden Mitteln vorsichtig. Es wird immer wieder vor Metastasen gewarnt. Als Hauptmittel findet **Silicea** in verschiedenen Potenzen Anwendung.

Gelobt wird folgendes Vorgehen:
Lycopodium D 4 Tabl. morgens,
Antimonium crudum D 4 Tabl. mittags,
Acidum nitricum D 4 Dil. nachmittags,
Mercurius solubilis D 4—D 6 Tabl. abends.

Galaktorrhoe

Borax D 3 Dil., **Calcium carbonicum** D 6—C 30 Tabl. und Dil. und **Pulsatilla** D 6 Dil.

Sonstiges
Eine Kampfer-Injektion wirkt erfahrungsgemäß günstig.

Ganglion

Daß ein Ganglion innerer Behandlung zugänglich sein kann, konnte ich schon öfters feststellen. Einige Mittel seien daher genannt.

Aqua silicata: 2mal täglich 1 Teelöffel, wochenlang.
Ruta D 2—D 3 Dil.: Nach Prellung und Überanstrengung.
Empfohlen wird ferner: **Sticta pulmonaria** D 1—D 3 Dil.

Gangrän

Hauptmittel sind:
Secale D 3—D 6 Dil.: Bei mehr trockener Gangrän. Taubheitsgefühl, Brennschmerz; ausgesprochenes Kältegefühl, trotzdem Wärme unerträglich.
Kreosotum D 4—D 6 Dil.: Bei mehr feuchter Gangrän.

Sonstige Mittel
Arsenicum D 6 Tabl. oder Dil.: Feuchte Gangrän. Besserung durch Wärme.
Lachesis D 12—C 30 Tabl., Dil. oder Injektion: Blutige, stinkende Sekrete, drohende Sepsis.
Pyrogenium D 15—D 30 Dil.: Schwere septische Prozesse; fötide Sekrete.
Echinacea ∅: desgl. auch äußerlich.

Gastritis

Bei der akuten Gastritis tritt bei der Mittelwahl das ätiologische Moment in den Vordergrund. Bei der chronischen Form wird man mehr Wert auf den funktionellen Status und die konstitutionellen Verhältnisse legen. Die Zahl der Mittel, die in Frage kommen können, ist sehr groß, doch wird man sich schnell einarbeiten können und dann von den Resultaten recht befriedigt sein. Es ist überraschend, wie selbst eingewurzelte Störungen sich manchmal schnell auf die homöopathische Medikation hin bessern. Ferner gibt es eine Reihe praktisch erprobter Mittel, die man mit gutem Erfolg im Wechsel reichen kann und die dann unbedingt schneller und sicherer wirken als ein Einzelmittel. Als Beispiele nenne ich: **Nux vomica—Arsenicum, Nux vomica—Graphites, Phosphorus—Kreosotum, Arsenicum—Belladonna, Nux vomica—Magnesium phosphoricum, Capsicum—Robinia.** Die Beobachtung, daß **Nux vomica** für ein Begleitmittel besonders günstige Verhältnisse zum Ansprechen schafft, hebe ich besonders hervor. Es geschieht dies durch Behebung der vegetativen Dysregulation, die durch geeignete Potenzen des Mittels erfolgt.

Antimonium crudum D 4—D 6 Tabl., **Arsenicum** D 6 Dil. oder Tabl., **Graphites** D 4—D 6 Tabl., **Ipecacuanha** D 4 Dil., **Natrium muriaticum** D 6 Tabl., **Pulsatilla** D 4—D 6 Dil., **Nux vomica D 4**—C 30 Dil.

Organo- und Histotropie

Ant. crud.: Magendarmkanal, Haut.

Arsen.: Allgemeine Protoplasmawirkung. Magendarmkanal, Nervensystem.

Graphit.: Haut, Schleimhäute, Inkretionsorgane.

Ipecac.: Vagus.

Nux vom.: Schaltneurone, vegetative Nerven.

Natr. mur.: Schleimhäute, Plasma.

Pulsat.: Schleimhäute, Inkretionsorgane. Venen.

Funktiotropie

Ant. crud.: Durchfall mit Verstopfung wechselnd. Wenig Durst. Verlangen nach Saurem. Folgen von Durcheinanderessen und Überhitzung. Allergische Reaktion auf sauren Wein. Erbrechen erschöpft.

Arsen.: Durst, Brennschmerz, Erschöpfung. Wärmebesserung. Nächtliche Verschlimmerung vieler Beschwerden. Periodizität der Erscheinungen. Kollapsneigung. Folgen von Fleisch- und Wurstvergiftung. Folgen vom Genuß kalter Speisen und Getränke.

Graphit.: An- und Subacidität. Atonisch-hypoperistaltische Obstipation. Besserung durch Essen. Warme Getränke werden schlecht vertragen.

Ipecac.: Dauernde Übelkeit bei kaum oder nicht belegter Zunge. Erbrechen bei leerem Magen. Wenig Durst; appetitlos. Blutungs- und Durchfallsneigung. — Im Wechsel mit Nux vomica bewährt bei Fieber mit gastrischen Erscheinungen. Mit China im Wechsel bewährt bei einfacher Appetitlosigkeit.

Natr. mur.: Besserung durch Engermachen der Kleider. Gastritis serosa. Trokkener Bröckelstuhl; Salivation oder sehr zäher klarer Speichel. Nervöses Herzklopfen. Abmagerung mit Heißhunger. Durst. Verlangen nach Salz und Pikantem. Widerwillen gegen Fett.

Nux vom.: Spastische Obstipation; seltener spastische Durchfälle. Leichter Druck verschlimmert, fester wird gut vertragen. Beeinflussung des vegetativen Tonus im Sinne der Entspannung.

Pulsat.: Durstlosigkeit. Erbrechen bei vollem Magen; Unverträglichkeit fetter Speisen. Kalte Getränke werden behalten, warme erbrochen.

Modalitäten und Typisches

Ant. crud.: Kalkweiße Zunge.

Arsen.: Schwächegefühl, Brennschmerz.

Graphit.: Obstipation mit Schleimfetzen.

Ipecac.: Dauernde Neigung zum Erbrechen.

Natr. mur.: Zäher schaumiger Speichel. Speichelfluß.

Nux vom.: Vergeblicher Stuhldrang. Folgen von Exzessen.

Pulsat.: Durstlosigkeit; Fettintoleranz.

Sonstige Mittel

Carbo vegetabilis D 4—**D 6** Tabl.: Meteorismus. Folgen fetter Mahlzeiten.

China D 2 Dil.: Einfache Appetitlosigkeit. Gastrogene Diarrhoen.

Kreosotum D 4—D 6 Dil.: Erbrechen erst Stunden nach dem Essen.

Robinia D 3 Dil.: Spätacidität. Im Wechsel mit **Capsicum** D 4 Dil. bewährt bei Dyspepsia acida.

Asa foetida D 4 Dil.: Stänkriges Aufstoßen. Peristaltik wie umgekehrt.

Phosphorus D 5 Dil.: Chronische Gastritis mit Heißhunger und Erbrechen.

Belladonna D 6 Dil. oder Tabl.: Magenkrämpfe, bes. Anämischer (i.W. mit Arsenicum D 6 Dil. sehr bewährt).

Magnesium carbonicum D 6 Tabl.: Hyperacide und hypacide Gastritis, Spasmen, begleitende Hepatopathie.

Ferrum phosphoricum D 6 Tabl.: Nächtlich Durchfälle und Erbrechen.

Kalium bichromicum D 4 Tabl.: Gastritis der Biertrinker.

Acidum sulfuricum D 1—D 2 Dil.: Gastritis der Schnapssäufer. Gastritis hyperacida (D 4 Dil.).

Weitere Maßnahmen

Durstkur oft von guter Wirkung; wenigstens nie zum Essen trinken.

Vermeiden von Schädlichkeiten. Heiße Auflagen. Leibbinde. Bauchwickel.

Beim akuten Magenkatarrh Teefasten.

Thermometerkontrolle der Speisen und Getränke; nicht über 45° C, nicht unter 15° C.

Man denke auch daran, daß die Magenschleimhaut ein Ausscheidungsort für Toxine sein kann, und erwäge die Anwendung eines hochpotenzierten **Tuberculins.**

Gegebenenfalls bei chronischer Gastritis **Spenglersan K** und **T.**

Wenn ein Bittermittel nötig war, leistete die „Jerusalemer Essenz" von *Müller*, Göppingen, besonders gute Dienste.

Auch neuraltherapeutisch kann man die Gastritis beeinflussen. Injektionen von **Nux** vomica D 4 und Formicain in hyperalgetische Punkte des Hypogastriums, bei D 5—D 9 links und auch bei C 3—C 4 links waren erfolgreich.

Gastroptose

Schwarzhaupt bezeichnet **Pulsatilla** und **Phosphorus** als Hauptmittel bei ptotischem Langmagen.

In der französischen Homöopathie bevorzugt man **Sepia, Thuja** und **Kalium carbonicum** und läßt ein Tuberculin folgen.

Geburt

Zur Erzielung einer leichten Geburt können empfohlen werden:

Im 2. Monat vor der Geburt **Pulsatilla** Dil. und **Caulophyllum** Dil. Es wird eine niedrige Potenz gewählt (meist D 3, doch werden auch tiefere Potenzen genannt); Dosis 2× täglich 5—10 Tropfen, mit Einschaltung arzneifreier Tage. Die Mittel können auch in Mischung gegeben werden.

Im letzten Monat vor der Geburt wähle man in gleicher Weise: **Cimicifuga** Dil. und **Arnica** Dil.

Es wird ferner auf die „eugenische Kur" von *L. Vannier* hingewiesen, wie sie bei „Neurasthenie" kurz charakterisiert ist. Die dort angegebenen Hochpotenzen liegen noch unter der *Loschmidt*schen Zahl, da es sich um Einglaspotenzen handelt.

Gedächtnisschwäche

Zu empfehlen sind Mittel wie:

Acidum phosphoricum D 2—D 3 Dil.
Ambra grisea D 3—D 4 Dil.
Anacardium orientale D 6—C 30 Dil.

Weitere Maßnahmen

Behandlung des Grundleidens.
Glutaminsäure.

Gingivitis

s. Stomatitis

Glaukom

Fachärztliche Behandlung ist nicht zu entbehren.

Atropinum sulfuricum D 8—D 12 Dil., **Aurum D 4**—D 6 Tabl., **Glonoinum D 4**—D 6 Dil., **Phosphorus** D 6—**D 12** Dil.

Spezielles

Atropin. sulf.: Erweiterte Pupille, Hypertension des Bulbus, Funkensehen.

Aurum: Schleichende Entzündungsprozesse mit starker Vascularisation; Hypertonie.

Glonoin.: Hypertonie; Kopfkongestionen, Schwindel; Funkensehen.

Phosphorus: Folgen von Nieren- und Herzleiden. Stauungen des inneren

Auges mit Abschwächung des Visus. Mouches volantes. Buchstaben erscheinen rot. Gegenstände haben eine farbige Umrandung.

Sonstige Mittel

Prunus spinosa D 2 Dil., **Osmium** D 6 Trit., **Paris quadrifolia D 3**—D 4 Dil., **Spigelia** D 4—**D 5** Dil.

Weitere Maßnahmen

Nach ophthalmologischen Gesichtspunkten.
Evtl. Blutentziehung.
Autoserum in hohen Potenzen und in seltenen Gaben wird von der französischen Homöopathie empfohlen.
Neuraltherapeutisch: Blockade des Ganglion stellatum und ciliare. Ferner suche man auch entferntere hyperalgetische Punkte auf und quaddle sie mit **Formicain.**
Sanierung von Fokalherden.
Rutinpräparate.

Glossitis

Apis D 3 Tabl., **Iris D 3**—D 4 Dil., **Arsenicum D 6**—D 12 Dil., **Capsicum** D 4 Dil., **Cantharis** D 6 Dil.

Außerdem denke man an die bei Stomatitis genannten Mittel.

Spezielles

Apis: Die Zunge sieht rot, trocken und wie gefirnißt aus. Stechende und brennende Schmerzen. Am Zungenrande oft Bläschen.
Iris: Das Brenngefühl ist mit Speichelfluß und Hyperacidität gekoppelt.
Arsen.: Anämische und neuritische Prozesse spielen eine Rolle. Destruktive Schleimhautleiden. Großer Durst.
Capsicum: Hyperacidität und Stauungen in den Venolen und Kapillaren. Man beachte auch die konstitutionellen Führungslinien für dieses Mittel.
Cantharis: Hinweise sind die Empfindlichkeit gegen Berührung, die Abneigung gegen Trinken und ein Zusammenschnürungsgefühl des Halses. Es handelt sich mehr um entzündliche Prozesse.

Sonstige Mittel

Glonoinum D 3—D 4 Dil.: Vasomotorisch bedingtes Zungenbrennen im Sinne einer Akroparästhesie.
Sempervivum tectorum ⌀: Zur lokalen Anwendung.

Weitere Maßnahmen

Vitaminreiche Nahrung, evtl. Nicotinsäureamid und Lactoflavin.
Vitamin B_{12} und Ferrum bei Anämien.

Glottisödem

Behandlung nach den üblichen Gesichtspunkten der Allgemeinmedizin.

Von homöopathischen Mitteln kommen besonders **Apis D 3**—D 6 Dil. und **Arum triphyllum** D 3 Dil. in Betracht.

Benachbarte entzündliche Prozesse, die zu Ödem führen können, wird man mit den entsprechenden Entzündungsmitteln behandeln. Bei Ödem nach Bienenstichen hat sich besonders **Calendula** Ø bewährt.

Grippe

Die Tatsache, daß bei sachgemäßer homöopathischer Behandlung ernstere Komplikationen selten sind, ist auch bei der Grippe feststellbar. Der Patient wird unter dem Schutz der jeweils passenden Arzneimittel sicher von Stadium zu Stadium geleitet, ohne daß die toxische Lokalisation irgendwelchen stärkeren Schaden anrichten kann. Wenigstens wird es sich nur um relativ seltene Fälle handeln, bei denen es nicht gelingt, durch die Kombination naturheilkundlicher Mittel mit der Homöopathie der Krankheit die Gefährlichkeit zu nehmen.

Um eine Dränage der schädlichen Toxine vorzubereiten, ist es zweckmäßig, beim Anfang jeder Grippe einige Gaben **Sulfur** D 4—D 6 zu geben. Dieses Mittel kann auch in der Rekonvalescenz und bei drohender Pneumonie unersetzlich sein. Sodann wird man sich der von der Homöopathie gebotenen Vorbeugungsmittel bedienen. Namentlich **Camphora Rubini** und **Eucalyptus** D 1 haben einen guten Ruf, wenn man sie in häufigen Gaben gleich beim ersten Frösteln und Unwohlsein einnimmt. Im übrigen wird man jedem funktionellen Schadenzustand mit den entsprechenden homöopathischen Mitteln begegnen. Auch gegen gleich anfänglich schwer erscheinende Formen ist man gerüstet; hier verdient vor allem **Pyrogenium** Beachtung.

Aconitum D 3—D 6 Dil. oder Tabl., **Bryonia D 2**—D 4 Dil., **Gelsemium D 3**—D 4 Dil., **Eupatorium perfoliatum D 1**—D 3 Dil., **Ferrum phosphoricum** D 6 Tabl., **Sulfur D 4**—D 6 Dil. oder Tabl.

Organo- und Histotropie

Aconit.: Gefäßsystem, Sympathicus.

Bryonia: Zellgewebe, Schleimhäute, Serosa, Synovia.

Gelsem.: Nervensystem, Schleimhäute.

Eupator. perfol.: Schleimhäute, Gefäßsystem, Muskulatur.

Ferr. phos.: Orte der Infektabwehr, Reticuloendothel, Nebennieren, Blut und Gefäße.

Sulfur: Nebennieren, Reticuloendothel, Haut, Gefäße.

Funktiotropie

Aconit.: Erstes Stadium der Entzündung. Primäre Ischämie mit sekundärer Hyperämie. Angst, Unruhe, Schweißlosigkeit, Durst, hohes Fieber. Parästhesien. Folgen plötzlichen Temperaturwechsels. Besserung durch eintretenden Schweiß.

Bryonia: Zweites Entzündungsstadium. Lokalisierung. Exsudation. Obstipation. Trockenheit der Schleimhäute, Durst auf große Mengen kalten Wassers. Besserung durch Ruhe und Druck. Schlechter durch jede Bewegung. Trockener, schmerzhafter Husten. Atmung oft abdominell.

Gelsem.: Mehr passive Kopfkongestion. Nervöse Depression mit betrunkenem Aussehen. Hypotonie und Hyperthermie. Weicher Puls. Kein Durst. Paresen.

Eupat. perfol.: Zerschlagenheitsschmerz, bes. bei Bewegung. Wenig Schweiß. Periodisches Fieber. Schmerzhafter Husten. Galleerbrechen. Durst. **Sulfur** folgt gut.

Ferr. phos.: Nicht befriedigende Immunitätslage, schlechte Abwehr. Weicher Puls. Blutungsneigung. Durst, Schweiße, Erbrechen. Ruhigliegen im Fieber. Meist häufiger angezeigt als Aconitum.

Sulfur: Wirkt als Reaktionsmittel durch seine protoplasmaaktivierenden Eigenschaften. Bewirkt bessere Funktion der Nebennierenrinde. Zentrifugale Wirkung: entlastende Hauterscheinungen treten beispielsweise auf.

Modalitäten und Typisches

Aconit.: Plötzlicher Beginn der Erkrankung. „Kein Tropfen Schweiß".

Bryonia: Nur angezeigt, wenn Schmerzen da sind. Die Krankheit ist bereits lokalisiert.

Gelsem.: Nervöse Erscheinungen zur Wahl erforderlich.

Eupat. perfol.: Galleerbrechen, Schweißlosigkeit, Knochenschmerzen, Unruhe.

Ferr. phos.: Weicher Puls. Stilliegen im Fieber.

Sulfur: Urobilinogenurie. Brennende Trockenheit mit Neigung zum Entblößen. Wichtig auch in der Rekonvalescenz.

Sonstige Mittel

Phytolacca D 3 Dil.: Zerschlagenheit, Halsschmerz.

Mercurius solubilis D 4—D 6 Tabl.: Frostschauer und Schweiße.

Chininum arsenicosum D 4 Tabl.: Neigung zur Malignität. Auch Rekonvalescentenmittel.

Ipecacuanha D 3—D 4 Dil.: Katarrhalische Erscheinungen.

Antimonium tartaricum: D 4—D 6 Tabl.: Rasselnder Atem. Auswurf kommt nicht heraus. Muß sitzen.

Phosphorus D 5—**D 6** Dil.: Bronchopneumonie, Cyanose.

Pyrogenium D 8—**C 30** Dil.: Maligne Form, aber auch sonst bewährt; zu geben, solange das Frieren anhält.

Camphora Rubini: Im ersten Anfang der Erkrankung. Kumulativ zu geben.

Antimonium crudum D 4 Tabl.: Schlummersucht. Magendarmerscheinungen.

Cytisus D 3 Dil. und **Tabacum D 4**—D 6 Dil.: Cerebrale Form mit Schwindel.

Alfafa D 1 Dil., **Avena sativa** ⌀: Mittel für die Rekonvalescenz.

Crataegus ⌀ und **Spartium scoparium** ⌀—D 1 Dil.: Als Herzmittel.

Weitere Maßnahmen

Öftere Ober- und Unterkörperwaschungen mit „naßtrockenem" Tuch, abwechselnd bis zur Schweißbildung, später evtl. Wickel.

Saftfasten. Evtl. Einläufe.

Lachesis D 10 und **Acidum formicicum** D 6 erhöhen die monocytäre Abwehr in kurzer Zeit (Injektion).

Spenglersan G. Nisylen. Biostreptosan G.

Haematemesis

Hamamelis Ø, **Phosphorus** D 6 Dil., **Kreosotum D 4**—D 6 Dil.

Funktiotropie

Phosphor.: Eins der Mittel, die bei Neigung zu Blutungen der verschiedensten Art immer wieder in Frage kommen. Haemorrhagische Diathese; Bluterbrechen bei Carcinom; schwere Gastritis. Kaltes Getränk wird erst nach dem Warmwerden im Magen erbrochen. Typisch: Heißhunger und Erbrechen, mit Dyspepsie.

Hamamelis: Experimentell sichergestellte styptische Wirkung. Kann auf die Diagnose hin gegeben werden.

Kreosot.: Kalte Getränke werden nicht gut toleriert. Tpyisch sind Kachexie und Appetitlosigkeit. Schwere Gastritis, Carcinom usw.

Sonstige Mittel

Cadmium sulfuricum D 6 Dil., **Geranium maculatum** Ø, **Ipecacuanha** D 4 Dil., **Millefolium** Ø—D 2 Dil., **Trillium pendulum** Ø—D 1 Dil., **China** D 2 Dil., **Acidum sulfuricum** D 2 Dil.

Haematurie

Wenn eine Haematurie auf einen nephritischen Prozeß zurückgeht, wird sie andere Mittel benötigen als bei einer ulcerösen Cystitis oder einer Steinhaematurie. Die diagnostische Klärung geht also allem voran. Man vergleiche daher die etwa in Frage kommenden Diagnosen. Nichtsdestoweniger ist es ein Vorteil, mehr symptomatisch wirkende Arzneimittel in der Hand zu haben, um eine Schwächung des Patienten zu verhindern. **Natrium nitricum, Hamamelis** und **Terebinthina** sind dafür oft zweckmäßig.

Arnica D 3 Dil. oder Tabl., **Terebinthina** D 4 Dil., **Kalium chloricum** D 4 Dil., **Natrium nitricum** D 3 Dil., **Secale D 2**—D 3 Dil., **Colchicum** D 3 Dil.

Spezielles

Arnica: Traumatische Genese. Roter Hochdruck.

Terebinthina: Oft Hauptmittel. Häufig nephritische Genese.

Kal. chloricum: Haemorrhagische Diathese mit nephrotisch-nephritischen Mischformen; Stomatitis.

Natr. nitr.: Einfluß auf die Blutgerinnung.

Secale: Langanhaltende dünne, dunkle Blutungen bei Kachektikern sind typisch. Parästhesien; Krampfneigung, blasser Hochdruck.

Colchicum: Akuter Reizzustand der Nieren im Sinne einer akuten Glomerulonephritis. Erkältungsfolgen. Allergische Bedingtheit (Kälteallergie).

Sonstige Mittel

Lachesis D 8—**D 12**—C 30 Dil. und Tabl.: Thrombotisch-embolisch-septische Prozesse.

Acidum carbolicum D 4 Dil.: Haematurie und Oligurie.

Acidum nitricum **D 3—D 4** Dil.: Ulceröse Prozesse.
Berberis D 2—D 4 Dil.: Steinleiden.
Aconitum D 2 Dil.: Sofort nach Kälteschädigung.
Erigeron canadensis D 1—D 2 Dil.: Hellrote Blutung mit Blasen- und Mastdarmreizung.
Crotalus D 8—C 30 Dil.: Ähnlich Lachesis.

Weitere Maßnahmen

Calcium-Rutinion (Injektionen) oder sonstige Rutinpräparate.

Haemophilie

(s. auch Purpura haemorrhagica)

Phosphorus in höheren Potenzen ist das Hauptmittel.
Wichtig sind ferner: **Crotalus** D 10—D 15 Dil., **Acidum sulfuricum** D 2 Dil.

Haemoptoë

Acalypha indica D 3 Dil., **Hamamelis** Ø—D 2 Dil., **Arnica** D 3 Tabl., **Ferrum phosphoricum D 6**—D 12 Tabl., **Ipecacuanha** D 4 Dil. oder Tabl., **Millefolium** Ø—D 2 Dil., **Cactus grandiflorus** D 2 Dil., **Ledum** D 3 Dil.

Organo- und Histotropie

Alle Mittel haben Beziehungen zu den Kapillaren und zum Gefäßsystem.

Funktiotropie

Acalypha: Sehr gelobt. Blut morgens hell, abends dunkel. Trockener Husten geht der Blutung voraus.
Hamamelis: Mehr dunkle und passive Blutung. Wirkung auf die Venenwände.
Arnica: Folgen von Traumen und Überanstrengungen.
Ferr. phos.: Bei bestehendem Fieber und nach Erkältungen. Blutwallungen, Schweißneigung; schlechter nachts.
Ipecac.: Hellrotes Blut. Schnappen nach Luft, kühler Schweiß. Periodisches Auftreten von Störungen.
Millefolium: Profuse hellrote Blutung ohne Angst. Gut i. W. mit **Trillium pendulum** D 1 Dil.
Cactus: In Verbindung mit Herzleiden auftretend. Wallungen, Schnürgefühl.
Ledum: Haemoptoe der Trinker und Rheumatiker.

Modalitäten und Typisches

Hamamelis: Venöse Stauungen. Kapilläre und venöse Blutungen.
Arnica: Zerschlagenheitsgefühl. Kopfkongestion bei kaltem Körper.
Ferr. phos.: Bes. bei jugendlichen Anämikern angezeigt.
Ipecac.: Ständiges Übelkeitsgefühl.
Millefolium: Cutis marmorata.

Cactus: Periodizität, Schnürgefühl und Blutung.
Ledum: Ausgesprochene Besserung durch Kälte.

Sonstige Mittel

Lachesis D 8—**D 12**—C 30 Tabl. und Dil.: Septiforme Zustände, embolische Lungenprozesse.

Aconitum D 3—D 6 Dil.: Akute Zustände mit Angst, Unruhe, Fieber, vollem, hartem Puls.

Erigeron canadensis D 1—D 2 Dil.: Ruckweise fließendes, hellrotes Blut.

Secale D 1—D 2 Dil.: Dunkle langanhaltende Sickerblutung, dabei Parästhesien.

Phosphorus D 6—C 30 Dil.: Haemophilie, Pneumonie.

Carbo vegetabilis C 30—D 6 Dil. und Tabl.: Zu versuchen bei schwersten, fast hoffnungslosen Fällen. Kollaps, dunkle Blutung. Cyanose.

Weitere Maßnahmen

Kongorot 1%ig, 5 ccm langsam i. v.
Auch die langsame intravenöse Injektion von 5—6 ccm **Formicain** kommt in Frage.

Haemorrhoiden

Die Haemorrhoidenbehandlung gehört zu den Stärken der Homöopathie. Es ist selten, daß man keinen Erfolg erzielt. Dabei ist die Wahl des Mittels meist nicht schwer. Ja es gibt einige Arzneien, die man mit Erfolgsaussicht geradezu auf die Diagnose hin verordnen kann. Dazu gehören vor allem die näher charakterisierten Mittel. Eine Komposition aus **Aloe, Aesculus** und **Hamamelis,** oder — dem homöopathischen Arzt sympathischer — der abwechslungsweise Gebrauch dieser Mittel hat sich beispielsweise als wirksam erwiesen.

Wichtig ist es aber vor allem, herauszubekommen, worauf die Haemorrhoidenbildung beruht. Chronische Darmkatarrhe, gynäkologische Leiden, Herzkrankheiten, Leberleiden usw. als Ursache verlangen oft Mittel, die mit Haemorrhoiden wenig zu tun zu haben scheinen. Das kausale Vorgehen sichert hier erst den mit organotropen Mitteln erzielten Erfolg auf die Dauer.

Hamamelis Φ—D 2 Dil., **Aesculus** D 3 Dil. oder Tabl., **Aloe** D 3 Dil., **Nux vomica** D 6 Dil. oder Tabl., **Sulfur** D 6 Dil. oder Tabl.

Organo- und Histotropie

Hamamelis: Venenwände.
Aesculus: Venen.
Aloe: Mastdarm, Pfortadervenen.
Nux vom.: Darmnervenplexus, Leber, Pfortader.
Sulfur: Haut, Schleimhäute, Venen.

Funktiotropie

Hamamelis: Tonisiert die Venenwände; wirkt styptisch.

Aesculus: Besserung des Allgemeinbefindens durch Bewegung und im Freien. Wirres Erwachen morgens. Obstipationsneigung. Lokalbeschwerden oft durch Wärme gebessert. Ein recht zuverlässiges Mittel.

Aloe: Mehr Durchfallsneigung. Unzuverlässigkeit des Sphinkter ani. Lokalbeschwerden werden durch kalte Umschläge gebessert. Während der Regel Verschlimmerung. Zwang zum Kratzen der Haemorrhoiden.

Nux vom.: Dyskinetisch-spastische Obstipation, seltener spastische Durchfälle. Reflexübererregbarkeit. Vegetative Dystonie. Pfortaderstauung. Folgen von Arzneimittelmißbrauch.

Sulfur: Prästatische, arteriell-venöse Hyperaemie. Entblößungsneigung. Allgemeine Stoffwechselbelastung. Autotoxische Krisen. Obstipation vorwiegend, aber auch Morgendiarrhoe. Roter Hochdruck. Allgemein besser durch Bewegung, schlechter durch Bettwärme und Stehen. Alternieren der Haemorrhoidalbeschwerden mit anderen Leiden (ähnlich Abrotanum in diesen Fällen). Oft das Grundmittel und dann in hohen Potenzen zu geben.

Modalitäten und Typisches

Hamamelis: Dunkle, passive Blutungen. Hitze, bes. feuchte, wird nicht vertragen.

Aesculus: Pflockgefühl in der Articulatio sacroiliaca. Splitterschmerz im Mastdarm.

Aloe: Schließmuskelstörung.

Nux vom.: Häufiger frustraner Stuhldrang.

Sulfur: Starke Rötung aller Körperöffnungen.

Sonstige Mittel

Arsenicum D 5—D 6 Dil. i. W. mit **Belladonna** D 6 Dil.: Bewährt bei zur Einklemmung neigenden, entzündeten Haemorrhoiden.

Acidum nitricum D 3—D 4 Dil.: Splitterschmerz, Rhagaden.

Antimonium crudum D 4 Tabl.: Schleimhaemorrhoiden, After nässend, dünner Stuhl mit harten Knollen.

Magnesium muriaticum D 4 Tabl., **Lycopodium** D 3—D 6 Tabl., **Carduus marianus** ⌀—D 1 Dil.: Begleitende Leberleiden.

Sepia D 4—D 6 Tabl.: Begleitende gynäkologische Leiden, Obstipation.

Capsicum D 4 Dil.: Hyperacidität, Brennschmerz. Wirkt vor allem bei plethorischen Fettsüchtigen.

Coffea D 3 Dil.: Starkes Jucken.

Collinsonia D 1 Dil.: Hartnäckige Obstipation, bes. bei Graviden.

Calcium fluoratum D 6 Tabl.: Als Gewebsmittel für die Venen.

Podophyllum D 4 Dil.: Haemorrhoiden mit Neigung zu Aftervorfall.

Ferrum muriaticum D 6 Dil.: Dauernde kleine Haemorrhoidenblutungen.

Millefolium ⌀—D 2 Dil.: Mehr aktive Blutung.

Ammonium carbonicum D 2—D 3 Dil.: Frische Haemorrhoiden mit katarrhalischer Schleimabsonderung.

Weitere Maßnahmen

Bei stärkeren Beschwerden Blutegel um den After herum ansetzen. Calendula ⌀, Aconitum ⌀ in Lösung als Kompressen bei entzündeten Haemorrhoiden.

Hametum-Haemorrhoidal-Zäpfchen, bes. bei Blutungsneigung.

Sitzbäder mit stark verdünnter Salz- oder Salpetersäure.

Auch durch **Akupunktur** kann man auf die Haemorrhoiden Einfluß gewinnen. Man punktiere mit Gold 2 Querfinger vor und unterhalb des inneren Knöchels; mit Silber

3 Querfinger lateral und etwas unterhalb vom ersten Sakralloch sowie an der hinteren Außenseite des Unterschenkels in der Mitte zwischen Knöchel und Kniegelenkspalt.

Harnsaure Diathese

Um einen Einfluß auf diese Störung zu nehmen, muß man die Mittel langfristig nehmen lassen. Sie haben alle ihren Wert vielfältig bewiesen. Als kleinen Kunstgriff habe ich die Verordnung von hohen Tuberculinpotenzen und die gelegentliche Injektion einer hohen Potenz von Ameisensäure schätzen gelernt.
Berberis D 2—**D** 4 Dil., **China** D 4—**D 6** Dil., **Natrium sulfuricum** D 3—**D 6**—D 15 Tabl. und Dil., **Lycopodium** D 6 Tabl., **Acidum benzoicum D 2**—D 4 Tabl.

Organo- und Histotropie

Berberis: Leber, Niere.
China: Blut, Milz, Leber, Duodenum, periphere Nerven.
Natr. sulf.: Leber, Duodenum, Dünndarm.
Lycopod.: Leber, Niere, Haut.
Acid. benz.: Haut, Niere, Gelenke.

Funktiotropie

Berberis: Schweißneigung, Frostigkeit, Obstipation, Schwäche. Satziger, flokkiger Urin. Ausstrahlende Lendenschmerzen.
China: Periodisches Auftreten von Beschwerden. Schwäche, Hinfälligkeit, Anämisierung, Hypotonie. Unverdaute Stühle nach dem Essen und nachts. Schlechter durch Berührung und Kälte. Schweiß mit starkem Durst.
Natr. sulf.: Regulierung der Leberfunktion und des Wasserhaushaltes. Frostigkeit, Morgendiarrhoe. Verschlechterung durch Linksliegen.
Lycopod.: Primäre Hepatopathie mit Uraturie. Insuffizienz proteinabbauender Leberfunktionen. Verschlimmerung in den Nachmittagsstunden (16—20 Uhr) sowie durch Wärme und Ruhe. Obstipation; geringe Schweißneigung.
Acid. benz.: Wahrscheinlich fermentative Hemmung des Eiweißabbaues. Qualitativ und quantitativ irreguläre Diurese. Patient riecht urinös. Reichliche, nicht erleichternde Schweiße, viel Durst. Arterieller Erethismus. Schlechter nachts und in Ruhe.

Modalitäten und Typisches

Berberis: Lendenschmerz, roter Urinsatz.
China: Völlegefühl und Heißhunger. Anämie und Periodizität.
Natr. sulf.: Verschlimmerung durch feuchtes Wetter und feuchte Örtlichkeiten (Hydrogenoide Konstitution).
Lycopod.: Nachmittagsverschlimmerung, Obstipation. Meteorismus.
Acid. benz.: Hippursäuregeruch des Urins.

Sonstige Mittel

Urtica urens Ø: Fördert Uratausschwemmung.
Acidum formicicum D 30 (Injektion), **Tuberculinum** D 15—C 30 Dil. und höhere Potenzen.

Calcium carbonicum D 12—**C 30** Dil., **Sepia D 6**—C 30 Dil., **Calculi renales** D 4—**D 6** Tabl., **Sarsaparilla** D 3 Dil., **Mercurius dulcis** D 3 Tabl., **Antimonium crudum D 4**—D 6 Tabl., **Lithium benzoicum** D 3 Trit., **Silicea** D 6 Tabl.. i. W. mit **Natrium phosphoricum** D 6 Tabl., **Tuberculinum novum Kochii** in hohen Potenzen und seltenen Gaben.

Weitere Maßnahmen

Nach internistischen Gesichtspunkten. Diät.

Spenglersan R und **T.**

Hemeralopie

Lycopodium und **Thuja** vorzugsweise in höheren Potenzen gelten als Hauptmittel. Daneben gebe man täglich mehrmals **Calendula** ∅—D 2 Dil.

Sonstige Mittel

Reichlich Vitamin A.

Hepatitis

Die vier nachfolgend aufgeführten Mittel sind bei der akuten Hepatitis von unbestreitbarem Wert. Ich habe immer gern zwei Mittel im Wechsel gegeben und von **Phosphorus—Aconitum** sowie von **Bryonia—Mercurius solubilis** gute Wirkung gesehen. Statt Phosphorus kann man auch **Acidum phosphoricum** D 2—D 3 Dil. einsetzen, namentlich wenn stärkere enteritische Erscheinungen, Darmblutungen und Petechien den Fall komplizieren. Mercurius solubilis gab ich ferner gern im Wechsel mit dem hier nicht genannten **Chelidonium.** Groß ist auch der Wert der Schlangengift-Injektionen **(Lachesis, Naja).**

Man vergleiche ferner die bei anderen Gallen- und Leberkrankheiten angegebenen Mittel.

Bryonia D 2—D 6 Dil., **Phosphorus** D 6—**D 12**—C 30 Dil., **Mercurius solubilis D 4**—D 6 Tabl., **Aconitum D 1**—D 2 Dil.

Organo- und Histotropie

Bryonia: Leber, perihepatische Serosa, Schleimhäute.

Phosphor.: Leberparenchym und Leberendothelien.

Merc. sol.: Leber, Colon, Niere, Gingiva.

Aconit.: Nervensystem und Gefäße.

Funktiotropie

Bryonia: Trockenheit der Schleimhäute, Obstipation, Durst; Ikterus. Besserung durch Druck und rechte Seitenlage. Auslösung der Funktionsstörung durch Erkältung, Ärger, Infekt.

Phosphor.: Zusammenbruch des Leberparenchyms und Vorstadien. Fettige Degeneration, starker Ikterus. Blutungsneigung. Apathie. Kalte Getränke lindern vorübergehend, werden dann aber erbrochen.

Merc. sol.: Akute Form der Hepatitis, weiche Stühle, Ikterus. Ausgesprochene

Schweißneigung; Tenesmen; nächtliche Verschlimmerung. Unmöglichkeit rechts zu liegen.

Aconit.: Erstes, heftiges Entzündungsstadium. Reguliert die Durchblutung durch Beeinflussung der Funktion des sympathischen Organnervenplexus.

Modalitäten und Typisches

Bryonia: Stechender Schmerz. Besserung durch eine Lage, die die erkrankten Segmente entspannt.

Phosphor.: Blutungsneigung.

Merc. sol.: Frostschauer und nicht erleichternde Schweiße.

Aconit.: Angstvolle Unruhe. Arterieller Erethismus.

Sonstige Mittel

Antimonium crudum D 4 Tabl.: Hepatitis epidemica (nach *Mezger*).

Lachesis D 8—**D 12**—C 30 (Injektion): Absceßneigung, septiformer Verlauf.

Lycopodium D 3—**D 6**—C 30 Tabl. und Dil.: Primär chronische Hepatitis.

Taraxacum D 2 (i .v. Injektion alle 2 Tage). Gelobt. (Kurzfristige fieberhafte Reaktion möglich.) D 1 innerlich: Hepatitis mit Verstopfung.

Naja tripudians D 8—C 30 (Injektion): Hepatitis mit typhös-septischen Erscheinungen.

Carduus marianus ∅: Organotropes Lebermittel. Bei chronischen und akuten Fällen anwendbar. Mehr Verstopfung.

Nux vomica D 4—C 30 Dil.: Behebt Dysfunktion der vegetativen Steuerung.

Sulfur colloidale D 4 Tabl.: Bes. wichtig zur Nachbehandlung. Längere Zeit unter Einschaltung von Pausen zu nehmen.

Weitere Maßnahmen

Adeps suillus D 6 in Form subkutaner Injektionen wird als schnell wirksam empfohlen *(Witzel)*.

Diät, Lendenwickel. Vitamin A. Calcium i. v.

Novocain paravertebral; **Synkavit.**

Herpes zoster

Mezereum D 3 Dil., **Ranunculus bulbosus** D 3 Dil., **Mercurius solubilis D 4**—D 6 Tabl., **Arsenicum** D 6 Tabl. oder Dil.

Organotropie

Die genannten Mittel besitzen sämtlich ausgesprochen organotrope Hautbeziehungen.

Funktiotropie

Mezereum: Kältegefühle begleiten die neuralgiformen Beschwerden des Zoster. Lokale Wärme oder Bettwärme werden abgelehnt.

Ranunc. bulb.: Intercostalzoster. Der Schmerz ist schon vor der Eruption heftig. Bläuliche Bläschen.

Merc. sol.: Verzögerte Abheilung; nächtliche Verschlimmerung der Beschwerden. Eiterungsneigung und Schweiße.

Arsen.: Ein Hauptmittel bei der neuralgischen und gangränösen Form. Brennende Schmerzen, die durch Wärmeanwendung gelindert werden. Nächtliche Verschlimmerung.

Sonstige Mittel

Methylenum coeruleum D 3 Dil.: Bei neuralgischen Schmerzen öfters bewährt.
Rhus toxicodendron D 6 Dil.: Neigung zu Eiterung, Wärmeverlangen, Unruhe nachts.
Euphorbium D 4—D 6 Dil.: Beseitigt am sichersten den Brennschmerz.
Cantharis D 4—**D 6** Dil.
Tellurium D 4 Tabl.

Weitere Maßnahmen

Plantago ∅ lokal.
Novocaininfiltration.
Das Mistelpräparat **Plenosol** wird gegen die hartnäckigen Folgeneuralgien gelobt.
Lumière empfiehlt i. v. (evtl. auch i. m.) Injektionen von 10 ccm Magnesiumthiosulfat 10%ig.
Formicain (Injektionen). Im Bereiche der Affektion Quaddelung.
Die **Akupunktur** (längs des Verlaufes der Schmerzen Silbernadeln) kann auffallend wirken. Bezüglich weiterer Akupunkturpunkte informiere man sich in der Spezialliteratur.

Heufieber

Die Ergebnisse der homöopathischen Heuschnupfenbehandlung sind nicht einheitlich. Manchmal gelingt eine gute Einflußnahme, in anderen Fällen scheint jede Bemühung vergebens zu sein. Dies gilt auch für die Ameisensäure- und die Kupferameisensäure-Behandlung. Bei letzterer sah ich Fälle, die durch wenige Injektionen mit sehr geringen Beschwerden über die kritische Zeit hinweggebracht werden konnten, andere Patienten reagierten darauf aber überhaupt nicht. Es scheint, daß die Differenzierung der Mittel nach der Art des Auftretens der Anfälle und ihrer Symptomatik relativ wenig leistet. Der konstitutionellen Behandlung ist wohl der größere Wert beizumessen. Auch die Behandlung mit Antihistaminsubstanzen befriedigt nicht. Kuren wie die Pervitinkur sind wegen der Gefahr des Süchtigwerdens und der unphysiologischen stoßartigen Wirkung ebenfalls nur für besondere Fälle zu reservieren.

Acidum formicicum D 12 (Injektionen), **Arsenicum** D 6—**D 12** Dil., **Aralia racemosa** ∅—D 3 Dil., **Silicea** D 12 Tabl.

Organo- und Histotropie

Acid. form.: Haut, Schleimhäute.
Arsen.: Schleimhäute, Vagus, Kapillaren.
Aralia: Vagus.
Silicea: Schleimhäute, Zellgewebe.

Funktiotropie

Acid. form.: Desallergisierend und prophylaktisch.
Arsen.: Vom Zentralnervensystem aus und lokal wirkend.

Aralia: Über den Vagus wirkend.
Silicea: Den Mineralstoffwechsel beeinflussend. Gestörte Thermogenese.

Modalitäten und Typisches

Acid. form.: Schweißneigung (Hände und Füße).
Arsen.: Nächtliche Verschlimmerung; Besserung durch Wärme.
Aralia: Krampfartiger Husten nach dem ersten Schlaf.
Silicea: Frostigkeit, stinkende Lokalschweiße.

Sonstige Mittel

Kalium phosphoricum D 6 Tabl., **Sabadilla** D 3 Dil., **Euphorbium** D 6 Dil.
Gelsemium D 4 Dil., **Justicia** D 6 Dil., **Arsenum jodatum** D 6 Dil.
Cuprum formicicum D 4—D 5 (Injektionen) bzw. **Cupridium.**
Psorinum D 15—C 30 Dil. (seltene Gaben). **Solidago** D 2 Dil.

Weitere Maßnahmen

Eigenurin (Tagesurin) 0,5 ccm verdünnt i. m.; nach Reaktion wiederholen.
10 ccm einer 10%igen Lösung Magnesiumthiosulfat, möglichst intravenös, von *Lumière* empfohlen.
Normergen P (Trockenserum) *[Madaus]*. Soventol.
Apis D 4-Injektionen, subcutan.
Gyncedo (anthroposophisches Mittel) wird gelobt; dgl. Injektionen von Flores tritici D 12, Formica D 6 und Vespa communis D 6 āā (Fertige Ampullen bei Weleda).
In der Mitte der Behandlung schalte man ein **Tuberculin** in höherer Potenz ein.
Zwei **Akupunktur**punkte seien genannt, von denen der erste mit Gold, der zweite mit Silber punktiert wird. 1. Dorsale Handfläche im proximalen Winkel vom Metarcarpale 1 und 2; 2. am oberen Ende der Nasolabialfalte.
Biostreptosan N zur lokalen Anwendung.

Hordeolum

Pulsatilla D 4 Dil., **Hepar sulfuris** D 4 Tabl., **Staphisagria** D 4—**D 6** Dil., **Silicea** D 6 Tabl., **Belladonna D 4**—D 6 Tabl., **Apis D 3**—D 6 Tabl., **Mercurius solubilis D 4**—D 6 Tabl.

Neben den Entzündungsmitteln
Belladonna
Apis
Mercurius solubilis
Hepar sulfuris
Silicea,
die hier in der Reihenfolge angeführt sind, wie sie den Entzündungsstadien entsprechen, sind Staphisagria und Pulsatilla die Hauptmittel.
Eine genauere Differenzierung ist meist nicht nötig.
Im Bedarfsfalle kann man auch zwei Mittel im Wechsel geben; allerdings soll man die Reihenfolge der Entzündungsmittel einhalten und nicht etwa Mercurius nach Silicea geben. Im Beginn der Entzündung kann man auch **Belladonna** D 4 i. W. mit **Mercurius jodatus ruber** D 3 Tabl. geben.

Sonstige Mittel

Platanus occidentalis Ø—D 2 Dil.
Calcium fluoratum D 6 Tabl.
Kreosotum D 4 Dil.
Tuberculinum C 30 Dil. und höhere Potenzen.
Graphites D 4—C 30 Tabl. und Dil.
Sulfur jodatum D 6 Tabl.: Auch bei Chalazion empfohlen.

Weitere Maßnahmen

Calendula Ø, 1 : 10 verdünnt, zu heißen Umschlägen.
Dauernde Rezidive sollten Veranlassung geben, ein **Tuberculin** (z. B. **Marmorek** D 15—C 30) einzuschalten. Dies darf aber nicht am Anfang der Behandlung geschehen.

Hydrocele

Diese Affektion wird in der Regel chirurgisch angegangen. Es wird aber auch von Heilungen durch den Gebrauch innerlicher Mittel berichtet. In Frage kommen: **Abrotanum** D 1 Dil., **Apis** D 3—D 4 Tabl.

Von der französischen Homöopathie werden ferner höhere Potenzen von **Tuberculinum** und solche, die aus der Hydrocelenflüssigkeit hergestellt werden, empfohlen.

Hydrocephalus

Zincum D 6 Tabl., **Apisinum D 3**—D 6 Tabl.
Diese beiden Mittel, im Wechsel genommen, sind die Hauptmittel.
Weiterhin kommen zur Anwendung:
Helleborus D 1 Dil., **Calcium phosphoricum** D 6 Tabl., **Calcium carbonicum** C 30 Dil., **Tuberculinum und Syphilitinum** in hohen Potenzen und seltenen Gaben.

Hypacidität

Die Hypacidität ist im strengen Sinne keine Krankheit, sondern nur ein Symptom. Eine genaue Untersuchung, die ihre Entstehung und Unterhaltung aufzuklären hat, ist daher erforderlich. Es ist dabei wichtig, festzustellen, inwieweit psychische, endokrine Faktoren oder Ernährungsschäden, Anämien, Leberleiden u. a. dabei mitwirken. Eine alleinige Substitutionsbehandlung befriedigt nicht.

Wenn man unterstellt, daß gewisse Toxine durch die Magenschleimhaut ausgeschieden werden, so wird man sie mit geeigneten Mitteln zu dränieren suchen. Bei inaktiven, tuberkulösen Infekten kann hier beispielsweise Pulsatilla gute Dienste leisten. Im übrigen lernte ich Graphites und Atropinum sulfuricum schätzen. Was Nux vomica anbetrifft, so wirken die angegebenen tiefen Potenzen mehr symptomatisch. Man kann aber das Mittel auch in mittleren Potenzen (D 12) verordnen. Im Wechsel mit Graphites gegeben, ist es praktisch durchaus brauchbar, wenn auch die theoretische Begründung dieses Vorgehens auf Schwierigkeiten stößt.

Graphites D 6—C 30 Tabl. und Dil., **Hydrastis** D 3 Dil., **Nux vomica** D 2 Dil. (D 12), **Atropinum sulfuricum** D 8—D 12 Dil.,**China D 1**—D 3 Dil.

Organo- und Histotropie

Graphit.: Haut, Schleimhäute, Inkretionsorgane.
Hydrastis: Schleimhäute, Blut, Magen.
Nux vomica: Magen, Nervensystem.
China: Magen-Darm, Milz, Blut.

Funktiotropie

Graphit.: An- oder Hypacidität. Fauliges Aufstoßen, Abneigung gegen Fleisch. Besserung durch Essen. Obstipation mit Schleimfetzen. Schwache Menses. 1 Stunde nach dem Essen zu geben.
Hydrastis: Obstipation. Abmagerung. Starke Beeinflussung der Schleimhautfunktion. Atonischer Hohlbauch. „Öd und leer im Magen".
Nux vomica: In der angegebenen tiefen Potenz saftlockend.
Atropin. sulf.: In der höheren Potenz den Sympathicus entspannend und dadurch zu einem vagalen Überwiegen führend.
China: Sekretionsfördernd und tonisierend. Einer evtl. ursächlichen Anämie entgegenwirkend. Sattheit nach wenigen Bissen. Tympanie des ganzen Bauches.

Modalitäten und Typisches

Graphit.: Rhagadenbildung, chronische Ekzeme. Obstipation mit Schleimfetzen.
Hydrastis: „Entkräftet-katarrhalisch". Präcancerose.
Nux vomica: Atonie des Magens (gilt für tiefe Potenz).
Atropin. sulf.: Klinisch erprobt.
China: Durchfallneigung; Anämie. Periodisches Auftreten von Erscheinungen. Folge von Säfteverlusten.

Sonstige Mittel

Ferrum phosphoricum D 3—**D 6** Tabl.: Anämie, Durchfälle, nächtliches Erbrechen.
Bryonia D 4—D 6 Dil.: Febril bedingte An- und Subacidität. Blockierung der Schleimhauttätigkeit.,
Pulsatilla D 4—D 6 Dil.: Endokrin mitbedingte Subacidität. Fettintoleranz; schwache Menses.
Carbo vegetabilis D 4—**D 6** Tabl.: Atonie und Meteorismus; Gärungsprozesse. Fettintoleranz.
Abies nigra D 3 Dil.: Druckgefühl im Magen wie „hartgekochtes Ei". Hypoperistaltik.
Asa foetida D 3—**D 4** Dil.: Explosives, ranziges Aufstoßen, Meteorismus. Peristaltik wie umgekehrt.
Lycopodium D 3—**D 6** Tabl.: Begleitende Hepatopathie. Atrophische Magenkatarrhe. Völlegefühl nach wenigen Bissen. Atonie.

Weitere Maßnahmen

Kaffeekohle. Rohes gehacktes Sauerkraut.
Lendenwickel oder kühle Aufschläge mit Essigwasser.

Evtl. Substitutionsbehandlung.
Meerwasser-Trinkkur (z. B. Biomaris).
Hält man ein Bittermittel für nötig, so ist die „Jerusalemer Essenz" von *Müller*, Göppingen, empfehlenswert.
Akupunktur mit Goldnadel auf der Mitte der Fußwurzel sowie am Ansatz des musculus tibialis anterior an der lateralen Tibiafläche.

Hyperacidität

Die übliche Behandlung der Dyspepsia acida mit säureneutralisierenden und säurebindenden Mitteln läßt die Homöopathie nur als einen Notbehelf gelten. Eine gründliche Behebung der Störung ist auf diesem Wege nicht möglich; im Gegenteil, der temporären Linderung folgt oft eine vermehrte Säurebildung als Reaktion. Dagegen besitzt der homöopathische Arzt Mittel, die zwar nicht auf der Stelle wirken, aber doch sehr bald die Hyperacidität dauernd günstig beeinflussen. Schon die stark verdünnte Schwefelsäure (D 4) kann manchen Fall in Ordnung bringen. Besser wirken oft **Capsicum, Robinia** und **Iris.** In den meisten Fällen gelingt es, die Beschwerden bald zu beseitigen oder wenigstens stark zu mildern. Wie bei allen Magenfällen ist auch **Nux vomica** hier nicht zu vergessen.

Capsicum D 4—D 6 Dil., **Iris D 3**—D 6 Dil., **Nux vomica D 6**—C 30 Dil., **Robinia pseudacacia** D 3 Dil.

Organo- und Histotropie

Capsicum: Schleimhäute, Kapillaren, Harnwege, Pfortader.
Iris: Leber, Magen-Darm, Nervensystem.
Nux vom.: Magen, Nervensystem.
Robinia: Magen, Kiefergelenk.

Funktiotropie

Capsicum: Verlangsamter Stoffwechsel, Hyperacidität, Pfortaderstauung. Kapillare Stasen.
Iris: Speichelfluß, sehr saures Erbrechen. Leberfunktionsstörung, Durchfallneigung, migränoider Kopfschmerz.
Nux vom.: Spastische Obstipation (oder spastischer Durchfall). Bes. wertvoll i. W. mit **Arsenicum** D 6—D 12. Entspannt den Parasympathicus und reguliert die abdominelle Innervation.
Robinia: Obstipation wiegt vor. Spätacidität, hohe Kletterkurve. Mit Capsicum i. W. gegeben oft bewährt.

Modalitäten und Typisches

Capsicum: Brennschmerz. Typ: plethorischer Pykniker.
Iris: Verbindung mit migränoiden Kopfschmerzen.
Nux vom.: Spastische Obstipation.
Robinia: Erst spät einsetzende Übersäuerung.

Sonstige Mittel

Natrium phosphoricum D 6 Tabl.: Saurer Geschmack, saures Aufstoßen, saures Erbrechen, saure Stühle. Wird gern i. W. mit einem anderen passenden Mittel gegeben.

Acid. sulfuricum D 3—**D 4** Dil.: Bewährt, bes. bei Sodbrennen der Trinker.
Magnesium phos. D 6 Tabl.: Sodbrennen in Verbindung mit Singultus.
Magnesium carbonicum D 6 Tabl.: Hyperacidität und Hepatopathie; saure Stühle.
Piper methysticum D 6 Dil.
Aqua marina D 3 Dil.: Bei hartnäckigem Sodbrennen bewährt *(M. Schlegel).*

Weitere Maßnahmen

Heilerde. Bei Beschwerden ein walnußgroßes Stück ungesalzene Butter.
Meerwasser-Trinkkur (z. B. Biomaris).
Gelobt wird eine Kur mit Aesculuspräparaten bei intravenöser Anwendung.
Ein wichtiger **Akupunktur**punkt (Silbernadel) liegt 2 mm proximal und lateral vom Nagelwinkel der 2. Zehe (Kleinzehenseite).

Hypermenorrhoe

Calcium carbonicum D 4 Tabl. i. W. mit **Kalium carbonicum** D 4 Tabl. oder Dil. bewährten sich immer wieder bei habitueller Hypermenorrhoe.

Wichtig können werden: **Agnus castus** D 3 Dil.; **Hamamelis** Ø i. W. mit **Hydrastis** D 1 Dil.; **Folliculinum** C 30—**D 15** Dil. dämpft die Follikeltätigkeit.

Man versuche ferner: **Nux vomica** C 30 Dil. i. W. mit **China** C 30 Dil. (chronische Kur).

Chininum arsenicosum D 3—**D 4** Tabl.: Schwächezustände nach starken Blutverlusten.

Weitere Maßnahmen

Ein wichtiger Punkt für die **Akupunktur** mit Gold liegt 3 Querfinger über dem am höchsten vorspringenden Punkt des inneren Knöchels. Einstichtiefe etwa 0,7 cm.

Hyperemesis

Das Symptom des Erbrechens kann eine ganz verschiedene Ausprägung tragen und auf den verschiedensten Ursachen beruhen. Dem hat auch die Wahl des homöopathischen Mittels Rechnung zu tragen. Von der Fülle der bei Erbrechen in Frage kommenden Mittel können hier nur wenige angeführt werden. Doch soll speziell auf ein Wechselmittel hingewiesen werden, das symptomatisch immer wieder seine gute Wirkung unter Beweis gestellt hat, nämlich auf **Kreosotum** und **Phosphorus.** Die erwähnten Mittel werden ausreichen, die große Mehrzahl der Fälle günstig zu beeinflussen. Für ganz speziell gelagerte Fälle muß auch der erfahrene homöopathische Arzt in ein eingehendes Studium des Einzelfalles eintreten.

Ipecacuanha D 4 Dil., **Kreosotum** D 4 Dil., **Phosphorus** D 5 Dil., **Arsenicum** D 6 Dil. oder Tabl., **Iris D 3**—D 6 Dil.

Organo- und Histotropie

Ipecac.: Vagus, Schleimhäute, Blutgefäße.
Kreosot.: Magenschleimhäute, Haut.
Phosphor.: Endothelien, Gefäße, Schleimhäute, parenchymatöse Organe.

Arsen.: Kapillaren; Protoplasma überhaupt, Vagus, Schleimhäute.
Iris: Leber, Nervensystem, Magen-Darm.

Funktiotropie

Ipecac.: Qualvolle Übelkeit bei reiner Zunge. Erbrechen bei leerem Magen; wenig Durst. Blutungsneigung. Periodisch auftretende Beschwerden.
Kreosot.: Abmagerung, Appetitlosigkeit. Erbrechen unverdaut, mehrere Stunden nach dem Essen. Sekrete scharf, stinkend und auch blutig.
Phosphor.: Heißhunger und Erbrechen. Verlangen nach Kaltem, das nach Warmwerden im Magen wieder erbrochen wird. Halbseitiger Zungenbelag. Blutungsneigung.
Arsen.: Gastritisches Erbrechen, oft zusammen mit Durchfall. Großer Durst, Brennschmerz. Wärme bessert ausgesprochen. Große Erschöpfung. Verschlimmerung nach Mitternacht. Periodisches Auftreten der Erscheinungen. Angst, Unruhe, Todesfurcht. Vomitus matutinus der Trinker.
Iris: Ein Hauptmittel bei Graviditätserbrechen (hier bes. i. W. mit **Lobelia** D 3 Dil. bewährt). Speichelfluß. Sehr saures Erbrechen. Angiospastische Migräne.

Modalitäten und Typisches

Ipecac.: Mehr cerebrale Auslösung des Erbrechens.
Kreosot.: Insuffizienz der normalen Magenentleerung.
Phosphor.: Koppelung mit Heißhunger. „Zwirnstühle".
Arsen.: Brennschmerz und Erschöpfung.
Iris: Verbindung mit migränoidem Kopfschmerz.

Sonstige Mittel

Apomorphinum D 4—D 6 Dil.: Cerebrales Erbrechen, Seekrankheit.
Cerium oxalicum D 3 Trit.: Manchmal wirksam bei Schwangerschafts- und Seekrankheitserbrechen.
Symphoricarpus D 4 Dil.: Hat Empfehlung bei Schwangerschaftserbrechen.
Cocculus D 4 Dil.: Ein Hauptmittel bei Eisenbahnkrankheit.
Tabacum D 4—D 6 Dil.: Bei Koliken; Schwindel, kollapsartige Zustände, Menière.
Nux vomica D 4 Dil.: Folgen von Alkohol, Tabak. Pylorospastisch bedingtes Erbrechen.
Pulsatilla D 4 Dil.: Erbrechen bei vollem Magen, schmutzig-weiß belegte Zunge; wenig Schmerzen.
Antimonium crudum D 4 Tabl.: Folgen von Durcheinanderessen; kalkweiße Zunge.
Ferrum phosphoricum D 6 Tabl.: Nächtliches, schmerzloses Erbrechen bei Anämikern; dabei auch nächtliche, schmerzlose Durchfälle.
Aethusa cynapium D 3 Dil.: Milcherbrechen der Säuglinge in geronnenen Klumpen; plötzlich und bedrohlich auftretend, bald nach dem Trinken erfolgend.
Veratrum album D 3 Dil.: Brechdurchfall mit Erschöpfung und heftigen Schmerzen.
Senna D 3 Dil.: Acetonämisches Erbrechen, periodisch auftretend. Wird in Frankreich viel gegeben und gelobt.
Belladonna D 4 Dil.: Spasmen und Erbrechen bei Kleinkindern.
Jodum D 4—D 6 Dil.: Wirksam meist erst nach Eintritt der Abmagerung.

Weitere Maßnahmen

Bei Graviditätserbrechen Injektion eines Leberpräparates und von Vitamin B_1. Nebennierenrindenpräparate.

Sehr empfohlen wird auch die Injektionsbehandlung mit Eigenurin, 0,5 ccm in Lösung s. c.

Novocain 1%ig, 1—2 ccm langsam i. v.

Hyperhidrosis

Schweiße der verschiedensten Art kommen vor; ihre Behebung verlangt das Eingehen auf die Besonderheiten des betreffenden Falles. Es können hier nur einige der hauptsächlichsten Mittel genannt werden. Rein symptomatisch erreicht man mit **Salvia, Jaborandi** und **Boletus laricis** nicht selten einen Erfolg. Bei infektiös bedingten Schweißen denke man vor allem an Quecksilberpräparate. Unter den einzelnen Diagnosen findet man weitere Anhaltspunkte für die Mittelwahl. Im übrigen beachte man, daß die Art der Schweiße und ihres Auftretens die wertvollsten Anzeigen für die Wahl eines homöopathischen Mittels abgeben kann.

Mercurius solubilis D 4—**D 6** Tabl., **Jaborandi** D 3 Dil., **Salvia** Φ, **China** D 3 Dil., **Thuja D** 3—C 30 Tabl. und Dil., **Boletus laricis D 1**—D 2 Dil.

Spezielles

Merc. sol.: Infekte mit Frostschauern und nicht erleichternden, öligen, besonders nächtlichen Schweißen.

China: Schweiße aus Schwäche, verbunden mit starkem Durst.

Thuja: Schweiße von lauchartigem Geruch an unbedeckten Körperstellen.

Calcium carbonicum D 3—**D 6**—C 30 Tabl. und Dil.: Rachitische, saure Schweiße, bes. am Kopf. Feuchtkalte Extremitäten. Oft Konstitutionsmittel.

Sonstige Mittel

Silicea D 4—**D 6**—C 30 Tabl. und Dil.: Widrig stinkende Kopfschweiße, wundmachende stinkende Fußschweiße.

Psorinum D 15—C 30 Dil.: Übler Körpergeruch und übelriechende Schweiße. Heftiger Pruritus. Sehr frostige Patienten, die schon lange krank sind.

Sambucus D 3 Dil.: Trockene Hitze im Schlaf und profuser Schweiß beim Erwachen.

Veratrum album D 3 Dil.: Kalte Schweiße mit Versagen der peripheren Kreislaufregulation.

Petroleum D 3—**D 6** Dil.: Achselschweiße, Schweiße an Kopf, Händen, Füßen, Genitalien (übelriechend).

Weitere Maßnahmen

Abwaschungen mit Hamamelis-Essig.

Spenglersan G und **T.**

Hyperthyreosen

s. Basedowsche Krankheit

Hypertonie

Wenn man bei der homöopathischen Behandlung der Hypertonie seine Aufmerksamkeit lediglich auf das Symptom des Hochdruckes fixiert und Hilfe hauptsächlich von sog. blutdrucksenkenden Medikamenten sucht, wird man relativ wenig erreichen. Ganz wesentlich ist es, auch die anderen Funktionen des Körpers zu beobachten und sie mit entsprechenden Mitteln zu normalisieren. Nicht selten muß man eine Toxinbelastung des Körpers postulieren und diese dann mit angepaßten Dränagemitteln behandeln. In manchen Fällen wird man auch höhere Potenzen endokriner Organe mit Vorteil anwenden; in anderen hingegen hilft eine Hochpotenz von **Syphilitinum, Tuberculinum** o. ä. weiter. Psychische Einflußnahme und Entspannung sowie Berücksichtigung der Funktion der vegetativen Zentren **(Nux vomica, Ignatia)** werden ebenfalls häufiger erforderlich sein. Nicht nur auf der Symptomenähnlichkeit, sondern auch nach klinischen Gesichtspunkten muß man den Behandlungsplan aufbauen.

Ein Beispiel, wie die französische Homöopathie eine Hypertonie angeht, die bei einem „Sulfurpatienten" besteht, dessen Leiden auf Autointoxikation infolge ungenügender Leber- und Nierenfunktion beruht, ist recht instruktiv. Sie verordnet (die hierbei genannten Potenzen sind Einglaspotenzen):
Sulfur C 200, alle 14 Tage bis 3 Wochen eine Gabe,
Berberis D 12, einmal täglich 10 Tropfen vor dem Mittagessen,
dazu an einem Tage Nux vomica C 30, zweimal täglich eine Gabe,
am anderen Baryum carbonicum C 30, morgens und abends eine Gabe.

Bei dieser Kur erfolgt durch Sulfur die Mobilisierung der Toxine, die Nierenfunktion bessert sich unter Berberis, Baryum carbonicum wirkt direkt auf die Hypertonie, und Nux vomica beeinflußt die Leber und gleicht die Unordnung im Vegetativum aus. Ein wahrhaft strategischer Plan, von dessen Wirksamkeit ich mich gelegentlich selbst überzeugen konnte.

Aconitum D 6—C 30 Dil., **Arnica D 3**—D 6 Tabl., **Aurum D 4**—C 30 Tabl. und Dil., **Baryum carbonicum D 3**—D 6 Tabl., **Ergotinum** D 1—**D 2** (oder Secale) Dil.

Funktiotropie

Aconit.: Cardiale Angst und Unruhe. Arterieller Erethismus. Hypersthenie des Gefäßsystems. Plötzliches Auftreten von Störungen, bes. abends und nachts. Parästhesien.

Arnica: Roter Hochdruck. Herzanginoide Erscheinungen; roter, heißer Kopf, kühler Körper. Präapoplektische Funktionslage. Typ: Muskulärer Arbeitsmensch.

Aurum: Roter Hochdruck. Blutwallungen. Arrhythmie. Sternaldruck. Befinden schlechter nachts und in der Ruhe.

Bar. carb.: Klingender 2. Aortenton. Schwindel. Abbau der Persönlichkeit. Senile Demenz und Vorstadien. Wirkung erst in ca. 3 Wochen zu erwarten.

Ergotinum (Secale): Störungen der Trophik. Stoffwechselstörungen mit Abmagerung. Gefäßkrämpfe. Akrocyanosen. Blasser Hochdruck (höhere Potenz).

Modalitäten und Typisches

Aconit.: Harter, schneller, voller Puls mit Angst und Unruhe.

Arnica: Blutungsneigung.

Aurum: Gemütsdepression.
Bar. carb.: Störungen des assoziativen Ablaufes infolge Cerebralsklerose. Frostige Personen.
Ergotinum (Secale): Kühlebesserung.

Sonstige Mittel

Kalium jodatum D 2 Tabl.
Acidum formicicum D 6 (Injektion): Soll sich besonders bei „Hochdruckrheumatismus" bewährt haben.
Plumbum D 6—**D 12** Tabl.: Blasser Hochdruck, spastische Obstipation.
Nux vomica D 6—C 30 Dil.: Bei Fehlern der vegetativen Regulation.
Sulfur D 4—D 6 Tabl. oder Dil.: Roter Hochdruck mit gastrocardialem Symptomenkomplex. Toxinbelastung des Organismus.
Crataegus ⌀: Frühformen der Coronar- und Herzmuskelinsuffizienz. Bessert die Coronardurchblutung.
Pulsatilla D 3—**D 4** Dil.: Oft gut bei klimakterischer Hypertonie (i. W. mit Crataegus).
Viscum album ⌀.
Cholesterinum C 30 Dil.: „Hydrogenoide Hypertoniker".
Hyoscyamus D 2 Dil.: Schlaflosigkeit bei Hypertonikern.
Ignatia D 15—C 30 Dil.: Jede Blutdruckmessung zeigt andere Werte.
Apocynum cannabinum ⌀ (besser noch Apocynum S.V. Schwabe als gereinigtes Präparat): Bei dekompensiertem Hochdruck; u. U. i. W. mit Crataegutt.
Lycopodium in hohen Potenzen: Blasser Hochdruck. Nach französischen Angaben ein Hauptmittel. Seltene Gaben.

Weitere Maßnahmen

Diät, zeitweise Rohkost, Apfelreistage.
Öfterer Urlaub.
Morgendliche kühle Abreibungen; Trockenbürsten.
Aderlaß, Blutegel.
Tonocalmin, alle 3 Tage 1 ccm subcutan, bei essentieller Hypertonie öfters wirksam. (Es ist ein Adrenalinpräparat.)
Spenglersan A und **K** im Wechsel.
Viscratyl
Auch die Akupunktur bietet therapeutische Möglichkeiten. Man informiere sich darüber in der Spezialliteratur.*)
Akupunkturstellen (Silbernadeln) sind u. a. in der Mitte der volaren Handgelenkfurche, an der Radialseite des Erbsenbeines und 3 Querfinger oberhalb des inneren Knöchels zu finden.

Hypochondrie

Die Diagnose Hypochondrie ist in den letzten Jahrzehnten unmodern geworden. Man hat andere Nomenklaturen gefunden, unter denen man die entsprechenden Störungen klassifiziert. Doch ist dieses nervöse, auf Verdauungsstörungen, sexueller Insuffizienz usw. beruhende Leiden darum noch nicht verschwunden. Sein Spiegel-

---

*) *Stiefvater* E., Akupunktur als Neuraltherapie (1953), Karl F. Haug Verlag, Ulm-Donau.

bild finden wir in Phänomenen wieder, die uns eine angewandte Toxikologie — mit anderen Worten die Homöopathie — in ihren Arzneimittelbildern darbietet. Die betreffenden Mittel können hier eine gute Hilfe darstellen und die Aufgabe, eine Minderung der allzustarken Ichbezogenheit des Patienten zu erreichen, durchaus unterstützen. Denn ebenso wie bei der Prüfung eines Mittels seelische Symptome zutage treten, können sie auch im Krankheitsfalle durch passende Mittel wieder beseitigt werden. Ja es ist oft charakteristisch für eine gute homöopathische Kur, daß sich zuerst die Stimmung bessert und dann erst die anderen Beschwerden.

Agnus castus D 3—**D 6** Dil., **Acidum phosphoricum** D 2—**D 3** Dil., **Nux vomica D 4**—C 30 Dil., **Staphisagria D 4**—D 6 Dil.

Organo- und Histotropie

Agnus castus: Spermiogenes Gewebe, Nervensystem.
Acid. phos.: Nervensystem, Darm, Muskulatur, Leber, Knochen.
Nux vom.: Schaltneurone, Zentralnervensystem.
Staphisagria: Glatte Muskulatur, Nervensystem.

Funktiotropie

Agnus castus: Impotenz bei psychischer Erregung, Samenfluß, Folgen sexueller Ausschweifung. Depression. Vergeßlichkeit. Frostigkeit, bes. der Knie. Hypermenorrhoe. Mydriasis.

Acid. phos.: Schweiße, Durchfälle, Polyurie, Blutungsneigung. Stoffwechselwirksam. Ruhebedürfnis, Antriebslosigkeit, sexuelle Schwäche. Pollutionen. Folgen von schweren Krankheiten, von Gemütsbewegungen und Säfteverlusten.

Nux vom.: Neurovegetativer Hyper- und Dystonus. Bes. Inkoordination der vegetativen Funktionen im Abdominalgebiet. Trotz des Erethismus Verstimmungszustände. Reflexübererregbarkeit.

Staphisagria: Abnorme Reaktionsweise auf psychische Insulte. Überbetonung des Sexuellen. Atonie der glatten Muskulatur mit Neigung zu Ptosen. Haut zu Eruptionen geneigt, bes. im Gebiet des Kopfes. Berührungsempfindlich. Typ des schizoiden Eigenbrödlers.

Modalitäten und Typisches

Agnus castus: Psychische Depression. Kälte der Genitalien.
Acid. phos.: Ätiologisches.
Nux vom.: Folgen ungeregelter Lebensweise, von Exzessen.
Staphisagria: Abwegige psychische Reaktionsweise. Verdrießliche, ruhelose Traurigkeit.

Sonstige Mittel

Hypericum ∅—D 1 Dil.: Depressive Neurosen. Besser noch Hypericum S. V. Schwabe oder Hyperforat.

Conium D 4—C 30 Dil.: Schwindel. Folgen sexueller Abstinenz.

Aurum D 4—D 6 Tabl.: Unterentwickelte Hoden; Verstimmung.

Natrium muriaticum D 6—**C 30** Tabl. und Dil.: Reizbare Traurigkeit. Schleimhautleiden.

Cimicifuga D 3—D 6 Dil.: Endokrine Bedingtheit.

Calcium carbonicum D 12—C 30 Tabl. und Dil.: Ängstliche Besorgtheit. Kalte Extremitäten.

Weitere Maßnahmen

Ein wirksamer **Akupunktur**punkt befindet sich in der Gegend des Condylus (Kleinfingerseite) am Rande der Ellenbogenfurche (Goldnadel).

Hypomenorrhoe

Homöopathische Hauptmittel sind u. a.: **Aristolochia** D 2 Dil., **Pulsatilla D 2**—D 4 Dil., **Manganum aceticum** D 4 Dil., **Graphites** D 4—**D 6** Tabl., **Apis** D 3 Tabl.

Bei Hypomenorrhoe Demineralisierter und solcher, die einen tuberkulösen Infekt gehabt haben, sind die Grundmittel **Natrium muriaticum** und **Tuberculinum**, die in je einmaliger Gabe in hohen Potenzen (C 30—C 200) mit 14tägigem Intervall zu geben sind. Bei Autointoxikationszuständen tritt **Sulfur** in hoher Potenz an die erste Stelle.

Bei hydrogenoider Konstitution wähle man **Natrium sulfuricum** C 30 Dil. Diese Grundmittel kann man durch die oben genannten funktiotropen Mittel in mehrmaliger täglicher Dosis begleiten lassen.

Von der endokrinen Seite aus wird man versuchen, mit **Corpus luteum** D 15—C 30 Dil. die Follikeltätigkeit zu stimulieren. Man kann ferner mit hypophysenanregenden Mitteln, wie Cyren D 3 Dil. arbeiten.

Akupunkturmäßig wird der gleiche Punkt wie bei Hypermenorrhoe mit Silber genadelt.

Hypophysäre Magersucht

Über die Behandlung dieser Krankheit mit homöopathischen Mitteln liegen größere Erfahrung meines Wissens bisher noch nicht vor. Das Hauptmittel dürfte **Natrium muriaticum** in hohen Potenzen sein, da es in weitem Umfang das endokrine System einschließlich der Hypophyse beeinflußt. Es bietet auch sonst in seiner Symptomatologie mancherlei Züge, die auf eine entsprechende Wirkung schließen lassen: Abmagerung, Beeinflussung des Wasserstoffwechsels, Haarausfall, allgemeine Erschöpfung usw.

Man denke ferner an: **Cimicifuga D 3**—D 6 Dil., **Jodum** D 6 Dil. und **Thallium aceticum** D 6 Tabl.

Im übrigen wird man die Krankheit nach den allgemeinen gültigen Grundsätzen behandeln.

Hypotonie

Eine Hypotonie ist oft nicht als direkt krankhaft anzusehen, doch ist es manchmal schwer, eine Grenze zwischen normal und nicht mehr normal zu ziehen. Man kann wohl sagen, daß das beste Kriterium die Beurteilung der Leistungsfähigkeit ist. Herz- und Kreislaufschäden, Infekte und ihre Folgen, Hunger, konstitutionelle Minderwertigkeiten, Schockwirkung, Hypoglykämie, Herzinfarkte, klinische Zustände rudimentärer Nebennieren- und Hypophyseninsuffizienz sind einige der Ursachen. Sie finden auch bei der Wahl des homöopathischen Mittels Berücksichtigung.

Crataegus $\varnothing$, **Kalium carbonicum** D 6—D 12—C 30 Dil., **Gelsemium** D 4 Dil., **Veratrum album** D 3 Dil., **Ammonium carbonicum D** 2—D 3 Dil.

Organo- und Histotropie

Crataegus: Herzmuskel, Coronarien.
Kal. carb.: Herzmuskel, Blut.
Gelsem.: Zentralnervensystem, Reizleitungssystem, Vasomotoren.
Veratr. alb.: Kreislaufperipherie, Darm.
Ammon. carb.: Vasomotorenzentrum.

Funktiotropie

Crataegus: Förderung der Coronardurchblutung. Steigerung der Herzdynamik. Bessere Kammerfüllung durch bradycardischen Effekt. Scheint die Sauerstoffausnutzung günstig zu beeinflussen.

Kal. carb.: Hypotonie bei stürmischer und intermittierender Herzaktion. Verschlimmerung zur Vaguszeit gegen 3 Uhr nachts. Stechende Schmerzen; starke Menses.

Gelsem.: Wirkung auf die Reizausbreitung im Herzen. Hypotonie mit Hyperthermie. Gefühl des Herzstillstandes. Muß sich bewegen dabei. Allgemeine vasomotorische Störungen mit passiver Kopfkongestion. Nervöse Pseudoangina.

Veratr. alb.: Kollapsneigung, kühler Stirnschweiß. Durchfälle. Nach schweren Krankheiten und bei Infekten.

Ammon. carb.: Versagen des Vasomotoriums infolge Toxinwirkung. Depression und nervöse Erschöpfung. Mangel an Reaktionskraft. Geringe Amplitude des Blutdruckes. Venöse Stauungen.

Modalitäten und Typisches

Crataegus: Frühformen der Coronar- und Herzmuskelinsuffizienz, bes. im Rückbildungsalter.

Kal. carb.: Das Zeitmoment. Stechende Rückenschmerzen.

Gelsem.: Tremor, Paresen, Nackenkopfschmerz.

Veratr. alb.: Kalter Stirnschweiß.

Ammon. carb.: Cheyne-Stokessche Atmung. Schwerer Infekt. Geringe Amplitude.

Sonstige Mittel

Lachesis D 8—**D 12**—C 30 Tabl. und Dil.: Anfallsweise Hypotonie bei Infekten schwerer Art. Myocardinfarkt.

Calcium arsenicosum D 4 Tabl.: Beeinflußt konstitutionell das schwache Herz des Lymphatikers.

Silicea D 4—**D 6** Tabl.: Hypotonie des Bindegewebsschwächlings.

Antimonium arsenicosum D 4 Tabl.: Schwere akute Lungenkrankheiten mit Hypotonie.

Ferrum phosphoricum D 6 Tabl.: Hypotonie bei febrilen Zuständen, auch subakuter und chronischer Art.
Atropinum sulfuricum D 4—D 5 Dil.: Konstitutionelle Hypotonie mit Bradycardie.
Ephedra ⌀: Als Symptomaticum.
China D 2 Dil.: Blutungshypotonie.
Staphisagria D 4 Dil.: Wird empfohlen *(Schimert)*.
Spartium scoparium ⌀—D 1 Dil.
Allium ursinum D 6—D 15—C 30 Dil.: Hypotonie, Magerkeit; Frostigkeit, stinkender Auswurf. Macht auch Gewichtszunahme.
Natrium muriaticum C 30 Dil.: Bes. bei jüngeren Leuten. Wirkt der Demineralisation entgegen und befördert den Einbau der verschiedenen Körpersalze.
Tuberculinum C 30 Dil.

Weitere Maßnahmen

Übungsbehandlung. Kühle Abreibungen mit „naßtrockenem" Tuch und nachfolgendem Frottieren.
Bürstenbäder. Oft verträgt der Hypotoniker die Kälte schlecht, bes. das Wasserpantschen.
Reizbestrahlung der Hypophyse.
Galvanische Schwachstrombehandlung (0,1 Milliampère) bei konstitutioneller Hypotonie.
Traubenzucker bei Hypoglykämie.
Spenglersan A und K.
Angioton.

Ichthyosis

Beeinflussung dieses Leidens wurde gesehen von **Aurum D 3**—D 4 Tabl. und **Graphites D 3**—D 4 Tabl. (auch kolloide Präparate).

Ferner denke man an **Antimonium crudum** D 4 Tabl., **Calcium fluoratum** D 3 Tabl. und **Thyreoidinum** D 3 Tabl.

Ikterus

Carduus marianus ⌀, **Chelidonium** D 2—**D** 4 Dil., **Bryonia** D 2—D 6 Dil., **Phosphorus** D 5—**D 10** Dil., **Mercurius jodatus flavus** D 4 Tabl.

Man vergleiche auch die Angaben bei anderen Leber- und Gallenkrankheiten.

Organo- und Histotropie

Card. mar.: Leber, Pfortader.
Chelidon.: Leber und Gallengänge.
Bryonia: Leber, Serosa, Muskulatur.
Phosphor.: Endothelien, parenchymatöse Organe.
Merc. jod. flav.: Reticuloendothel, Drüsen, Leber.

Funktiotropie

Card. mar.: Parenchymikterus, Leberanschoppung. Pfortaderstauung. Mehr Obstipationsneigung. Urobilinogenurie. Hepatotische Schädigung. Wechsel von Frost und Hitze. Starke Menses.

Chelidon.: Ein Hauptmittel bei infektiösem Ikterus. Choleretisch und antispasmodisch wirkend. Segmentspezifisches Mittel. Schmerz unterhalb des rechten Schulterblattes. Mehr Neigung zu Durchfällen. Verlangen nach heißen Getränken. Frösteln.
Bryonia: Serofibrinöse Entzündung. Perihepatitis. Ikterus, bes. auch nach Ärger und Zorn. Stechende Schmerzen. Druck und rechte Seitenlage bessern. Bewegung verschlechtert. Bradypepsie. Obstipation. Starker Durst, weiße, trockene Zunge.
Phosphor.: Allgemeine hepatozelluläre Schädigung bis zur akuten gelben Leberatrophie und fettigen Degeneration. Ausgesprochene Blutungsneigung. Schmerzlose Durchfälle mit leerem Poltern im Leib. Auch hämolytischer Ikterus. Große Leber.
Merc. jod. flav.: Eins der besten Mercurpräparate bei Ikterus, das oft schnelle Restitution bewirkt. Druck auf die Leber verschlechtert. Feuchte Haut. Zungenbasis zeigt schmutziggelben Belag.

Modalitäten und Typisches

Card. mar.: Stirnkopfschmerz.
Chelidon.: Schmerz unterhalb des rechten Schulterblattes.
Bryonia: Rechte Seitenlage und Entspannung bessert.
Phosphor.: Blutungsneigung.
Merc. jod. flav.: Verschlimmerung durch Druck und Rechtslage.

Sonstige Mittel

Crotalus D 8—**D 15** Dil.: Hämolytischer Ikterus (neben Phosphor und Lachesis).
Digitalis ⌀: Stauungsikterus.
Chamomilla D 2—D 12 Dil.: Ärgerfolgen, kolikartige Schmerzen.
Dolichos pruriens D 3 Dil.: Pruritus; mehr Obstipation dabei.
Nux vomica D 4—D 6 Tabl.: Nach Exzessen.
Berberis D 2 Dil., **Mercurius dulcis** D 3 Tabl., **Natrium sulfuricum D 4**—D 6 Tabl., **Quassia** D 2 Dil., **Aconitum D 1**—D 2 Dil.
Lachesis D 8—**D 12**—C 30 Dil.: Als Injektion bei infektiösen cholangitischen und hepatitischen Prozessen bewährt. D 8 i. v. kann bei Empfindlichen noch Kollapserscheinungen machen. Es empfiehlt sich daher, mit D 12 zu beginnen. Die Schlangengifte sind auch bei hämolytischem Ikterus indiziert. (China C 30).
Taraxacum i. v. D 2 sehr empfohlen *(Kwiet)*; (überstarke Reaktion mit Schüttelfrost möglich! Besser daher mit D 4—D 3 beginnen.)
D 1 innerlich, von *Pischel* empfohlen bei Ikterus mit begleitender Obstipation.
Adeps suillus D 6 subcutan 2 ccm 1—2× täglich in akuten Fällen *(Witzel)*.
Langfristige Nachbehandlung mit **Sulfur colloidale** D 4 (mit Pausen zu geben).

Weitere Maßnahmen

Diät, Duodenalspülung. Vitamin K.
Paravertebrale Novocainanästhesie mit 30—40 ccm Novocain (¼—½%ig) im Bereich des 10. bis 12. Dorsalwirbels.

Impetigo

Es ist aus verschiedenen Gründen ein Unfug, bei Impetigo Sulfonamide innerlich zu verordnen. Dagegen bestehen keine Bedenken gegen eine äußerliche Anwendung derselben (z. B. Cibazol-Salbe 10%ig). Homöopathische Mittel sind:

Hepar sulfuris D 4—D 12 Tabl., **Antimonium tartaricum** D 4 Dil., **Mercurius solubilis** D 3—D 6 Tabl., **Rhus toxicodendron** D 4—**D 6** Dil.

Kurze Charakterisierung

Hepar sulf.: Allgemeines Eiterungsmittel; feuchte Haut.

Ant. tart.: Pockenähnlicher Ausschlag mit rotem Hof. Durchfallneigung.

Merc. sol: Lymphangitis und Lymphadenitis. Schweißneigung.

Rhus tox.: Blasen- und Bläschenbildung; pemphigusähnlich. Dunkle Röte.

Impotenz

Für die verschiedenen Formen der Impotenz bietet die Homöopathie Behandlungsmöglichkeiten, deren Wert immer wieder bestätigt werden kann. Namentlich kommen Mittel in Frage, die auf das spermiogene Gewebe einen Einfluß ausüben, wie es beispielsweise von Agnus castus und Caladium seguinum bekannt ist.

Lycopodium D 4—C 30 Tabl. und Dil., **Agnus castus** D 6 Dil., **Acidum phosphoricum** D 2—**D 3** Dil., **Phosphorus D 12**—C 30 Dil., **Selenium** D 6 Tabl.

Organo- und Histotropie

Lycopod.: Rückenmark, Leber.

Agnus castus: Spermiogenes Gewebe.

Acid. phos.: Blut, Nervensystem.

Phosphor.: Parenchymatöse Organe, Blut, Nervensystem.

Selen.: Cerebrum, Prostata, Larynx, Haut.

Funktiotropie

Lycopod.: Ein Hauptmittel. Ejaculatio praecox. Libido kann fehlen oder auch vorhanden sein. Tics aller Art.

Agnus castus: Gemütsverstimmung. Folgen sexueller Ausschweifung. Allgemeine Frostigkeit, Samenfluß.

Acid. phos.: Antriebsschwäche, Schweiße, Durchfälle; Spermatorrhoe, Ejaculatio praecox. Rückenschmerz infolge von Exzessen; Diabetes.

Phosphor.: Hoher Reizzustand, aber die Kraft fehlt.

Selen.: Pollutionen ohne Erektionen; Prostatorrhoe. Schlafsucht tagsüber. Heißes Wetter verschlimmert das Allgemeinbefinden.

Modalitäten und Typisches

Lycopod.: Allgemeinverschlimmerung von 16—20 Uhr; Uraturie.

Agnus castus: Todesgedanken.

Acid. phos.: Nervenzerrüttung; Apathie.

Phosphor.: Erethische Schwäche.
Selen.: Sexualneurasthenie; kühle Haut.

Sonstige Mittel

Avena sativa ⌀, **Eryngium aquaticum** D 3 Dil., **Damiana** ⌀, **Gelsemium** D 6 Dil., **Nuphar luteum** D 2 Dil., **Caladium seguinum** D 3 Dil., **Psorinum** C 30 (in seltenen Gaben, ein Hauptmittel).
Kalium jodatum D 3—**D** 4 Dil.: Keimdrüsenatrophie.
Manganum aceticum D 4 Trit.: Einfluß auf die Spermiogenese.
Aurum D 4—D 6 Tabl.: Organotrope Beziehungen zu den Keimdrüsen, Cyclothymie.

Die französische Homöopathie *(Fortier-Bernoville)* empfiehlt als bewährte Folge: **Natrium muriaticum** C 200, alle 14 Tage eine Gabe, **Gelsemium** C 30 und **Kalium carbonicum** C 30, in täglichem Wechsel eine Gabe, dazu **Acidum phosphoricum** D 3, mehrmals täglich.

Weitere Maßnahmen

Allgemeine Kräftigung. Psychotherapie.
Es bestehen auch Möglichkeiten der Beeinflussung durch **Akupunktur.**
Gelobt wird die Kombination von synthetischen und Frischhormonen, z. B. Injektionen von Testuvocal.

Incontinentia urinae

Es werden viele Mittel empfohlen, die gelegentlich wohl einmal helfen, oft aber auch versagen. Meine eigene Erfahrung geht dahin, daß man am meisten durch das Wechselmittel **Gelsemium** und **Oleander** erreicht. Es gelang damit, eine ganze Reihe auch hartnäckiger Fälle entscheidend zu bessern und zu heilen. Näher charakterisiert werden:

Oleander D 4 Dil., **Gelsemium** D 4 Dil., **Causticum** D 4—**D 12** Dil., **Belladonna** D 4 Tabl. oder Dil.

Organo- und Histotropie

Bei den genannten Mitteln kommt hauptsächlich die neurotrope Wirkung zum Tragen.

Funktiotropie

Oleander: Neigung zu schmerzlosen Lähmungen; spastische Diarrhoe, ausgesprochener Meteorismus; Schwindel.
Gelsem.: Paresen. Schleimhautbeeinflussung.
Causticum: Krampfneigung und Paresen; Schwäche mit Zittern. Incontinenz beim Husten und bei Erschütterung.
Bellad.: Intermittierende Schmerzen. Krampf (C 30), Lähmung (D 4).

Modalitäten und Typisches

Oleander: Schmerzlose Lähmungen; Kopfweh besser durch Seitwärtssehen.
Gelsem.: Emotionen verschlimmern. Völle- und Zerschlagenheitsgefühl.
Causticum: Folgen von Erkältung in trockener kalter Luft. Muskelschwäche,

Brennschmerz der Schleimhäute.
Bellad.: Kopfkongestion; Klopfschmerz.

Sonstige Mittel

Atropinum sulfuricum D 4—**D 6** Dil.
Aloe D 3 Dil.: Gleichzeitiges Fehlen der Kontrolle über den Sphinkter ani.
Phosphorus D 10—**C 30** Dil.: Organische Rückenmarksleiden.
Magnesium muriaticum: D 4 Tabl.: Detrusorschwäche.
Acidum phosphoricum D 2—**D 3** Dil.: Ausfall der cerebralen Kontrolle bei schweren Infekten.
Argentum nitricum D 4—**D 6** Dil., **Conium D 4**—C 30 Dil., **Scilla** D 3 Dil., **Kalium carbonicum** D 6 Tabl., **Natrium muriaticum** D 6 Tabl.

Weitere Maßnahmen

Leichte Massage der Leistengegend.
Behandlung der oft komplizierenden chronischen Cystitis.

Infantilismus

Es bedeutet eine der größten Befriedigungen, die die Anwendung der Homöopathie bietet, wenn es gelingt, ein geistig-stumpfes und körperlich zurückgebliebenes Kind in relativ kurzer Zeit zu einem vollkommenem Umschwung in seiner geistigen und körperlichen Haltung zu bringen. Das ist in der Tat manchmal möglich. Nicht selten wird bei derartigen Entwicklungshemmungen eine Lues der Voreltern mitwirken, ohne daß das Kind direkt als hereditär-luetisch anzusehen ist. Man kann wohl annehmen, daß dadurch eine Konstitutionsverschlechterung eingetreten ist. Es empfiehlt sich daher sehr, namentlich Kindern, die in das Baryum- oder Aurum-Bild fallen, ganz selten eine Gabe **Syphilitinum** C 200 oder auch C 30 zu verabfolgen. Bei „Aristolochia- und Agaricus-Patienten“ wird man dagegen mehr an **Tuberculinum** denken.

Baryum carbonicum D 3—C 30 Tabl. und Dil., **Aurum D 4**—D 6 Tabl., **Agaricus** D 6 Dil., **Aristolochia clematitis D 3**—D 6 Dil.

Organo- und Histotropie

Bar.carb.: Drüsen, Cerebralgefäße, Haut, Nebennieren (?), Hypophyse.
Aurum: Keimdrüsen, Schilddrüse.
Agaricus: Nervensystem, Kapillaren.
Aristolochia: Ovarien, Hypophyse.

Funktiotropie

Bar. carb.: Störungen des assoziativen Ablaufes. Kindisches, blödes Wesen. Affektive Stumpfheit. Retardierte Entwicklung. Hypothyreoide Züge.
Aurum: Verspäteter Descensus der Testes. Kryptorchismus. Depressive Stimmungslage. Bes. wertvoll bei Knaben.
Agaricus: Motorische Hyperkinese. Koordinationsstörungen. Störungen der Thermoreceptoren und der terminalen Strombahn. Spätes Laufen- und Sprechenlernen.

Aristolochia: Ovarielle Unterfunktion infolge primär hypophysärer Insuffizienz. Amenorrhoe. Sterilität. Ekzemneigung. Venöse Stauungen.

Modalitäten und Typisches

Bar. carb.: Drüsenkranke, frostige, zurückgebliebene Kinder.
Aurum: Träges, schlaffes Wesen bei unterentwickelten Testes.
Agaricus: Motorische Tics; Parästhesien.
Aristolochia: Amenorrhoe.

Sonstige Mittel

Plumbum oder **Plumbum aceticum** D 4 Tabl.: Gelobt bei rachitischem Zwergwuchs.
Silicea D 6—D 12 Tabl.: Magere, frostige Drüsenkinder mit Mesenchymschwäche.
Cimicifuga D 3 Dil.: Ovariotropes Mittel; Hypophysenwirkung.
Bei Myxödem Schilddrüsenpräparate.

Intertrigo

Es kommen **Sulfur** D 6 Tabl., **Graphites D 6**—D 10 Tabl. und Dil. sowie **Lycopodium** D 6 Tabl. in Betracht.

Auch **Chamomilla** D 3—D 6 Dil. kann bei kleinen Kindern gute Dienste leisten. Dauerndes Gesäßerythem bei Kindern ist nach Erfahrung französischer homöopathischer Ärzte eine sehr sichere Anzeige für **Medorrhinum** in höherer Potenz.

Iritis

Die Iritis gehört in die Hand des Augenarztes, wenigstens sollte sie nicht ohne enge Fühlungnahme mit ihm behandelt werden. Nichtsdestoweniger besitzt die Homöopathie wirkungsvolle Mittel gegen diese Erkrankung, auf die auch der Augenarzt, wenn er sie kennen gelernt hat, gern zurückgreifen wird.

Belladonna D 4—D 6 Tabl., **Bryonia D 3**—D 4 Dil., **Cinnabaris** D 3 Tabl., **Hepar sulfuris** D 4 Tabl., **Kalium bichromicum** D 4 Tabl.

Organo- und Histotropie

Bellad.: Oculomotoriusenden, glatte Muskulatur, Gefäße.
Bryonia: Schleimhäute, Serosa, Zellgewebe.
Cinnabaris: Ähnlich Mercur.; Lymphdrüsen.
Hepar sulf.: Schleimhäute, aktives Mesenchym.
Kal. bichrom.: Schleimhäute, Nase, Nieren.

Funktiotropie

Bellad.: Plötzlicher Beginn. Erstes Entzündungsstadium. Hyperämie, helle Röte, klopfender Schmerz. Hohe Empfindlichkeit gegen Berührung. Kopfkongestion. Nichtkritische Schweiße.

Bryonia: Fortgeschrittene Entzündung. Exsudation. Lokalisation. Bulbus schmerzhaft bei Bewegungen. Stechende Schmerzen. Blockierung der Schleimhauttätigkeit. Rheumatische Form.

Cinnabaris: Noch weiter fortgeschrittene Entzündung. Starke Lichtscheu, Lymphangitis; nächtliche Verschlimmerung. Ciliarneuralgie. Haut zu Schweiß geneigt.

Hepar sulf.: Ausgesprochenes Eiterungsstadium: Hypopyon. Besserung durch Wärme. Hochgradige Berührungsempfindlichkeit.

Kal. bichrom.: Weniger akuter, mehr chronischer Entzündungsprozeß. Indolente Entzündung mit geringer Lichtscheu. Neigung zu Synechien und Niederschlägen auf der Descemetschen Membran. Tiefe Locheisengeschwüre. Plastische Exsudate.

Modalitäten und Typisches

Bellad.: Helle Röte, weite Pupillen, Klopfschmerz.

Bryonia: Stechender Schmerz. Besserung durch Druck und Ruhe.

Cinnabaris: Licht und Wärme verschlimmern. Druckgefühl an der Nasenwurzel. Schweiße auf der Nase.

Hepar sulf.: Wärme bessert. Kälte wird absolut abgelehnt.

Kal. bichrom.: Die Art der Sekrete, die relativ geringe Lichtscheu.

Sonstige Mittel

Ruta D 3 Dil. i. W. mit **Pilocarpinum** D 10 Dil.: Nach Iritis, wenn die Beschwerden nicht aufhören wollen (bewährt).

Spigelia D 3—D 6 Dil.: Neuralgie linksseitig. Skleritis.

Aurum D 4 Tabl.: Schleichender Prozeß. Starke Vascularisation.

Sulfur jodatum D 3 Tabl.: Resorptionsmittel.

Arsenicum D 6 Tabl.: Brennschmerz. Wärme bessert. Strahlende Wärme verschlimmert.

Rhus toxicodendron D 4 Dil.: Begleitende Chemosis und schwere Conjunctivitis. Eiter und Tränen beim Öffnen der Augen.

Weitere Maßnahmen

Nach ophthalmologischen Regeln. Blutegel an die Schläfen.

Spenglersan T. Aurodetoxin 0,2—0,5 in wäßriger Lösung wird besonders gelobt.

Sorge für warme Füße; allgemeine Milchpackung; salinisches Abführmittel.

Ischias

Wenn irgendwo, so muß bei der Ischias die Ätiologie und die veranlassende Ursache Beachtung finden. Auch die homöopathische Behandlung darf sich nicht allein an die Symptomatik klammern und sei sie noch so hinweisend auf ein Mittel. Erst nach gründlicher Untersuchung kann man den Heilplan aufstellen. Wenn man einen Tumor übersieht, der einen ischialgischen Schmerz verursacht, hilft die schönste Arzneimittelwahl nichts; ähnliches gilt von Senkfüßen und all den anderen möglichen Ursachen. Damit ist aber nicht gesagt, daß die in der Homöopathie übliche Symptomenerforschung wertlos ist. Sie gibt im Gegenteil wertvolle Hinweise für die Behandlung, und nicht selten kann der Geübte aus ihr auch Rückschlüsse auf die Art des Krankheitsprozesses ziehen. Als bewährteste Mittel nenne ich Rhus toxicodendron, Colocynthis, Gnaphalium sowie Acidum sarcolacticum.

Das letztere Mittel habe ich als Injektion angewandt und relativ häufig Gutes davon gesehen.

Acidum formicicum D 6 (Injektionen), **Aconitum** D 2—**D 3** Dil., **Colocynthis D 4**—D 12 Dil., **Pulsatilla D** 4—D 6 Dil., **Rhus toxicodendron D 4**—D 12 (C 30) Dil.

Organo- und Histotropie

Acid. form.: Mesenchym.
Aconit.: Periphere Nerven, Gefäße.
Colocynthis: Periphere Nerven, Darm.
Pulsat.: Venen, Schleimhäute, Inkretionsorgane (Hypophyse, Keimdrüsen).
Rhus tox.: Sehnen, Bänder, Muskeln.

Funktiotropie

Acid. form.: Schweißneigung, bes. der Extremitäten; desallergisierend.
Aconit.: Vasomotorische Paroxysmen; nächtliche Verschlimmerung. Parästhesien; große Unruhe. Plötzliches Einsetzen der Schmerzen. Besserung durch kritischen Schweiß. Regelt die neural gestörten Durchblutungsverhältnisse. Ätiologisch: Trockene scharfe Kälte, Sitzen auf kalten Steinen usw.
Colocynthis: Besserung durch Wärme, Druck und Ruhe. Bei chronischen Fällen kann Druck aber verschlimmern. Hineinschießende Schmerzen. Neuritisch-neuralgische Form der Ischias. Sehr häufig angezeigt. Ätiologisch wichtig: Harnsaure Diathese.
Pulsat.: Venöse Stasen unterhalten und komplizieren die Störung. Besserung durch Kühle und gemäßigte Bewegung sowie in frischer Luft. Verschlimmerung gegen Abend und zur Nacht. Atonische Cyanose der Extremitäten. Depressive Stimmungslage, schwache, aussetzende Menses.
Rhus tox.: Rheumatische Form der Erkrankung. Anfangsbewegung verschlechtert, fortgesetzte Bewegung bessert. Schlechter nachts, besser durch Wärme. Ätiologisch: Durchnässung und Überanstrengung.

Modalitäten und Typisches

Acid. form.: Auf die Diagnose hin oft schon anwendbar. In akuten Fällen alle 4—5 Tage eine Injektion, in chronischen seltener.
Aconit.: Ätiologisches, bes. akute Fälle.
Colocynthis: Hineinschießender Schmerz.
Pulsat.: Venöse Symptome.
Rhus tox.: Modalitäten und Ätiologie.

Sonstige Mittel

Gnaphalium D 3 Dil.: Schmerzen wechseln mit Taubheitsgefühl. Ruhe und Sitzen bessert. Oft indiziert.
Arsenicum D 6—C 30 Dil.: Neuritis. Diabetes. Heruntergekommene Personen. Nächtliche Verschlimmerung. Wärme bessert.
Mercurius solubilis D 4—D 6 Tabl.: Nächtliche Verschlimmerung; nicht erleichternde Schweiße. Infektiöse Prozesse, z. B. postanginös.

Nux vomica D 6 Dil.: Bes. akute Fälle. Nach Exzessen.
Kalium jodatum D 1—D 2 Dil.: Ischias ambulatoria (Bewegung bessert). Schlechter durch Bettwärme.
Silicea D 6—**D 12** Tabl. i. W. mit **Thuja** D 2—**C 30** Dil.: Ganz chronische Formen.
Acidum sarcolacticum D 12—D 6 (Injektion subcutan): Öfter bewährt.
Bryonia D 2—D 6 Dil., **Nux moschata** D 3 Dil., **Magnesium phosphoricum** D 6 Tabl.
Ammonium muriaticum D 3 Dil.: Schlechter im Sitzen, besser im Liegen.
Ammonium carbonicum D 4 Dil.: Schlechter bei Husten und Niesen.
Cimicifuga D 3—D 6 Dil.: Endokrine Unstimmigkeiten.
Causticum D 4—D 12: Ischias arthritica.

Weitere Maßnahmen

Zur Behandlung der Ischias steht ein großes Repertoire zur Verfügung, aus dem genannt seien:
Diathermie und physikalische Behandlung.
Ableitungsmaßnahmen der verschiedensten Art.
Novocain-Infiltrationen (1/8%ig).
Ausschaltung fokaler Herde.
Plenosol O-Quaddeln (auch 1 : 10 verdünnt).
Spenglersan R.
Neuerdings werden mit der Chiropraktik und der Akupunktur, unterstützt durch homöopathische Mittel, gute Erfolge erzielt.
Die Akupunktur kennt eine Reihe von Punkten, von denen aus man auf die Erkrankung Einfluß gewinnen kann. Man orientiere sich in der Spezialliteratur.*) Darüber hinaus wird man diese Punkte auch bei eventl. Injektionsbehandlung besonders berücksichtigen.

Katarakta

Im allgemeinen wird die Katarakta chirurgisch zu behandeln sein. Dennoch konnten Augenärzte und Praktiker Besserungen und Stillstand des Prozesses nach Anwendung homöopathischer Arzneien beobachten. Da sich nicht jeder Patient gleich zur Operation entschließt, wird man bis zum günstigsten Zeitpunkt derselben die Zeit ausnutzen und innerlich behandeln. Dabei werden Konstitutionsmittel die Hauptrolle spielen, denn eine Katarakta entwickelt sich gern auf konstitutioneller Basis. Wenn die Kur dann vielleicht auch den Star wirklich nicht beeinflußt, hat der Patient doch einen anderweitigen Vorteil davon. Einige in der Homöopathie gebräuchliche Kataraktmittel sind:

Secala D 3 Dil.: Besonders beim diabetischen Star.
Naphthalinum D 6 Dil.
Natrium muriaticum D 6—**D 12**—C 30 Tabl. und Dil.
Causticum D 6 Dil.: Frühstadium. Linsenödem, Doppelbilder.
Magnesium carbonicum D 6 Tabl.
Dinitrophenolum (Alpha) D 4 Dil., 3mal täglich 5 Tropfen: Hauptmittel bei beginnender Linsentrübung.

---

*) *Stiefvater E.*, Akupunktur als Neuraltherapie (1953), Karl F. Haug Verlag, Ulm-Donau.

Sonstige Mittel

Calcium fluoratum D 6 Tabl. i. W. mit **Silicea** D 6 Tabl.: Langfristiger Gebrauch.
Phosphorus D 6—D 8 Dil.: Beginnende Katarakta. Bes. bei Leberkranken.
Spenglersan A, K und **R** (ca. 30 Anwendungen).
Äußerlich:
Succus Cinerariae maritimae (Spezialpräparat bei Dr. Willmar Schwabe) oder **Cinerarmarin** (Madaus). Cineraria erfreut sich als Augenmittel in Indien eines großen Ansehens. Lokale Anwendung.

Keloid

Um auf die Neigung zu Keloidbildung Einfluß zu gewinnen, versuche man die Narbenmittel **Acidum hydrofluoricum** D 6 Dil. und **Graphites** D 6 Tabl. (und höhere Potenzen).

Keratitis

Entzündliche Augenerkrankungen lassen sich in der Regel durch homöopathische Mittel gut beeinflussen. Bei akuten Krankheiten sieht man schnelle Wirkungen, während subakute und chronische eine längere Kur benötigen. Hierfür kommen neben den organotropen und funktiotropen Arzneien vor allem die sog. Konstitutionsmittel in Betracht. Die letzteren gibt man in höheren Potenzen und relativ seltenen Gaben. Beabsichtigt man eine rein organotrope Wirkung, so bedient man sich der tiefen Potenzen. Zur Beeinflussung funktioneller Störungen jedoch eignen sich besser die mittleren Potenzen.

Aconitum D 3 Dil. oder Tabl., **Belladonna D 3**—D 6 Dil. oder Tabl., **Hepar sulfuris** D 4 Tabl., **Mercurius corrosivus** D 6 Tabl. oder Dil., **Aurum D 4**—D 6 Tabl., **Conium D 4**—D 6 Dil.

Organo- und Histotropie

Aconit.: Gefäße, Nervensystem.
Bellad.: dgl.
Merc.corr.: Cornea, Rachen, Nieren, Colon, Tonsillen usw.
Hepar. sulf.: Schleimhäute, Schilddrüse, Mesenchym.
Aurum: Reticuloendothel, Gefäße, Knochen, Keimdrüsen.
Conium: Cornea, Nervensystem.

Funktiotropie

Aconit.: Akute Entzündung, bes. nach Kälteeinwirkung. Kumulativ zu geben.
Bellad.: Hyperämie, Trockenheit der Schleimhäute. Mehr im Beginn angezeigt.
Merc. corr.: Große Lichtscheu, wundmachende Tränen. Serpiginöse, luetische, phlyktänuläre Ulcera. Licht und Wärme verschlimmern.
Hepar sulf.: Ausgesprochene Neigung zu Eiterungsprozessen. Eiteransammlung in der vorderen Kammer. Verschlimmerung durch jede kalte Anwendung.

Aurum: Starke Vascularisation. Schleppend verlaufender Entzündungsprozeß. Interstitielle Form. Alte Lues. Hypertonie.

Conium: Nur geringe Vascularisation, aber stärkste Lichtscheu. Oberflächliche Hornhautläsionen. Maculae corneae. Langsame Adaptation und Akkommodation. Schwindel, Zittern.

Modalitäten und Typisches

Aconit.: Unruhe und Angst. Trockene, heiße Haut. Nachts schlechter.

Bellad.: Klopfschmerz. Krämpfe und Paresen der glatten Muskulatur. Kälte- und Berührungsverschlimmerung.

Merc. corr.: Dünne, scharfe, eitrige Sekrete. Bei Merc. corr. sind die Ulcera tiefer als bei Mercurius solubilis und Mercurius jodatus ruber, die auch in Frage kommen.

Hepar sulf.: Splitterschmerz. Ausgesprochene Wärmebesserung.

Aurum: Verschlimmerung durch Kälte und nachts. Schleichend verlaufende Hyperplasien an Organen und Gefäßen.

Conium: Starke Lichtscheu bei wenig Rötung.

Sonstige Mittel

Kalium bichromicum D 4 Tabl.: Wenig Lichtscheu. Tiefe Locheisengeschwüre. Weniger akuter Prozeß als bei Mercurius.

Aethiops antimonialis D 3 Tabl.: Skrofulöse Ophthalmie.

Arsenicum D 6 Tabl. oder Dil.: Brennschmerz, Wärmebesserung.

Rhus toxicodendron D 4 Dil.: Phlyktänuläre Keratitis; Chemosis, krampfhaft geschlossene Lider. Eiterung.

Kalium muriaticum D 3—D 4 Tabl.: Randständige, hartnäckige Ulcera.

Calcium sulfuricum D 4—D 6 Tabl.: Eiterung und Ulcera der Cornea.

Sulfur D 6—C 30 Dil., **Calcium carbonicum D 6—C** 30 Tabl. und Dil. u. a.: Als Konstitutionsmittel.

Tuberculinum C 30 Dil.: Bei chronischen Fällen.

Syphilitinum C 30 Dil. und höher: dgl., bes. bei Aurumfällen.

Weitere Maßnahmen

Nach ophthalmologischen Regeln.

Spenglersan.

Bei Hornhautnarben wurde die lokale Anwendung von Dionin gerühmt.

Klimakterische Beschwerden

Die Behandlung der klimakterischen Beschwerden mit den Mitteln der Homöopathie wird dem Behandler viel Freude machen und ihm dankbare Patientinnen verschaffen. Zwar steht die moderne Medizin mit ihren Hormonpräparaten diesen Störungen auch gerüstet gegenüber, aber die Substitutionsbehandlung bietet manche Nachteile, ganz abgesehen von der cancerogenen Eigenschaft der verwendeten Stoffe. Hier ist auch ein Gebiet, wo sich der Arzt schnell und ohne Risiko von der Wirkung der Hochpotenzen überzeugen und so wenigstens für seine eigene Person diese Frage klären kann. Nach vielen Versuchen habe ich die Wirkung des Wechselmittels **Lachesis** C 30 und **Ovariinum** C 30 über alle Zweifel sicherstellen können. Die große Mehrzahl der Fälle spricht schnell auf diese Medikation an, und die Patientinnen fühlen sich fast stets erleichtert. Bestätigung dafür bekam ich auch von anderen Kollegen. So rühmte einer, der diese Mittel in täglichem Wechsel injizierte (D 30), ihre vortreffliche Wirkung.

Lachesis D 8—C 30 Tabl. und Dil., **Sepia D 4**—D 6—C 30 Tabl. und Dil., **Cimicifuga D 3**—D 6 Dil., **Platinum** D 6 Tabl., **Sulfur D 6**—C 30 Dil.

Organo- und Histotropie

Lachesis: Vegetatives Nervensystem. Endothelien. Blut. Ovarien, Nebennieren.

Sepia: Uterus, Ovarien, Nebennieren, Pfortadersystem.

Cimicifuga: Hypophyse, Ovarien, cerebrospinales Nervensystem.

Platin.: Uterus, Ovarien, periphere Nerven.

Funktiotropie

Lachesis: Allgemeine vegetative Störungen, Wallungen, Schweiße (weniger). Sekretionseintritt bessert. Schlechter nach Schlaf. Hauptmittel im Wechsel mit **Ovariinum** und **Jaborandi** D 3 Dil.

Sepia: Obstipation, Wallungen, Schweiße. Wärme wird schlecht vertragen. Bewegung bessert das Allgemeinbefinden (venöses Mittel). Prolapsgefühl. Spezifische Alteration des Gemütszustandes (Indifferent, reizbar usw.). Die beste Zeit für die Patientin ist der Nachmittag.

Cimicifuga: Spinale Reizzustände, Schlaflosigkeit, Zittern. Cyclothymes Verhalten. Menstruations- und Klimaxmigräne. Angina pectoris spuria. Starke Menses.

Platin.: Obstipation. Schmerzen werden von Kältegefühlen und Parästhesien begleitet. Hyperovarielle Funktionslage. Wechsel psychischer und physischer Beschwerden. Prolapsgefühl.

Sulfur: Arteriell-venöse Kongestionen. Schweiß kommt schwer, ist übelriechend, erleichtert aber. Neigung zum Entblößen. Verstopfung oder Morgendurchfall. Alternieren von Haut- und Schleimhautleiden. Roter Hochdruck. Funktionelle Leberbelastung durch Autointoxikation. Auch inkretorisch wirksam.

Modalitäten und Typisches

Lachesis: Plötzliche Schwächeanfälle. Wärmeintoleranz. Leichte Berührung bes. am Halse ist unerträglich.

Sepia: Heiße, brennende Vagina. Chloasmata im Gesicht. Psychische Symptome.

Cimicifuga: Scharfe Hinterkopfschmerzen. Endokrin bedingte Klimaxmigräne.

Platin.: Der Schmerzcharakter und die Gemütssymptome.

Sulfur: Scheitel- und Fußsohlenhitze. Pyodermien. Schwächezustände gegen 11 Uhr vormittags.

Sonstige Mittel

Aconitum D 6—C 30 Dil., **Belladonna** D 6—C 30 Dil., **Sanguinaria** D 3 Dil.

Glonoinum D 6 Dil., **Amylium nitrosum** D 4—C 30 Dil.: Kommen als Vasomotorenmittel bei arterieller Erregung in Frage.

Pulsatilla D 2—D 4 Dil.: Pseudogichtische Erscheinungen im Klimakterium.

Aristolochia D 4—D 6 Dil.: Klimakterium praecox. Klimakterisch bedingte Ekzeme und Arthritiden.

Graphites D 6—C 30 Tabl. und Dil.: Nach konstitutionellen Gesichtspunkten.

Acidum sulfuricum D 2—D 3 Dil.: Starke Blutungen, erschöpfende Schweiße und Zittern.

Weitere Maßnahmen

Aderlaß, Blutegel.

Physikalische Therapie.

Koliken

Bei vereinzelt auftretenden und schweren Koliken wird man geneigt sein, dem Patienten mit einer Spritze über die schmerzhafte Situation hinwegzuhelfen. Anders ist es jedoch, wenn Koliken sich längere Zeit hindurch wiederholen oder gehäuft auftreten. In solchen Fällen muß man versuchen, mit den unschädlichen homöopathischen Mitteln Hilfe zu bringen.

Belladonna D 3 Tabl. oder **Atropinum sulfuricum** D 4 Tabl., **Chamomilla** D 2—D 6 Dil., **Colocynthis** D 3—D 6 Dil., **Magnesium phosphoricum** D 3—D 6 Tabl.

Funktiotropie

Bellad.: Schmerzen plötzlich einsetzend und verschwindend. Intermittierendes Auftreten derselben. Besserung durch Rückwärtsbeugen. Begleitende akut-entzündliche Prozesse. Meist Neigung zu Verstopfung. Kopfkongestionen.

Chamom.: Allgemein erniedrigte Reizschwelle. Vasomotorische Paroxysmen. Einseitige Gesichtsröte. Bes. bei Kindern und Frauen angezeigt. Stühle oft durchfällig und stinkend. Verschwitzter Kopf. Die Schmerzen werden für unerträglich erachtet. „Skandalmachen". Ätiologisch oft durch heftige Gemütsbewegung ausgelöst.

Colocynthis: Druck, Wärme, Zusammenkrümmen und Anziehen der Beine bessert die Schmerzen. Meist Neigung zu Durchfall. Blitzartig hineinschießende Schmerzen. Periodisches Auftreten der Erscheinungen.

Magnes. phos.: Druck, Wärme und Krümmen bessern. Oft Verstopfung oder spastische Stühle. Dauernder Urindrang.

Sonstige Mittel

Dioscorea D 3 Dil., **Cuprum arsenicosum** D 4 Tabl., **Tabacum** D 4 Dil.

Plumbum aceticum D 4 Tabl., **Cocculus** D 4 Dil.

Berberis D 2 Dil. (Nierensteine), **Pareira brava** ∅—D 3 Dil.: dgl.

Veratrum album D 3 Dil.: Bei Brechdurchfall.

Stannum D 6 Tabl.: Schmerz ganz langsam steigend und fallend.

Weitere Maßnahmen

Heißer Heublumensack.

Gallenkolik: Paravertebrale Anästhesie neben dem 9. und 10. Brustwirbel.

Kollaps

Es ist eine recht auffällige Tatsache, daß es bei homöopathischer Behandlung akuter Erkrankungen verhältnismäßig selten zu kollapsartigen Zuständen kommt. Die angewandten Mittel scheinen da eine vorbeugende Kraft zu haben. Der Gedanke, daß toxische Stoffe in ihrer Auswirkung gehindert werden, liegt nahe. Die französische Homöopathie hat dafür den Begriff „Kanalisation" geprägt und ist der Ansicht, daß organotrop und funktiotrop wirkende Medikamente, die dem Fall angepaßt sind, schädliche Toxine entweder entgiften oder ausschwemmen, bevor sie sich in einer pathologisch-anatomisch schädigenden Lokalisation auswirken können.

Darüber hinaus ist zu beachten, daß beispielsweise die bei Lungenentzündung gegebenen Mittel, wie etwa Phosphorus und Antimonium tartaricum, bereits eine Herz- und Kreislaufwirkung besitzen. So wird durch ihre Verordnung, die an und für sich einem anderen Zwecke dient, einem Kollaps bereits vorgebeugt. Droht er jedoch oder tritt er dennoch ein, so steht für solche Fälle eine Reihe homöopathischer Mittel zur Verfügung, die manchmal sogar noch nach Versagen der sonst allgemein üblichen Behandlung helfen können. Allerdings wird man bei schwerem manifestem Kollaps die Mittel der Lehrmedizin anwenden, da hier gewisse „Gewaltmaßnahmen", die den Körper in eine bestimmte Reaktionsrichtung „zwingen", unumgänglich erforderlich sein können. Dieses Verfahren ist aber nur kurzfristig anwendbar, denn die Peitschenwirkung erschöpft sich sehr schnell und macht der völligen Erschöpfung Platz. Wer dagegen gesehen hat, wie in passenden Fällen Mittel wie Veratrum album, Arsenicum, Ammonium carbonicum wirkten, wird die homöopathischen Möglichkeiten schätzen lernen; denn sie bewirken eine echte Reaktion des Körpers und nicht eine erzwungene zeitweilige Leistungssteigerung. Auch vorbeugend können die homöopathischen Arzneien wirken, und es ist eine von Zahnärzten häufiger gemachte Erfahrung, daß nach vorherigen Gaben von Veratrum album D 3 das lästige Schlappmachen der Patienten viel seltener zu beachten ist.

Veratrum album D 3 Tabl. oder Dil., **Ammonium carbonicum D 1—D 3** Dil., **Carbo vegetabilis** D 6—**C 30** Tabl. und Dil., **Lachesis** D 8—**D 12**—C 30 Tabl. und Dil.

Organo- und Histotropie

Veratr. alb.: Magendarmkanal, Splanchnicus, Herz.

Amm. carb.: Vasomotorische Zentren. Schleimhäute des Respirationstraktes.

Carbo veg.: Venen. Magendarmkanal, Nebennieren (?).

Lachesis: Herz, vegetative Nerven, Nebennieren, reticuloendotheliales System, Blutgefäßendothelien.

Funktiotropie

Veratr. alb.: Versagen der peripheren Kreislaufregulation mit kaltem Stirnschweiß, Durchfällen und Krämpfen. Wirkt auch vorbeugend bei schweren Infektionskrankheiten. Neigung zu orthostatischem Kollaps.

Ammon. carb.: Toxisch bedingte Schädigung des Vasomotorenzentrums mit Blässe, Cyanose, kaltem Schweiß und Hypothermie. Verschlimmerung durch Schlaf und im warmen Raum und nachts gegen 3—4 Uhr. Besonders auch bei Bronchiolitis angezeigt.

Carbo veg.: Allgemeine und lokale Cyanose. Hemmung der inneren Gewebsatmung und Verlangsamung des kapillären Blutstromes. Verlangen nach Luftzufächeln. Bei Fällen von schwerstem Kollaps, wenn alle anderen Mittel versagt haben, noch zu versuchen.

Lachesis: Plötzliche Schwächezustände, anscheinend unmotiviert, bes. bei Wärmeanwendung und bei heißem Wetter auftretend. Erwachen aus dem Schlaf heraus mit kollapsähnlichen Zuständen. Überempfindlichkeit gegen leiseste Berührung, bes. ausgeprägt am Halse. Cyanose. Blutungsneigung, Thrombosen. Embolien.

Modalitäten und Typisches

Veratr. alb.: Kalter Stirnschweiß; nicht selten heftige Schmerzen.

Ammon. carb.: Verschlimmerung nachts gegen 3—4 Uhr und im heißen Raum.

Carbo veg.: Verlangen nach Luftzufächeln. Brennschmerz. Meteorismus, Cyanose.

Lachesis: Hitzeintoleranz. Verschlimmerung nach dem Schlaf. Klimakterisches Alter.

Sonstige Mittel

China D 2—D 3 Dil.: Kollaps bei Blutungen.

Colchicum D 3 Dil.: Bei schwerem Durchfall; bei rheumatischer Carditis.

Camphora Rubini: Schnell wirkend bei Ohnmachten (1 Tropfen auf die Zunge, einen unter die Nase).

Antimonium arsenicosum D 4 Tabl.: Kollapsgefahr bei Pneumonie.

Moschus D 3 Dil.: Kollaps bei geringster Erregung.

Acidum hydrocyanicum D 4 Dil.: Kollaps mit Krämpfen, eiskalter Haut und Präcordialangst.

Arsenicum D 6 Dil.: Facies hippokratica. Atemnot. Brennschmerz. Unauslöschlicher Durst.

Laryngitis

Sowohl akute als auch chronische Kehlkopfleiden eignen sich gut für eine homöopathische Behandlung. Bei kruppösen und besonders pseudokruppösen Erkrankungen ist die Mittelfolge **Aconitum — Hepar sulfuris — Spongia — Jodum — Bromum — Kalium bichromicum** oft bewährt befunden worden. Chronische Laryngitiden sprechen namentlich auf **Phosphorus** und **Carbo vegetabilis** an, wenn sie dem Mittelbild nach indiziert sind. Auch für die akuten Erkältungsfolgen stehen eine Reihe wirksamer Mittel bereit, von denen der eine Praktiker die einen, der andere wieder andere bevorzugt. Vieles kann hier nur angedeutet werden, und manches sicherlich wichtige Mittel ist auch gar nicht erwähnt. Dagegen soll die Art, in der die französischen Homöopathen die akuten und Erkältungslaryngitiden angehen, kurz beschrieben werden. Nach Ansicht der betreffenden Autoren ist **Drosera** in hohen Potenzen hier das Hauptmittel. Es wird ihm eine tuberkulinartige Wirkung zugeschrieben und man rät, speziell mit den ganz hohen Potenzen (C 200 *Korsakoff*) sehr vorsichtig umzugehen. Daher wird auch nur eine Einzelgabe des Mittels gereicht und danach in stündlichem Wechsel **Sambucus** D 6, **Rumex crispus** D 6 und

Spongia D 6 verordnet. Die Mittelwirkung, die ich von dieser Kur beobachten konnte, war in der Tat rapid.

Aconitum D 3 Dil. oder Tabl., **Spongia** *Φ*—**D 3** Dil., **Hepar sulfuris** D 3—**D 4** Tabl., **Phosphorus D 5**—C 30 Dil., **Argentum nitricum** D 4—**D 6** Dil.

Organo- und Histotropie

Aconit.: Gefäße, Schleimhäute, Nervensystem.
Spongia: Trachea, Larynx, Thyreoidea, Herz.
Phosphor.: Lunge, Herzmuskel, Endothelien, Larynx.
Arg. nitr.: Epithelien der Schleimhäute, Nervensystem.
Hepar sulf.: Schleimhäute, Lymphdrüsen.

Funktiotropie

Aconit.: Erstes Entzündungsstadium, oft mit Fieber, ausgelöst durch trockene Kälte. Kruppartige Zustände, abends und nachts auftretend. Angst. Kein Schweiß.

Spongia: Wenig Angst und Fieber. Trockener, kruppartiger Bellhusten, bes. vormitternachts. Räusperzwang. Wärme bessert. Respiratorischer Stridor. Erstickungsanfälle. Muß mit dem Kopf hochliegen.

Phosphor.: Starke Schmerzen und Empfindlichkeit des Larynx. Schlechter abends und vormitternachts. Kehlkopf wie mit Pelz ausgefüttert. Schlechter durch Kälte. Blutungsneigung. Mehr subakute und chronische Fälle. „Die Bryonia des Larynx."

Arg. nitr.: Splitterschmerz, Husten beim Singen hoher Töne. Milde, dicke, eitrige Sekrete. Ulcerationsprozesse. Besserung durch Kälte. Zittern, Meteorismus. — Nach dem Urteil des französischen Facharztes *Chavanon* in C 30 ein Hauptmittel (wohl Einglaspotenz).

Hepar sulf.: Besonders angezeigt beim Wechsel des Hustens vom Trockenen zum Feuchten und umgekehrt. Wärme bessert. Jede Entblößung verschlimmert. Exspirationsstridor. Plastische Exsudate.

Modalitäten und Typisches

Aconit.: Akutester Zustand. Kälteätiologie.
Spongia: Empfindlichkeit gegen Berührung, Kopfhochlage bessert.
Phosphor.: Zäher heller Schleim, evtl. blutig tingiert.
Arg. nitr.: Splitterschmerz. Besserung durch Kühle.
Hepar sulf.: Jedes Kaltwerden verschlimmert. Hustenanfälle gegen Morgen.

Sonstige Mittel

Arum triphyllum D 3 Dil.: Schmerzhaft. Überschnappen der Stimme.
Ammonium causticum D 2—**D 3** Dil.: Aphonie mit Wundheitsgefühl.
Belladonna D 3—**D 4** Tabl.: Akuter krampfiger, bellender Husten mit Halsschmerz.
Selenium D 6 Tabl.: Heiserkeit bei Beginn des Singens.
Causticum D 4 Dil.: Heiserkeit schlimmer morgens, besser durch Sprechen und durch Kalttrinken. „Das Rhus des Larynx".
Carbo vegetabilis: D 6—C 30 Tabl. und Dil.: Schlechter abends und bei feuchter Luft. Brennen. Aphonie.

Graphites D 6 Tabl.: Stimme beim Ansatz sich überschlagend.
Mercurius solubilis D 4—D 6 Tabl.: Vom Rachen ausgehend. Schleim eitrig. Beteiligung der Tonsillen.
Gelsemium D 4 Dil.: Lähmungszustände.
Kalium bichromicum D 4 Tabl.: Zäher fadenziehender Schleim. Plastische Exsudate.
Alumina D 4—**D 6** Tabl.: Chronische Laryngitis sicca. Lähmungszustände.
Guajacum D 2 Dil.: Heiserkeit der Raucher mit Trockenheitsgefühl.
Primula Ø—D 1 Dil.

Weitere Maßnahmen

Ansteigendes Halbbad mit nachfolgendem Schwitzen.
Umschläge mit verdünnter Spongia-Tinktur.
Blutegel bei langanhaltender unspezifischer Heiserkeit.
Bei Laryngitis tuberculosa Behandlung mit den modernen Chemotherapeuticis angeblich von bester Wirkung.
2 Punkte kommen vorzugsweise zur **Akupunktur,** und zwar seitlich des Ringknorpels und auf der dorsalen Handfläche im proximalen Winkel zwischen dem 1. und 2. Metacarpale. Bei chronischen Fällen wird der erste mit Gold, der zweite mit Silber punktiert. Bei akuten Fällen umgekehrt.

Laryngospasmus

Hauptmittel sind: **Calcium carbonicum,** das man am besten in hohen Potenzen (C 30) im Wechsel mit **Belladonna** D 4 Tabl. oder Dil. gibt, und **Sambucus D 3**—D 6 Dil.

Ferner denke man an die Krampfmittel **Magnesium phosphoricum** D 6 Tabl. und **Cuprum** D 6 Tabl.

Leukaemie

Röntgen-, Lost- und Urethanbehandlung werden an erster Stelle stehen müssen. Die homöopathischen Mittel können manchmal auf das Allgemeinbefinden einen günstigen Einfluß haben und deshalb als Hilfsmittel gebraucht werden, z. B.:

Acidum nitricum D 6 Dil., **Calcium arsenicosum** D 4 Tabl., **Chininum arsenicosum** D 4 Tabl., **Ceanothus americanus Ø.**

Lichen ruber planus

Es gibt in der Homöopathie einige Mittel, die bei dieser Erkrankung gute Dienste leisten können. Genannt werden vor allem:

Antimonium crudum D 4—D 12 Tabl. und Dil., **Arsenicum album** D 4—**D 6**—D 12 Tabl. und Dil., **Thuja** D 2 Dil., **Acidum formicicum** D 6—**D 12**—D 30—D 200 (Injektion).

Die Ameisensäure ist nach *Spiethof* das Mittel der Wahl. Er gibt an, daß bei Hautleiden noch nach D 60 unangenehme Erstverschlimmerungen beobachtet werden konnten.

Weitere Maßnahmen

Empfohlen werden auch Plenosol-Injektionen sowie Eigenurin-Injektionen.
Meerwasser-Trinkkur (z. B. Biomaris), nach *Ruciczka* bewährt.
Akupunktur der bei Ekzem angegebenen Punkte.

Lumbago

Nux vomica Φ, **Bryonia** Φ, **Antimonium tartaricum** D 4 Dil., **Rhus toxicodendron** D 3—D 4 Dil., **Abrotanum** Φ—**D 1** Dil., **Aesculus hippocastanum** D 2—**D 3** Tabl., **Acidum formicicum** D 4 (Injektion).

Spezielles

Nux vom.: Die Dosierung Φ, 2 stündlich 10 Tropfen, verdient den Vorzug vor den Potenzen. Diese kommen nur in chronischen Fällen in Betracht. Nässe oder alkoholische Exzesse verschlimmern oder wirken auslösend.

Bryonia: Hier gilt bezüglich der Dosierung das Gleiche wie bei Nux vomica. Man kann beide Mittel im stündlichen Wechsel geben.

Ant. tart.: Heftige Lumbosacralschmerzen, bes. bei Bewegung. Dabei evtl. Übelkeit und kalter Schweiß. Patient erhebt sich mit schmerzverzerrtem Gesicht.

Rhus tox.: Folgen von Durchnässung und Überanstrengung. Dieses Mittel kann man gut im Wechsel mit **Arnica** D 3 Tabl. geben, das ebenfalls bei Überanstrengung und nach mechanischen Insulten angezeigt ist.

Abrotan.: Chronische Lumbagoformen, die mit einem anderen Leiden, z. B. Haemorrhoiden, in Wechselbeziehung stehen.

Acid. form.: Alle 2—4 Tage in die schmerzhaften Zonen injizieren.

Es kommt noch eine ganze Reihe anderer Mittel in Betracht. Doch halte man sich mit ihnen nicht zu lange auf, sondern behandle sofort die erkrankten Segmente mit 5 ccm Impletol oder mit einer Novocain-Infiltration.

Auch sehr wirksam: Blutige Schröpfköpfe.

Lupus erythematodes

Gelobt werden Injektionen von **Aurum** in hohen Potenzen.

Weitere Maßnahmen

Nach den Grundsätzen der Dermatologie.
Spenglersan T, Streptomycin, Bismogenol, Taktocut-Salbe (als Lichtschutz).
Echinacea-Injektionen.

Lupus vulgaris

Seitdem es die Vitamin D 2-Behandlung des Lupus vulgaris gibt, treten die sonstigen Methoden, wie Finsenlicht, Röntgenbestrahlung, Kohlensäureschnee und die *Gerson-Sauerbruch-Herrmansdorfer*-Diät in den Hintergrund. Dasselbe ist auch bezüglich der homöopathischen Heilmittel der Fall, die manchmal in sichtlich günstiger Weise den Prozeß beeinflussen konnten. Die massive Vitaminkur ist freilich dem biologisch Denkenden nicht gerade sympathisch und wohl auch nicht ungefährlich. Sie muß aber in Kauf genommen werden, wenn es anders nicht möglich ist, stärkere Zerstörungen hintanzuhalten. Ich beschränke mich daher darauf, einige der in der Homöopathie gebräuchlichen Mittel namentlich anzuführen:

Acidum formicicum D 6 (Injektionen),
Tuberculinum Koch C 30 und höher Dil.,
Calcium sulfuricum D 6 Tabl.,
Echinacea ⌀,
Kalium bichromicum D 4 Tabl.

Lymphadenitis und Lymphangitis

Auch bei dieser Krankheit finden die üblichen homöopathischen Entzündungsmittel Anwendung und können durchaus Gutes leisten. Im allgemeinen wird man bei beginnender Lymphadenitis **Belladonna** und **Apis** im Wechsel geben. Bei irgendwie bösartig anmutenden Fällen zögere man nicht mit der Anwendung von **Lachesis,** das man am besten in Form von Injektionen verabfolgt. Auch **Pyrogenium** und **Echinacea** eignen sich für diesen Zweck. Für die Behandlung der Lymphangitis gelten ähnliche Richtlinien. Vor allem sorge man aber hier für Ruhigstellung.

Apis D 3—D 6 Tabl., **Belladonna D 4**—D 6 Tabl. oder Dil., **Mercurius solubilis D 3**—D 6 Tabl., **Hepar sulfuris D 3**—D 6 (C 30) Tabl., **Silicea** D 3—**D 6**—C 30 Tabl. und Dil.

Organo- und Histotropie

Apis: Zellgewebe, Serosa, Nieren, „Vorniere".
Bellad.: Gefäße, vegetative Nerven.
Merc. sol.: Lymphdrüsen und Lymphwege.
Hepar sulf.: Zellgewebe, Leukocyten, Schleimhäute.
Silicea: Stütz- und Bindegewebe.

Funktiotropie

Apis: Neigung zu akut entzündlichem Ödem. Wärmeintoleranz. Oligurie.
Bellad.: Gewebsdruck gleich Kapillar- und Gefäßdruck; daher Klopfschmerz. Helle Röte. Erstes Stadium der Entzündung. Verträgt sich gut mit Apis im Wechsel.
Merc. sol.: Rundzelleninfiltration, die der Einschmelzung voraufgeht. Die Entzündungen folgen den Lymphwegen. Schweißneigung. Nächtliche und Wärmeverschlimmerung.
Hepar sulf.: Hohe Berührungsempfindlichkeit. Ausgesprochene Neigung zur Eiterung. Bewirkt schnellere Reifung von Abscessen (Tiefe Potenzen). Wärme bessert in ausgesprochenem Maße.
Silicea: Nach Entleerung von Abscessen und bei Fistelbildung. Eiterung dünn, wäßrig und stinkend. Regt die Leukocytose und fibroblastische Tätigkeit an.

Modalitäten und Typisches

Apis: Stechender Schmerz; Oligurie.
Bellad.: Klopfender Schmerz; Kopfkongestion.
Merc. sol.: Weiterschreiten der Entzündung auf dem Lymphwege.
Hepar sulf.: Splitterschmerz; dicker, rahmiger Eiter.
Silicea: Schlechte Heilungstendenz. Art der Sekrete.

Sonstige Mittel

Calcium jodatum D 3 Tabl.: Kleine harte Nackendrüsen.
Abrotanum D 1 Dil.: Tuberkulöse Bauchdrüsen.
Lachesis D 8—**D 12**—C 30 Tabl. und Dil.: Neigung zu septischem Verlauf, drohende Gangrän, blaurote Färbung (auch als Injektion).
Sulfur jodatum D 3—**D 4** Tabl.: Resorptionsmittel für Infiltrate.
Calcium carbonicum D 3—**C 30** Tabl. und Dil.: Lymphadenitis chronica bei der dem Typ entsprechenden Konstitution.
Tuberculinum C 30 und höher Dil.: Bei entsprechender Ätiologie.
Calcium fluoratum **D 4**—D 6 Tabl.: Sehr harte Drüsen.
Mercurius jodatus ruber D 3 Tabl.: Frischentzündliche Drüsen (oft bewährt).
Carbo animalis **D 4**—D 6 Tabl.: Malignitätsverdacht. Bubonen.
Phytolacca D 3 Dil.: Ähnlich Mercurius.
Echinacea Ø: Fieber und Schüttelfrost (auch intravenös).
Myristica D 3 Dil.: Zur Anregung der Eiterung; manchmal besser als Hepar sulfuris wirkend.

Weitere Maßnahmen

Blutegel (auch bei Drüsentuberkulose).
Heublumen; Foenum graecum; Lehmwickel; Kyttaplasma.
Evtl. Röntgenbestrahlung. Antibiotica.
Dampfdusche bei fistelnden Lymphomen.
Echinacea Ø, **Aristolochia** Ø, verdünnt 1 : 30, zu Umschlägen.
Ichthyolanstrich über Nacht.

Mastitis

Die Behandlung der akuten Mastitis folgt den Richtlinien, wie sie für Entzündungen gelten und bei Absceß, Lymphadenitis usw. beschrieben sind. Darüber hinaus berücksichtigt man noch eine Reihe Mittel, die organotrop auf die Brustdrüse einwirken. Bei chronischen Formen der Mastitis muß vor allem die Frage Carcinom oder nicht Carcinom geklärt sein, ehe man sich zu einer internen Behandlung entschließt.

Bryonia D 2—D 4 Dil., **Phellandrium** D 3 Dil., **Croton tiglium** D 4 Dil., **Conium D 4**—C 30 Dil., **Phytolacca D 2**—D 4 Dil.

Spezielles

Bryonia: Schwellung mit blasser Röte aber großer Empfindlichkeit. Unter Bryonia vermindert sich die Milchsekretion; daher bei Milchfieber angebracht. Stechende Schmerzen. Die Brüste müssen gestützt werden. Lokale Kompressen verdünnter Bryonia-Tinktur sind ebenfalls empfehlenswert.

Phellandrium: Schmerzen treten vor allem zwischen den Saugakten auf und strahlen längs der Milchkanäle und in den Leib aus.
Croton tiglium: Heftiger Schmerz beim Anlegen des Kindes zum Rücken hin ausstrahlend, „als würde ein Strick angezogen".
Conium: Knotenbildung nach Stoß. Die Mammatumoren sind suspekt. Späte und spärliche Regel.
Phytolacca: Der Schmerz strahlt beim Saugakt über den ganzen Oberkörper aus. Phytolacca ist bei akuter Mastitis eins der ersten Mittel, aber auch bei chronischen Formen mit Knotenbildung sehr brauchbar.

Sonstige Mittel

Silicea D 6 Tabl.: Chronische Mastopathie. Knotenbildung (bewährt).
Calcium jodatum D 3—D 4 Tabl.: Ähnlich Silicea.
Folliculinum D 15—C 30 Dil.: Zu versuchen bei Mastitis cystica.

Weitere Maßnahmen

Spenglersan G, mehrmals täglich 1/2 Ampulle einreiben.
Quarkpackung. Umspritzung mit Eigenblut oder Arnica D 3.
Penicillin.
Röntgenbestrahlung (100—120 r).
Zur Prophylaxe 10%ige Perubalsam-Vaseline.
24 Stunden nach Inzision ein schäumendes Seifenvollbad.
Bei Schrunden Auflegen von Salbenläppchen mit 3%igem Aureomycin.
Biostreptosan M (Auflegen eines getränkten Tupfers).
Umschläge mit Spenglersan G (verdünnt).

Mastoiditis

(s. auch Otitis media)

Soweit nicht Operation unumgänglich, gebe man bei Reizzuständen des Warzenfortsatzes **Capsicum** D 4 Dil.

Arsenicum C 30 Dil. (wohl als Einglaspotenz) ist nach den Erfahrungen des französischen Facharztes *Chavanon* das Hauptmittel auch bei akuten Zuständen. Er läßt es selten, etwa 1× täglich einnehmen.

Bei chronischen Prozessen zieht man Gewebsmittel in Betracht, wie **Silicea D 6**—D 12 Tabl., und Goldpräparate, wie **Aurum metallicum D 4**—D 6 Tabl.

Menière

(und ähnliche Erkrankungen)

Der labyrinthäre Symptomenkomplex ist durch homöopathische Mittel in manchen Fällen beeinflußbar; anscheinend dann, wenn pathologisch-anatomische Schäden in den Hintergrund treten und das funktionelle Geschehen maßgebend ist. Man wird sich auch hier ein Bild zu machen suchen, worauf die Störung zurückzuführen ist und die Therapie entsprechend gestalten. So wird man z. B. bei spastischen Durchblutungsstörungen an Mittel wie Secale denken, bei harnsaurer

Diathese Diät und entsprechende Mittel verwenden und bei Annahme luetischer Prozesse eine spezifische Kur einleiten. Empfohlen werden:

Chininum sulfuricum D 3—D 4 Tabl.: Gilt als Hauptmittel bei Ohrensausen und menièreartigen Funktionsstörungen.
Arnica D 3 Tabl. (auch hohe Potenzen): Folge von Traumen. Hochdruck. Wichtiges Mittel bei Arteriosklerose.
Glonoinum D 4—D 6 Dil.: Durchblutungsstörungen aktiver Art mit Kopfkongestion; im Wechsel mit **Nux vomica** D 4 Dil. bei funktionellen Spasmen als Ursache.
Secale D 3 Dil.: Spastische Durchblutungsstörungen.
Viscum album Φ: Arteriosklerotische Bedingtheit.
Cocculus D 4 Dil., **Theridion** D 8—**D 10** Dil., **Tabacum D 4**—D 6 Dil.: Nervöse Bedingtheit.
Acidum benzoicum D 2—D 3 Tabl.: Harnsaure Diathese.
Chenopodium D 2—**D 3** Dil.: Organotrope Cochleariswirkung.

Weitere Maßnahmen
Injektion bestrahlten Eigenblutes (1—3 Injektionen).
Nicotinsäureamid (vasokonstriktorische Form).

Meningitis

(s. auch Encephalitis)

Die übliche ätiotrope Behandlung kann man mit entsprechenden organo- und funktiotropen Mittel unterstützen. Es kommen unter andern in Frage:

Belladonna D 4 Dil. oder Tabl.: Im Anfangsstadium.
Apis D 3—D 4 Tabl.: Exsudative Prozesse.
Mercurius solubilis D 4 Tabl.: Weiter fortschreitende Entzündung.
Zincum D 3—**D 6** Tabl.: Myoklonus.
Zincum und Apis haben sich bei chronischen Störungen wirksam gezeigt.

Menorrhagie

Bei andauernd starken Menstruationsblutungen habe ich in vielen Fällen von dem Wechselmittel **Kalium carbonicum — Calcium carbonicum** gute Wirkung gesehen, auch nach Versagen der modernen Hormonpräparate, und kann daher diese Kombination durchaus empfehlen. Eine weitere gute Mittelkombination ist **Hamamelis** Φ — **Hydrastis** D 2 — **Natrium nitricum** D 4. Auch den unten angegebenen Tee wolle man nicht gering schätzen. Bei ganz langwierigen Fällen brachte **Nux vomica C 30** im Wechsel mit **China C 30** noch manche Hilfe. Eine genaue Untersuchung und Probeabrasio bei verdächtigen Fällen darf nie unterlassen werden.

Belladonna D 3—**D 4** Tabl., **Calcium carbonicum D 4**—D 6 Tabl., **Kalium carbonicum D 4**—D 6 Dil., **Secale D 1**—D 3 Dil.

Organo- und Histotropie

Bellad.: Gefäße, autonomes Nervensystem.
Calc. carb.: Epithelkörperchen. Knochen, Drüsen.
Kal. carb.: Uterus, Blut, Muskulatur, vegetative Nerven.
Secale: Gefäße, Medulla.

Funktiotropie

Bellad.: Stinkende Menorrhagie mit intermittierenden Krampfschmerzen. Hellrot mit dunklen Koagulis. Kopfkongestion.
Calc. carb.: Habituell starke Menses. Lokale Schweiße. Obstipation vorwiegend; saure Durchfälle.
Kal. carb.: Habituell starke Menses. Hypotonie. Stechende Kreuzschmerzen. Hypotonische Obstipation.
Secale: Dünne, dunkle, übelriechende Sickerblutung. Parästhesien. Krämpfe, Durchfälle. Neurodystrophische Kapillarreaktion der Peripherie.

Modalitäten und Typisches

Bellad.: Intermittenz der Schmerzen.
Calc. carb.: Konstitutionelles.
Kal. carb.: Großkalibrige Stühle. Verschlimmerung nachts gegen 3 Uhr.
Secale: Ablehnung von Wärme; Parästhesien.

Sonstige Mittel

Hydrastis ⌀ i. W. mit **Hamamelis** ⌀: Myomatosis.
Sabina D 3 Dil.: Hellrot, gußweise.
Drymis*) D 1—**D 3** Dil.: Wird in der französischen Literatur als erstes der in Frage kommenden Mittel genannt.
Acidum sulfuricum D 1—**D 2** Dil., **Chininum arsenicosum** D 4 Tabl. (dunkel), **Ipecacuanha D 3**—D 6 Dil., **Trillium pendulum D 1**—D 2 Dil., **Ustilago** D 1 Dil., **Erigeron** D 1 Dil. (hellrot), **Millefolium** ⌀—D 2 Dil., **Crocus** D1—**D 3** Dil. (schnurartig), **Bovista** D 1—**D 3** Dil., **Natrium nitricum D 4**—D 6 Dil.

Weitere Maßnahmen

Empfehlenswert ist ein Tee: Herb. Millefolii, Herb. Bursae past., āā 30,0, Herb. Visci albi ad 100,0; davon mehrmals täglich eine Tasse.
Im übrigen nach allgemeingültigen Regeln zu behandeln.
Akupunktur: Goldnadel 3 Querfinger oberhalb des inneren Knöchels.

Meteorismus

(Flatulenz, Tympanie)

Ärzte, die die Homöopathie kennen lernen wollten, waren oft erstaunt über die Wirkung der 6. Dezimalpotenz von **Carbo vegetabilis,** zumal diese Darreichungsform noch besser wirkte als die üblichen Kohlepräparate. Daß diese minimale Menge des Mittels nicht durch Adsorption wirken konnte, war ihnen klar. Auch der homöopathische Arzt gibt ihnen mit seiner Auffassung einer dynamischen

*) Drymis ist in Deutschland z. Zt. (1953) nur in D 5 lieferbar.

Wirkung keine Erklärung. Aber die Tatsachen haben das Primat und damit muß man sich begnügen. Man kann die Wirkung nicht selten noch verbessern, wenn man nach der Vorschrift von *Jousset* Carbo vegetabilis im Wechsel mit Lycopodium und Calcium carbonicum in 6. Potenz gibt.

Carbo vegetabilis D 4—D 6 Tabl., **Lycopodium** D 6 Tabl., **China** D 2—D 4 Dil., **Nux moschata** D 3 Dil.

Organo- und Histotropie

Carbo veg.: Beziehungen zu Venensystem und Schleimhäuten.

Lycopod.: Leber, Pfortader.

China: Periphere Nerven, Magen, Leber, Dünndarm, Milz.

Nux moschata: Plexus solaris.

Funktiotropie

Carbo veg.: Atonie, Stauungen, Bauchplethora. Beeinflußt die Sauerstoffausnutzung im Gewebe. Neigung zu Cyanose. Fettintoleranz. Vorwiegend Durchfall. Aufstoßen bessert vorübergehend. Verlangen nach Salzigem. Wärme verschlimmert. Dysfermentie.

Lycopod.: Primär gestörte Leberfunktion. Pfortaderstauung. Heißhunger mit schneller Sättigung. Verschlimmerung in den Nachmittagsstunden. Relative Schmerzlosigkeit. Wärme verschlimmert. Obstipation durchaus vorwiegend. Störungen im Eiweißabbau.

China: Durchfälle vorwiegend. Achylie. Leberfunktionsstörungen. Störungen der Blutbildung. Wärmebesserung. Periodisches Auftreten der Erscheinungen.

Nux moschata: Schläfrigkeit. Neigung zu Ohnmachten. Trockenheitsgefühl im Munde ohne Durst. Obstipation, selbst weicher Stuhl wird schwer entleert. Hauttrockenheit. Hysteriformes Verhalten. Durch den Meteorismus werden Arrhythmien der Herzschlagfolge ausgelöst. Oft gut i. W. mit **Asa foetida.**

Modalitäten und Typisches

Carbo veg.: Cyanose, venöse Stasen, Fettintoleranz.

Lycopod.: Das Zeitmoment; roter Satz im Urin.

China: Durchfälle nach dem Essen und nachts.

Nux moschata: Nervöse Genese der Störungen.

Sonstige Mittel

Raphanus D 2 Dil.: Begleitende Gallenleiden; postoperativer und schmerzhafter Meteorismus.

Colchicum D 3 Dil.: Schwere Infekte mit Durchfall und Meteorismus.

Asa foetida: D 3—**D 4** Dil.: Fäulnisdyspepsie. Peristaltik wie umgekehrt.

Nux vomica D 4—**D 6** Tabl.: Spastische Stühle.

Chamomilla D 2—D 6 Tabl. oder Dil.: Blähungskoliken mit stinkendem Durchfall.

Weitere Maßnahmen

Subaquale Darmbäder. Heilerde; Kaffeekohle.

Stündlich einen gestrichenen Teelöffel Quark mit Kümmel.

Akupunktur: Goldnadel 2 Querfinger vor und unterhalb des inneren Knöchels; Silbernadel auf der Sternummitte in der Höhe des 4. Intercostalraumes.

Metritis

Die Voraussetzung zur Behandlung der Frauenkrankheiten ist die Kenntnis der sogenannten Frauenmittel und auch der Entzündungsmittel. Sie sind in ihren Grundzügen leicht zu überschauen. Dabei findet man ihre Indikationen immer wieder bei den verschiedensten Diagnosen vor. Man vergleiche daher die Angaben bei Adnexitis, Endometritis, Febris puerperalis, Fluor albus usw. Selbstverständlich überschneiden sich die Indikationen der einzelnen Mittel; eine Tatsache, die einerseits die Arbeit erleichtert, andrerseits aber erschwert. Das Hauptmittel bei chronischer Metritis ist wohl ohne Zweifel **Sepia,** das man in den verschiedensten Potenzen immer wieder bewährt findet. Am besten beginnt man mit ganz hohen Potenzen und geht erst allmählich zu den tieferen über, wenn es noch nötig ist. Sepia gehört, wie auch Cimicifuga, Pulsatilla, Graphit, Lilium tigrinum und Aristolochia in die endokrin wirksame Gruppe der Frauenmittel.

Man denke ferner an:

Arnica D 3 Tabl. oder Dil.: Bei operativen Eingriffen, vor und nach Geburten.

Aconitum D 3 Dil. oder Tabl.: Beim ersten Beginn von Fiebererscheinungen.

Sulfur D 4 Dil. und **Sulfur jodatum** D 4 Tabl.: Anschoppung und Blutstauung des Uterus. Resorptionsmittel.

Helonias D 2 Dil.: Chronische Stauung, Induration und Verlagerung des Uterus. „Fühlt die Gebärmutter."

Aurum D 4 Tabl. und **Aurum jodatum** D 4 Tabl.: Chronische Hyperplasie des Uterus.

Weitere Maßnahmen

Tägliche Klistiere. Ganzwaschungen. Bei mehr akuten Formen physikalische Anwendungen bis zum Schwitzen; später Sitz- und Wechselbäder mit nachfolgendem Schenkelguß.

Quark- und Lehmauflagen. Heublumensäcke. Blutegel.

Sudabäder bei ganz chronischen Formen.

Neuraltherapeutische Behandlung: Quaddelung hyperalgetischer Punkte mit Formicain, Cupridium oder Impletol.

Migräne

Der Migräne gegenüber steht die Homöopathie relativ gut gerüstet da. Dies gilt weniger für den akuten Anfall, obgleich es auch dafür einige Hilfen gibt, als für die Behandlung der Gesamtstörung. Relativ häufig hat man die Genugtuung, daß bei systematischer Anwendung der angezeigten Mittel die Bechwerden geringer werden und manchmal auch ganz verschwinden. Ein Werturteil über die einzelnen Mittel abzugeben ist schwer, doch möchte ich **Cimicifuga, Iris, Digitalis** und **Hypericum** in die erste Reihe stellen. Neben all diesen funktionsspezifischen Mitteln vergesse man jedoch nicht, nach den passenden Konstitutionsmitteln zu fahnden. So können beispielsweise Thuja, Silicea, Calcium carbonicum und andere tiefwirkende Mittel bessere Voraussetzungen für eine gründliche Kur schaffen. Die Konstitutionsmittel werden in hohen Potenzen und in seltenen Gaben gegeben.

Iris D 3—D 6 Dil., **Cimicifuga D 3**—D 6 Dil., **Gelsemium D 3**—D 6 (C 30) Dil., **Sanguinaria D 2**—D 6 Dil.

Organo- und Histotropie

Iris: Leber, Schleimhäute des Verdauungskanals.
Cimicifuga: Hypophyse, Ovarien, cerebrospinales Nervensystem, Skelettmuskulatur.
Gelsem.: Gehirn, Gefäße, Herzreizleitungssystem, periphere Nerven.
Sanguinaria: Vasomotorium. Schleimhäute, bes. Nase und Rachen.

Funktiotropie

Iris: Periodisches Auftreten etwa alle 8 Tage, bes. Sonntags bzw. bei Unterbrechung der gewohnten Tätigkeit. Erbrechen auf der Höhe des Anfalles. Dyspepsia acida. Mehr angiospastische Form. Paßt bes. für überarbeitete Neurastheniker.
Cimicifuga: Hauptmittel bei Menstruations- und Klimaxmigräne.' Innersekretorische Wirkung auf das gonadotrope Hormon der Hypophyse. Cyclothymes Verhalten. Jede Bewegung verschlechtert. Scharfe Genickschmerzen. Kappen- und Keilgefühl.
Gelsem.: D 1 bei Angiospasmen, D 4 und höher bei Angioparalyse. Polyurie beim Nachlassen der Schmerzen. Passive Kopfkongestion und dunkelrotes Gesicht. Ptosis. Sehstörungen, Tremor, Hypotonie. Vergrößerungs- und Bandgefühl. Hinterkopfschmerz. Bes. in der Pubertätszeit angezeigt. Hier hohe Potenzen langfristig einmal täglich.
Sanguinaria: Wallungen ohne Schweißausbruch. Bes. rechtsseitige Lokalisation. Besserung durch niedriges Liegen und Erbrechen. Blockierung der Nasen- und Pharynxschleimhäute. Wird gern i. W. mit **Digitalis** D 6 gegeben. Bes. im klimakterischen Alter angezeigt.

Modalitäten und Typisches

Iris: Periodizität. Acidismus. Überarbeiteter Geistesarbeiter.
Cimicifuga: Zusammenhang mit der Menstruation.
Gelsem.: Rotes Gesicht wie trunken. Urinflut bringt Besserung.
Sanguinaria: Blutwallungen. Chronische Muschelhypertrophie.

Sonstige Mittel

Nux vomica D 4—**D 6** Dil. oder Tabl.: Gastrizismus, Erethismus.
Medorrhinum D 15—C 30 Dil.: Migräne verschwindet bei Aufenthalt am Meer.
Argentum nitricum D 6 Dil. und höhere Potenzen: Linksseitig. Band- und Vergrößerungsgefühl. Langsames Steigen und Fallen der Schmerzen.
Acidum formicicum D 6—D 12 Dil.: Intravenöse Injektion im Anfall; auch zur allgemeinen Umstimmung.
Sepia D 4—C 30 Tabl. und Dil.: Zusammenhang mit gynäkologischen Leiden.
Hypericum Ø—D 1 Dil.: Angiospastische Migräne. Anämie. Depressionen.
Secale D 2—**D 3** Dil.: Angiospastische Form.
Cannabis indica Ø: Abends 20 Tropfen bei status migränosus (bewährt nach *Schimert).* Auch D 2 war noch wirksam.

Digitalis D 2—D 6 Tabl.: Rechtsseitige Migräne, oft wirksamer als Sanguinaria. Farbensehen. Pulsveränderungen. Übelkeit.

Natrium muriaticum D 6—**C 30** Tabl. und Dil.: Migräne nach den (spärlichen) Menses; schlechter morgens, hämmernder Schmerz.

Cyclamen europaeum D 3—D 6 Dil.: Tagelang anhaltende Migräne mit Anämie und Regelstörungen.

Spigelia D 3—**D 5** Dil.: Zusammenhang mit Herzleiden. Langsames Ansteigen und Fallen der Schmerzen.

Glonoinum D 6 Dil.: Kongestive Form. Hämmernder Kopfschmerz.

Histamin D 6 Trit.: Allergische Phänomene.

Ipecacuanha D 4—D 6 Tabl.: Anfall beginnt mit Übelkeit.

Ignatia D 3—**D 6** Dil.: Nagelkopfschmerz.

Kalium bichromicum D 4 Tabl., **Cocculus D** 4—D 6 Dil., **Silicea D** 6—D 12—C 30 Tabl. und Dil.

Weitere Maßnahmen

Ausschaltung fokaler Herde.

Spenglersan K und **A** (im Wechsel).

Eigenurininjektionen 0.25—0.5 ccm in Lösung (aber vor der Höhe des Anfalles).

Kaffeekohle, Heilerde.

Formicain, Impletol an verschiedenen Körperstellen, bes. an hyperalgetischen Punkten.

Man achte bes. auf die Leber sowie das Magen-, Darm- und Urogenitalsystem.

Bei dieser Erkrankung bringt die **Akupunktur** überzeugende Resultate. Man informiere sich in der Spezialliteratur.

Morbilli

Bei vielen akuten Krankheiten, so auch bei den Masern, „leitet" der Arzt die Krankheit derart, daß bei den geringsten Anzeichen von Komplikationen sofort das entsprechende Mittel angewandt wird. Ein guter Kunstgriff besteht darin, daß man in jedem Fall von Masern sofort alle 8 Stunden eine Gabe von **Sulfur** (**C 30**— D 6) verabfolgt und sofort nach dem Erscheinen des Exanthems Pulsatilla einsetzt. Durch diese beiden Mittel werden Toxine mobilisiert und dräniert, ehe sie Schaden anrichten können. Übernimmt man den Fall erst spät, so stehen für Komplikationen die am Schluß dieses Kapitels genannten Mittel bereit.

Eine bewährte Mittelfolge würde etwa so aussehen: Am ersten Tag **Sulfur** C 30, alle 8 Stunden eine Gabe. Daneben **Aconitum** (oder **Ferrum phosphoricum**) im Wechsel mit **Bryonia.** Bei katarrhalischem Husten Übergang auf **Ipecacuanha** D 3— D 4, beim Erscheinen des Ausschlages **Pulsatilla** D 4—D 6 und am Schluß wieder Sulfur C 30 oder **Sulfur jodatum.** Mit diesen Mitteln beherrscht man die üblichen Masern absolut und unter ihrem Schutz kommt es auch zu keinerlei Komplikationen.

Ferrum phosphoricum D 6 Tabl., **Belladonna D** 4—D 6 Tabl. oder Dil.

Pulsatilla D 4 Dil., **Mercurius solubilis** D 4—**D 6** Tabl.

Organo- und Histotropie

Ferr. phos.: Gefäße, Reticuloendothel. Orte der Infektabwehr.

Bellad.: Gefäße, Schleimhäute, bes. Rachen und Trachea.

Pulsat.: Schleimhäute, Venen, Keimdrüsen.
Merc. sol.: Haut, Leber, Schleimhäute, Niere.

Funktiotropie

Ferr. phos.: Hyperthermie. Weicher voller Puls. Schweiße und Durst. Ruhigliegen im Fieber. Entzündungen bes. im ersten Stadium. Abwehrlage nicht befriedigend.

Bellad.: Reiz- und Bellhusten. Glattes Exanthem. Fieber mit dampfendem Schweiß, der aber nicht kritisch ist. Kopfkongestion. Erstes Stadium der Entzündung.

Pulsat.: Beeinflussung der Schleimhautfunktion im Sinne einer Dränage. Reichlicher Tränenfluß. Conjunctivitis, Bronchitis, Otitis media catarrhalis mit milden Sekreten. Trockener Nachthusten, der tagsüber lose wird. Frösteln bei Schmerzen. Wärme wird schlecht toleriert. Sofort nach Ausbruch des Exanthems gegeben, verhindert Pulsatilla in der Regel jede Komplikation.

Merc. sol.: Exanthembildung. Schweißneigung mit Frostschauern. Drüsenschwellung und Lymphangitis. Höhepunkt der Tracheitis. Befördert die Coction bei Katarrhen. Allgemeinbefinden nachts schlechter.

Modalitäten und Typisches

Ferr. phos.: Blutungsneigung, Durchfälle. Erbrechen nachts.
Bellad.: Kopfkongestion. Heftigkeit und Plötzlichkeit der Erscheinungen.
Pulsat.: Milder Charakter etwaiger Sekrete.
Merc. sol.: Nichterleichternde Nachtschweiße.

Sonstige Mittel

Aconitum D 3—D 4 Dil.: Fieber mit trockener, heißer Haut. Mit Bryonia im Wechsel zu geben.
Hepar sulfuris D 4 Tabl.: Kruppartiger Husten.
Bryonia D 3—**D 4** Dil.: Schmerzhafter Husten. Stechende Schmerzen. Pleuropneumonie.
Coffea D 2—**D 6** Dil.: Schlaflosigkeit nach Masern (auch C 30 Dil.).
Kalium carbonicum D 6 Tabl.: Husten nach Masern zurückbleibend.
Arsenicum D 6 Dil.: Schwerste Masern.
Stramonium D 3—D 6 Dil.: Nervöse Agitation bei schweren Masern.
Zincum D 4—**D 6** Tabl.: Konvulsionen bei schweren Masern.
Gelsemium D 4—D 6 Dil.: Adynamie bei nicht mehr typischen Masern, die schwer herauskommen.

Weitere Maßnahmen

Salzhemd (30° C) im Beginn für eine Stunde anzulegen.
Nach Abschluß der Erkrankung: Tuberculinum Marmorek D 15—D 30 einige Gaben.

Multiple Sklerose

Die homöopathische Behandlung dieser Erkrankung ist im Grunde ebenso unbefriedigend wie jede bisher bekannte Therapie. Inwieweit die Ansicht, die die Krankheit als eine Hypocuprose betrachtet und demgemäß zweiwertiges Kupfer als Therapeutikum anwendet, zu Recht besteht, muß wohl noch entschieden werden. Wenn bei einer Behandlung Remissionen vorkommen, weiß man nie, ob sie nicht auch von selbst gekommen wären. Den günstigsten Eindruck hatte ich noch von Silicea, wenn man das Mittel langfristig und konsequent in verschiedenen Potenzen nehmen ließ.

Silicea D 6—C 30 Tabl. und Dil., **Agaricus** D 6 Dil., **Secale D** 3—D 6 Dil., **Nux vomica D 12**—C 30 Dil.

Organo- und Histotropie

Silicea: Neuroglia, periphere Nerven, Stützgewebe.
Agaricus: Cerebrospinales Nervensystem.
Nux vom.: dgl.
Secale: Medulla, Arterien und Arteriolen, Pancreas.

Funktiotropie

Silicea: Ausschlaggebend ist die starke Frostigkeit. Neuralgien, Parästhesien, motorische Schwäche. Obstipation. Widrige Teilschweiße. Ruft auch unterdrückte Fußschweiße wieder hervor.
Agaricus: Störungen der Motorik verschiedenster Art. Kälteverschlimmerung. Parästhesien. Verschlimmerung morgens, durch Alkohol, durch geistige Anstrengung und zur Regelzeit.
Secale: Parästhesien. Besserung durch Kälte. Zuckungen und Krämpfe. Abmagerung trotz starken Hungers und Durstes. Blutungen passiver Art.
Nux vom.: Spinalirritation. Bandgefühl um die Taille. Reflexübererregbarkeit. Verschlimmerung früh und durch Kälte. Besserung durch Ruhe. Vasomotorische Störungen.

Modalitäten und Typisches

Silicea: Scharfer Hinterkopfschmerz, gebessert durch Wärme.
Agaricus: Zuckungen im Schlafe aufhörend.
Secale: Akroparästhesien und Akrocyanosen.
Nux vom.: Morgenverschlimmerung, Gastrizismus, Erethismus.

Sonstige Mittel

Belladonna e radice Φ, **Lachesis** D 8—D10 (Injektionen), **Plumbum** D 6 Tabl., **Phosphorus D 12**—C 30 Dil., **Causticum** D 12 Dil., **Thuja D 12**—C 30 Dil.,**Zincum** D 6 Tabl., **Gelsemium** D 6 Dil., **Manganum aceticum** D 12 Dil., **Cuprum D** 4—C 30 Tabl. und Dil.

Weitere Maßnahmen

Evers-Kur.
Spenglersan R, K, T soll gebessert haben.
Frischhormoneinreibungen (Oxydasevertrieb Ulm).
Neuraltherapeutisch soll nach vorliegenden Berichten mit **Impletol, Formicain** und **Cupridium** manches Günstige erreicht werden können.

Myalgie

Die Zahl der bei Muskelrheumatismus empfohlenen homöopathischen Mittel ist groß — zu groß, um einigermaßen überschaubar zu bleiben. Dabei habe ich mich nie überzeugen können, daß manche der gemachten Unterscheidungen (etwa rechter oder linker Deltamuskel befallen) therapeutisch einen Wert haben. Im allgemeinen kommt man doch mit wenigen Mitteln aus. Auch *Schier* sagt z. B., daß **Spiraea ulmaria** ein Drittel der Rheumafälle erfasse. Dies wird um so mehr der Fall sein, wenn man auch die physikalische Behandlung zu Hilfe nimmt.

Aconitum D 2—D 4 Tabl. oder Dil., **Acidum formicicum** D 6 (Injektionen), **Bryonia D 2**—D 4 Dil., **Dulcamara D 2**—D 3 Dil., **Rhus toxicodendron D 4**—D 6 Dil.

Organo- und Histotropie

Aconit.: Gefäß- und Nervensystem.

Acid. form.: Gelenke, Muskeln, Haut.

Bryonia: Muskeln, Serosa, Schleimhäute.

Rhus tox.: Sehnen, Bänder, Fascien, Muskeln.

Funktiotropie

Aconit.: Akute, heftige, durch trockene Kälte verursachte Myalgien. Haut trocken und heiß. Schlaflosigkeit. Erregung (infolge Permeabilitätschädigung der Membranen), Fieber, voller, harter Puls.

Acid. form.: Schweißneigung, bes. der Extremitäten. Aktivierung des Mesenchyms. Desallergisierend wirkend. Wahrscheinlich Beeinflussung der Fermentsysteme. (Einfluß auf die Wasserstoffionen-Konzentration?)

Bryonia: Infiltration und Exsudation. Ätiologisch: Infekte, feuchte Kälte, Gicht. Bewegung verschlimmert, Ruhe und breiter Druck bessern. Stechende Schmerzen. Blockierung der Sekretion: Trockene Schleimhäute. Allgemeinbefinden besser durch Kälte.

Dulcamara: Unterdrückung der Hauttätigkeit. Kälteallergisch reagierend. Rheumatische Lähmungen. Wechsel von Rheuma mit Hautleiden oder Diarrhoe. Wärme bessert. Menses schwach.

Rhus tox.: Anfangsbewegung verschlechtert, fortgesetzte bessert. Nächtliche Verschlimmerung. Steifigkeits- und Lähmigkeitsgefühl. Hautexantheme, bläschenartig und blasenförmig. Ätiologisch: Durchnässung, Überanstrengung.

Modalitäten und Typisches

Aconit.: Hyperthermisch-vasculäres Syndrom. Sympathicotonische Funktionslage.

Acid. form.: Schweiße, bes. der Extremitäten.

Bryonia: Stechender Schmerz.

Dulcamara: Ätiologische Spezifität feuchter Kälte.

Rhus tox.: dgl. Überanstrengungsfolgen.

Sonstige Mittel

S. bei Lumbago.

Phytolacca D 3—D 4 Dil. (Grippeinfekt), **Cimicifuga** D 3 Dil. (Endokrine Bedingtheit), **Calcium carbonicum** D 3—**D 6**—C 30 (Feuchte Kälte), **Aristolochia** D 3 (Klimakterium), **Sulfur** D 4 Dil. (Fokalinfekt, chronische und subchronische Fälle), **Mercurius solubilis D** 4—D 6 Tabl. (Nicht erleichternde Schweiße mit Frostschauern), **Spiraea ulmaria** Ø—D 2 Dil. (Schlechter durch Bewegung, feuchte Kälte, besser durch Ruhe und trockene Luft), **Kalium jodatum** D 1 Dil., (Chronische Form, bes. Torticollis).

Weitere Maßnahmen

Vor allem Ruhe.
Beseitigung fokaler Herde.
Physikalische Behandlung.
Novocain-Infiltration der Schmerzpunkte.
Blutegel an die schmerzhaften Partien; blutige Schröpfung und ableitende Maßnahmen.
Spenglersan G und **R.**
Ponndorfimpfung.
Eigenblut, 2 ccm, 2× wöchentlich (Aufziehen mit Aqua destillata).

Myasthenie

Man kann versuchen:
Curare D 6—D 12 Dil., **Natrium phosphoricum** D 1 Trit. und **Silicea** D 6 Tabl.

Bei spinaler progressiver Muskelatrophie versuche man: **Plumbum** D 6—D 12 Tabl.; **Kalium bichromicum** C 30 Dil. (kleine anästhetische Flecke der Haut).

Myocardinfarkt

Hauptmittel

Arnica D 3 Dil. oder Tabl.: Resorptiv wirkend. Angiotropes Mittel. Auf die Muskelsubstanz einwirkend.

Lachesis D 8—**D 12**—C 30 Dil., besser als Injektion, wobei aber D 8 bei intravenöser Anwendung noch zu stark sein kann. Lachesis behebt die Neigung zu Embolien und ist ein wertvolles Thrombosemittel. Leitend sind die Unverträglichkeit jeder Wärmeanwendung (Sonnenbestrahlung, heiße Bäder usw.), die Überempfindlichkeit gegen leichte Berührung und die Verschlimmerung der Beschwerden aus dem Schlaf heraus. Die Unverträglichkeit von Wärme ist so ausgesprochen, daß nach ihrer Anwendung kollapsartige Zustände auftreten können.

Sonstige Mittel

Crataegus Ø: Fördert die Coronardurchblutung und bewährt sich als Ergänzungsmittel zu glykosidhaltigen Arzneien (evtl. als Crataegutt).

Cactus D 1 Dil.: Im Wechsel oder zusammen mit Crataegus gegeben, hat es sich zur Beseitigung angiospastischer Zustände wirksam gezeigt.

Veratrum album D 3 Dil.: Bei Neigung zu kollapsartigen Zuständen mit kaltem Stirnschweiß.

Phosphorus D 6—D 12 Dil. und **Kalium carbonicum D 6**—D 12 Dil.: Als die Herzmuskelfibrillen beeinflussende Mittel.

Weitere Maßnahmen

Strenge Bettruhe für mindestens 5—6 Wochen. Erst dann langsame körperliche Bewegung unter strenger Kontrolle.
Regelung der Lebensweise.
Evtl. Opiate (Pulvis Doweri, Pantopon oder ähnliches).
Falls Strophanthin, dann nur in kleiner Dosis.
Paravertebrale Anästhesierung vom 5. Cervical- bis zum 4. Dorsalwirbel.

Myocarditis

Es ist nicht leicht, die Wirksamkeit der homöopathischen Mittel bei den Herzkrankheiten abzugrenzen. Wenn auch in der letzten Zeit gewisse experimentelle Forschungen über einige in der Homöopathie vorzugsweise verwendete Arzneien getätigt wurden, so hält dies natürlich keinen Vergleich mit den Arbeiten aus, die z. B. bezüglich Digitalis und Strophanthin vorliegen. Daß aber auch auf diesem Gebiete große Möglichkeiten bestehen, weiß jeder Praktiker, der die betreffenden Mittel angewendet hat.

Gerade bei der Herztherapie spielt die Dosierung oft eine ausschlaggebende Rolle. Die üblichen Mittel der Schulmedizin lassen sich ebenfalls vom Gesichtspunkte der Ähnlichkeitsregel aus begreifen, denn an und für sich sind sie starke Herzgifte, die in der als optimal befundenen reduzierten Dosis im Sinne einer organotropen Reiztherapie wirken.

Neben diesen allgemein bekannten Mitteln verfügt aber die Homöopathie über eine Reihe weiterer herzwirksamer Arzneien, die weniger allgemein bekannt sind. Eine von ihnen, Crataegus, hat sich so bewährt, daß sie schon vom Gros der Ärzteschaft übernommen ist. Andere Mittel werden gewiß noch folgen, sobald erst einmal die experimentellen Grundlagen geschaffen sind und die Indikationen präzise gestaltet werden können. Welche Bereicherung der Allgemeinmedizin etwa ein Mittel wie Lachesis darstellen würde, kann nur der Eingeweihte begreifen.

Crataegus Ø, **Phosphorus D 5**—D 12 Dil., **Spigelia D 3**—D 6 Dil., **Lachesis** D 8—**D 12**—C 30 Dil. (Injektion), **Kalium carbonicum D 4**—D 12 Dil.

Organo- und Histotropie

Crataegus: Herzmuskel, Coronarien.
Phosphor.: Myocard, Aorta, Nebennieren, Lunge, Endothelien.
Spigelia: Myocard, Endocard, Pericard, periphere Nerven.
Kal. carb.: Myocard, Uterus, Blut.
Lachesis: Myocard, Nebennieren, Blut, vegetatives Nervensystem.

Funktiotropie

Crataegus: Förderung der Coronardurchblutung. Besserung der Herzdynamik. Vermehrung des Schlagvolumens. Regularisierung des Rhythmus. Das Mittel scheint die Ausnutzung des Sauerstoffes im Herzen und Gehirn zu verbessern.

Phosphor.: Direkte Beeinflussung der Myocardfunktion. Hypotonie. Lungenstauungen mit Rasselgeräuschen. Tachycardie und Bradycardie können wechseln. Bes. den rechten Herzabschnitt beeinflussend. Verfettungsneigung. Blutungsneigung. Linksliegen ist nicht möglich oder verschlechtert.

Spigelia: Akuteste Zustände mit großer nervöser Erregung. Ausstrahlender Schmerz in die dem Herz entsprechenden Körpersegmente. Rechtsliegen mit erhöhtem Kopf bessert. Sicht- und hörbare Herzaktion.
Lachesis: Direkte Myocardwirkung. Bestes Herzmittel bei septiformen Zuständen. Blockierung neurovegetativer Funktionen. Plötzliche Schwächezustände ernster Art. Cyanose, Kollaps, Blutungsneigung. Neigung zu embolischen und thrombotischen Prozessen. Die vagotonische Einstellung im Schlaf wird schlecht toleriert, daher Verschlimmerung durch Schlaf. Wärme jeder Art verschlimmert, dgl. leichte Berührung, bes. am Halse.
Kal. carb.: Hypotonie, Arrhythmie; stechende Schmerzen. Verschlimmerung zur Vaguszeit gegen 3 Uhr nachts. Frostigkeit. Fortschreitende Anämisierung. Ödemneigung der Oberlider.

Modalitäten und Typisches

Crataegus: Ältere Leute. Braune Atrophie.
Phosphor.: Nervöser Erethismus, aber schnelles Versagen.
Spigelia: Ausstrahlender Schmerz.
Lachesis: Klimakterisches Alter. Folgen schwerer Infekte, auch früherer.
Kal. carb.: Stechende Schmerzen, das Zeitmoment; Hydrämie und Anämie.

Sonstige Mittel

Aurum D 4—D 6 Tabl.: Degenerative Prozesse.
Naja D 8—**D 10**: Ähnlich Lachesis, ebenfalls gut als Injektion anwendbar.
Arnica D 1—D 6 Dil.: Herztonikum, bes. im Alter.
Scilla Ø: Herzmittel bei Hypertonie. Oligurie und N-Retention (Scilla S.V. *Schwabe)*.
Apocynum cannabinum Ø (besser das gereinigte Präparat Apocynum S. V. *Schwabe*): Ödeme.
Kalium phosphoricum D 6 Tabl., **Oleander** Ø, **Strophanthus** D 1 Dil., **Convallaria** Ø—D 2 Dil., **Kalmia D** 1—D 2 Dil., **Cactus** D 1 Dil., **Veratrum album** D 3 Dil., **Arsenicum** D 6 Tabl., **Kalium arsenicosum** D 4 Tabl., **Spongia** D 3 Dil., **Jodum** D 4 Dil.

Weitere Maßnahmen

Kalter Umschlag mit Essigwasser auf das Herz. (Der Patient entscheidet über die Temperatur!)
Fokalsanierung.
Ruhetage, Karelltage, Obsttage, Saftfasten usw.
Man suche das Mögliche durch unarzneiliche und physikalische Behandlung zu erreichen, ehe man von den starken Mitteln der üblichen Herztherapie Gebrauch macht, die manchmal unentbehrlich sind.
Aderlaß beim Versagen des rechten Herzens.

Myomatosis uteri

Hydrastis Ø—D 2 Dil. i. W. mit **Hamamelis** Ø sind bei den Myomblutungen angezeigt. Falls kein Erfolg erzielt wird, ist der Fall nach *Wapler* operationsreif.
Calcium carbonicum D 4 Tabl. i. W. mit **Kalium carbonicum** D 4 Dil.: Bewährtes Mittelpaar bei zu starken Menses.

Calcium sulfuratum stibiatum D 2—D 3 Trit.: Wird öfter gelobt.
Aurum D 4 Tabl. und **Conium** D 4 Dil.: Sollen auf das Myom selbst wirken.
Platinum D 4—**D 6** Tabl.: Myome. Vaginismus, Prolapsneigung. Typische Gemütssymptome (Hochmut und Depression).
Sulfur jodatum D 3 Tabl.: Schmerzhafte Myome. Läßt den Tumor abschwellen.

Nausea

(s. auch Hyperemesis)

Zur Behandlung dieses Symptoms steht eine Reihe von Mitteln zur Wahl, bei denen die Homöopathizität ihres Wirkungsmodus offensichtlich ist.

Tabacum D 4—D 6 Dil., **Cocculus** D 4 Dil. oder Tabl., **Ipecacuanha D 4**—D 6 Dil. oder Tabl., **Nux vomica D 4**—D 6 Tabl. oder Dil.

Funktiotropie

Tabacum: Kalte Schweiße, Schwindel, Durchfälle, Blässe, Speichelfluß, Präcordialangst. Mouches volantes. Menièresymptome. Typisch: Gleichgültigkeit gegen Leben und Sterben.

Cocculus: Zittern, Lähmigkeit, Schwindel, Hypotonie. Paresen und Krämpfe. Flatulenz. Eisenbahn- und Seekrankheitssymptome. Typisch: Gefühl von Ausgehöhltsein und Schwindel. Ätiologisch: Folgen von Schlafverlust und geistiger Überanstrengung.

Ipecac.: Zentrale Auslösung der Übelkeit, die auch bei reiner Zunge und leerem Magen besteht. Blutungsneigung. Periodizität von Beschwerden. Spastischer trockener Husten. Migränoide Zustände mit Übelkeit. Mehr Neigung zu Durchfall.

Nux vom.: Gastritische Genese. Bradypepsie. „Wenn er doch erbrechen könnte". Spastische Obstipation. Pylorospasmus. Zunge nur im hinteren Teil belegt. Folgen von Völlerei, geistiger Überanstrengung, Affekten. Vegetative Dystonie.

Sonstige Mittel

Apomorphinum D 4—D 6 Dil.. **Borax D 3**—D 4 Dil.: Schlechter durch abwärtsgehende Bewegung.
Pulsatilla D 4 Dil.: Fettintoleranz, schmutzig-weiße Zunge.
Cerium oxalicum D 3 Tabl.: Seekrankheit, Gravidität.
Kreosotum D 4—D 6 Dil.: Erbrechen erst mehrere Stunden nach dem Essen.
Petroleum D 4 Dil.: Seekrankheit.
Lobelia D 3 Dil.: Speichelfluß.
Euphorbia corollata D 3 Dil.: Brechwürgen, Brechdurchfall; kalte Schweiße am ganzen Körper.
Moschus D 3 Dil.: Nausea nach Coitus.

Weitere Maßnahmen

Bei Gestationstoxikosen Eigenurininjektionen gelobt, 0.5 ccm.

Nephrolithiasis

Die homöopathische Behandlung der Nierensteinerkrankungen ist nicht selten erfolgreich. Vor allem kann man die Neubildung von Steinen oft hintanhalten. Zu dieser vorbeugenden Behandlung eignet sich besonders das Wechselmittel **Natrium phosphoricum** D6 und **Silicea D6**—D12.Auch **Calculi renales** in höheren Potenzen (C 30) möchte ich empfehlen. Wann man den Harn säuern muß und wann nicht, ist bekannt. Die Säuerung kann gut durch **Magnesium borocitricum** erfolgen; es sind dazu Dosierungen von 1/2 Kaffeelöffel, etwa 2—3 mal täglich, erforderlich.

Auf eine genaue Differenzierung der Nierensteinmittel muß hier verzichtet werden. Ihre Indikation beziehen sie vor allem ex usu in morbis. Als besonders wirksam bei Carbonat- und Phosphatsteinen gilt **Rubia tinctorum,** das in einer Dosierung genommen werden soll, in der eine dauernde Rotfärbung des Urins erreicht wird. Rubia Teep-Granulat *(Madaus)*. Bei Koliken Anwendung entsprechender Mittel (s. dort). Man kann hier gute Erfolge haben durch eine Mischung oder das schnelle Imwechselgeben von Pareira Φ—Berberis D 2 und Belladonna D 3.

Berberis D 2 Dil., **Rubia tinctorum** Φ, **Calculi renales** D 6 (C 30) Tabl. und Dil., **Urtica urens** Φ, **Acidum benzoicum** D 2 Tabl., **Sarsaparilla** D 2 Dil. oder Tabl., **Lycopodium D 4**—D 6 Tabl., **Oleum Terebinthinae sulfuratum** D 2 Dil., **Coccus cacti** D 2 Trit., **Saxifraga** Φ.

Bei Phosphatsteinen denke man an:

Calcium phosphoricum D 6 Tabl., **Phosphorus** D 5—**D 10** Dil., **Natrium muriaticum** D 6 Tabl., **Silicea** D 6 Tabl.

Calcium carbonicum C 30 Dil. (und höher): Wird bei Oxalat- und Uratsteinen empfohlen und soll bei Koliken manche unerwartete Hilfe bringen können, was ich öfters bestätigen konnte.

Weitere Maßnahmen

Subaquale Darmbäder.
Reflexzonenmassage D 11—L 1.
Hypophysin bei Koliken, um die Geburt des Steines zu erleichtern.
Mehrwöchige Trinkkur mit Meerwasser (z. B. Biomaris).

Nephropathie

(Akute und chronische Nephritis und Nephrose)

Bei der klinischen Stummheit bzw. der relativen Uniformität der meisten Nierenerkrankungen steht die Homöopathie vor der Aufgabe, ihre Mittelwahl etwas anders zu fundieren als üblich. Die Berücksichtigung der subjektiven Symptome, ja des Gemütszustandes, die bei den meisten Erkrankungen wertvolle Fingerzeige geben können, ist hier kaum möglich und bringt wenig Erfolg. Dafür kommen die Ergebnisse der Toxikologie — Homöopathie ist ja angewandte Toxikologie — mehr zur Geltung. Auch in der Art der Besprechung findet dies seinen Ausdruck, da hier ein anderer Modus gewählt wird als bei den anderen Erkrankungen. Daß der homöopathische Arzt sich an die allgemeinen Regeln hält, die bei Nierenerkrankungen gelten, braucht wohl nicht betont zu werden. Aderlaß, absolutes Fasten und Dursten im Beginn, Herdsanierung und dergleichen, läßt er durchführen wie jeder andere Arzt auch. Darüber hinaus verfügt er aber noch über eine Reihe von Mitteln, die den Krankheitsprozeß direkt günstig beeinflussen können. Bei akuten Fällen richtet man sich zuerst nach der Ätiologie unter Berücksichtigung der hervorstechendsten Einzelsymptome, z. B. der Ödeme. Bei chronischen Fällen ist möglichst das übliche Verfahren, wobei die ganze Person und ihre Reaktionsweise und korrelative Symptome in den Mittelpunkt zu stellen sind, angebracht und anzuwenden.

Folgende Mittel werden vorzugsweise gebraucht:

Apis oder **Apisinum D 3**—D 6 Tabl.: Funktionell in den Vordergrund tritt die Ödembereitschaft, die Oligurie und die Oligodipsie. Nephritis nach und bei Exanthemkrankheiten. Akute Glomerulonephritis. Auch nephrotischer Einschlag, bes. beim subakuten Schub von Nephrosen. Subjektiv: Stechen und Brennen.

Arsenicum D 6 Tabl. bzw. **Kalium arsenicosum** D 4 Tabl.: Im akuten Zustand weniger angezeigt. Subakute und chronische, mehr diffuse Mischformen. Beachtenswert: Wirkung auf das linke Herz und Auftreten von Ödem und Anasarka. Dabei fortschreitende Anämisierung und drohende Urämie. Subjektiv: Besserung durch Wärme; Brennschmerz, Erschöpfung, Angst. Etwaige Beschwerden schlechter um Mitternacht.

Cantharis D 6 Dil. oder Tabl.: Das Hauptmittel bei akuter diffuser Glomerulonephritis. Hämaturie, Cylindrurie. Reizung der ableitenden Harnwege mit Brennschmerz und Tenesmus. Auch bei akuten Verschlimmerungen anderer Formen anwendbar.

Kalium bichromicum D 4 Tabl.: Primär chronische, schleichend beginnende, parenchymatöse Nephritis mit reichlicher Albuminurie (hyaline und granulierte Cylinder). Zu beachten: Etwaige Sekrete sind zäh und fadenziehend.

Mercurius corrosivus D 6 Tabl. oder Dil.: Hier wiegt die tubuläre Form und nephrotische Tendenz vor. Hyposthenurie. Auch die ableitenden Harnwege sind ergriffen, wobei das Hauptsymptom der qualvolle Tenesmus ist. Sublimat ist hier ein Hauptmittel.

Phosphorus D 6—D 12 Dil.: Glomerulonephritis mit überwiegender Nephrose. Schwangerschaftsniere. Stickstoffretention im Blut. Neigung zu amyloider Entartung. Fett-, Wachs- und granulierte Cylinder. Retinitis albuminurica. Hyposthenurie. Zu beachten: Neigung zu Blutungen, Lungenstauungen, Herzschwäche, sonstige Parenchymerkrankungen. Remède de fond der Franzosen (hohe Potenzen).

Plumbum D 6—**D 12** Tabl.: Sekundäre oder primäre Schrumpfniere, cirrhotischer Prozeß, blasser Hochdruck. Zu beachten: Drahtpuls, spastische Obstipation, rasche Abmagerung, Muskelatrophie, Polyurie, Anämisierung.

Terebinthina D 4 Dil.: Diffuse akute Glomerulonephritis. Cylindrurie. Ein Hauptmittel bei Hämaturie. Bei und nach Exanthemkrankheiten auftretende Nephritis (hier i. W. mit **Hepar sulfuris kalinum** D 4 Tabl.). Beachtenswert: Geruch des Urins nach Veilchen; Meteorismus, trockene Zunge.

Aconitum D 1 Dil.: Akuter Fall. Kälteätiologie. Kann, wie der Aderlaß, im

Beginn eine primäre Ischämie beheben. Paroxysmale Hämoglobinurie. Initiale Anurie.

Lachesis D 8—**D 12**—C 30 (auch als Injektion): Septisch-embolische Prozesse. Herdnephritis. Spärlicher schwarzer Urin, wie verkohltes Stroh.

Acidum carbolicum D 4—D 6 Dil.: Nephritisch-nephrotische Mischform.

Kalium chloricum D 4—D 6 Dil.: Nephrotisch-nephritische Mischform mit Schädigung des Gesamtnephrons. Neigung zu Agranulocytose. Graviditätsnephritis.

Colchicum D 3 Dil.: Akute diffuse Glomerulonephritis (mit Tympanie).

Dulcamara D 2—**D 3** Dil.: Kälteätiologie; cystitische Symptome.

Acidum formicicum D 6 (Injektionen): Bei allen Formen. Mobilisiert letzte Reserven.

Serum Anguillae D 6 Dil.: Das Hauptmittel der Franzosen bei akuter Glomerulonephritis.

Coccus cacti Ø—**D 2** Dil.: Bei sehr saurem Urin eins der Hauptmittel.

Natrium muriaticum D 3 Tabl. (keine höheren Potenzen!): Chlorretention bei Nephritis.

Hepar sulfuris kalinum D 4 Tabl.: Nephritis nach Scharlach.

Solidago Ø: Nierenfunktionsmittel von Wert. Diuretisch wirkend.

Helleborus Ø: Akuteste Nephritis. Anurie infolge toxisch-infektiöser Blockierung der Nierenfunktion (zentral).

Betula alba Ø: Nephritisch-nephrotische Mischform. Albuminurie, beginnende Ödeme. (Auch als Fol. Betulae pulvis.)

Helonias Ø—**D 2** Dil.: Schwangerschaftsnephrose. Rekonvalescenten-Albuminurie mit Anämie.

Cuprum arsenicosum D 4 Tabl.: Uraemische Symptome, Durchfälle, Cyanose, Krämpfe, Erbrechen.

Acidum benzoicum D 2—**D 3** Tabl.: Stinkender und scharf riechender Urin.

Weitere Maßnahmen

Wichtig ist die Beseitigung von Kaltfüßen.

Lokale Essigwasseranwendungen in Form von Rumpfpackungen oder Fußbädern.

Reichlich Vitamin B_1.

Bei akuten Fällen kann man durch Neuraltherapie schnellste Heilung erreichen. Man infiltriere bes. die Segmente D 10—L_2 und C 4 mit Formicain.

Nephrosklerose

Im Endstadium ist die Schrumpfniere therapeutisch wenig beeinflußbar. Man wird aber dem Patienten auf dem Wege dahin manchen Nutzen bringen, wenn man die allgemeinen Regeln der Diätetik mit der homöopathischen Medikation kombiniert.

Acidum formicicum D 12 und höher (Injektion), **Plumbum D 12**—D 6 Tabl., **Secale D 2**—D 4 Dil., **Aurum D 4**—D 6 Tabl.

Organo- und Histotropie

Acid. form.: Mesenchym.
Plumbum: Nervensystem; glatte Muskulatur, bes. der Gefäße.
Secale: Nervensystem, Gefäße.
Aurum: Reticuloendothel, Gefäße, drüsige Organe. Herz.

Funktiotropie

Acid. formic.: Nach Art einer Reiztherapie. Bei desolaten Fällen kontraindiziert.
Plumbum: Spasmen der Arterien und Arteriolen. Die arteriokapilläre Fibrose beeinflussend. Hyposthenurie. Blasser Hochdruck.
Secale: Ähnlich wirkend. Spastisch-atonischer Gefäßsymptomenkomplex. Trophische Störungen. Allgemeine Arteriosklerose mit blassem Hochdruck. Die innere Sekretion beeinflussend (Pancreas-Padutin).
Aurum: Schleichend einsetzende und fortschreitende degenerative Prozesse beeinflussend. Vasomotorische Störungen. Wallungen. Herzhypertrophie. Hypertonie, vom roten zum blassen Hochdruck hinüberwechselnd.

Modalitäten und Typisches

Acid. form.: Mobilisierung von Reserven. Etwa nur alle 4 Wochen eine Injektion.
Plumbum: Anämie, rasche Abmagerung; faltige, kalte Haut, Drahtpuls.
Secale: Kältebesserung, Parästhesien. Endarteriitis obliterans.
Aurum: Verschlimmerung nachts. Gemütsverstimmung.

Sonstige Mittel

Kalium arsenicosum D 4 Tabl.: Herzschwäche, Stauungen, Albuminurie, Ödeme.
Glonoinum D 3—D 4 Dil.: Schrumpfniere mit Retinitis albuminurica.
Phosphorus D 6—**D 12** Dil.: Venöse Stauungen, Amaurosis, Blutungsneigung.
Solidago ∅: Nierenfunktionsmittel. Urin spärlich, dunkel, trüb; drohende Urämie.
Scilla ∅, **Crataegus** ∅, **Apocynum cannabinum** ∅ (auch als Cynosid): Bei Herz- und Kreislaufschwäche mit Ödemen. (Auch in Mischung.)
Arsenicum D 6—D 12—C 30 Dil.: Atemnot, Angstzustände, bes. nachts; heftiger Durst.
Cuprum arsenicosum D 4 Tabl.: Bei Erbrechen jeder Mahlzeit (nach *Stiegele* oft bewährt).

Weitere Maßnahmen

Bei uraemischen und präuraemischen Zuständen 7—10 Tage lang täglich bis zu 1 l Obst- und Gemüsesäfte oder entsprechende Mengen Frischobst, bei Besserung Zugabe leicht verdaulicher Kohlehydrate.
Reichliche Vitaminzufuhr.

Neuralgie

Es werden hier nur einige der wichtigsten Mittel charakterisiert. Im übrigen informiere man sich in den Arzneimittellehren. Manchmal kann auch die Benutzung eines Repertoriums unerläßlich sein, da bei Neuralgien gelegentlich etwas absonderlich anmutende Symptome wertvoll sein können. Ein Beispiel, wieviel feinere Arbeit die Homöopathie leistet, bietet die Aconitinmedikation der Schulmedizin, die das Mittel auf die Diagnose Trigeminusneuralgie hin verordnet. Man vergleiche nur die hier bei Aconitum kurz gehaltenen Angaben und man wird feststellen, daß die Homöopathie die Indikation viel genauer zu stellen weiß. In hartnäckigen Fällen muß konstitutionell behandelt werden. Man denke auch an die Nosoden, namentlich an **Tuberculinum, Syphilitinum** und **Medorrhinum.** Ihr Gebrauch räumt öfter eine Hemmung fort, die sonst die homöopathische Therapie wirkungslos macht. Selbstverständlich ist auch die Ätiologie zu beachten. Die mannigfachen Ursachen hier aufzuzählen erübrigt sich. Ferner bemühe man sich, etwaige Demineralisationen zu beseitigen. Hierbei kann **Natrium muriaticum** in hohen Potenzen eine wertvolle Hilfe bringen.

Aconitum D 2—**D 6**—C 30 Dil., **Colocynthis D 4**—D 12 Dil., **Stannum D 4**—D 6 Tabl., **Arsenicum D 6**—C 30 Dil., **Belladonna D 4**—C 30 Dil.

Organo- und Histotropie

Aconit.: Periphere Nerven, Gefäßsystem.

Colocynthis: Periphere Nerven, Darmplexus.

Stannum: Sympathicusgeflecht der Arterien, Schleimhäute.

Arsen.: Periphere Nerven, Blut, Milz, Schleimhäute.

Bellad.: Cerebrospinalnervensystem. Gefäße, bes. des Kopfes.

Funktiotropie

Aconit.: Bes. Trigeminusneuralgie (lks), Parästhesien. Akutes Einsetzen, große Heftigkeit. Hypersthenie des Gefäßsystems. Besserung durch Schweißausbruch. Nächtliche Verschlimmerung. Angst und Unruhe. Ätiologisch: Trockene Kälte, trockene kalte Winde.

Colocynthis: Hineinschießender Schmerz, schraubstockartig, periodisch. Vorzugsweise 2. Trigeminusast. Ischialgie. Wärme, Ruhe und Druck bessern. Chronische Fälle können sich durch Druck verschlimmern. Konstitutionelles: Gichtisch, nervös.

Stannum: Langsam steigender und fallender Schmerz. Schweiße, bes. am Halse auftretend. Große Schwäche. Insuffizienz des Uterushaltapparates.

Arsen.: Schlechter nachts 12–3 Uhr. Durst, Brennschmerz, Todesangst. Durchfälle, Erschöpfung. Parästhesien. Wärme bessert, Kälte verschlimmert. Intermittenz und Periodizität. Am besten zwischen 18 und 19 Uhr zu geben.

Bellad.: Heftiges, plötzliches Einsetzen. Vasomotorenreizung. Kopfkongestion. Fieber mit nicht kritischem Schweiß. Schlechter durch Berührung und nachts. Cerebrale Erregungszustände. Entspannt, in Potenzen gegeben, den Sympathicotonus.

Sonstige Mittel

Acidum oxalicum D 6 (Injektion): Bei Spermaticusneuralgie empfohlen. Die Injektion erfolgt in die Gegend der Samenstränge in Form von Quaddeln.

Spigelia D 3—**D 6** Dil., **Plantago** ∅, **Chininum arsenicosum** D 4 Tabl., **Silicea** D 6—**C 30** Tabl. und Dil., **Thuja** D 4—**C 30** Dil., **Cedron** D 2 Dil., **Verbascum** D 2 Dil., **Argentum nitricum D 6**—C 30 Dil., **Kalmia** D 3 Dil., **Mezereum** D 4 Dil., **Platinum** D 6 Tabl., **Magnesium phosphoricum** D 6 Tabl., **Chamomilla** D 2—C 30 Dil., **Zincum valerianicum** D 3 Tabl., **Acidum formicicum D 6**—D 12 (Injektion).

Weitere Maßnahmen

Bei Beginn schweißtreibende Mittel und Anwendungen.

Überwärmungsbäder.

Setzen eine künstlichen Ausschlages. Schröpfen.

Novocain-Infiltration. Quaddelung hyperalgetischer Punkte mit **Formicain.**

Ausräumung fokaler Herde.

Plenosol 0 (1 : 10 verdünnt) als Quaddel.

Spenglersan.

Die **Akupunktur** kann manchmal wertvolle Hilfe leisten. Es wird auf die Spezialliteratur verwiesen.

Neurasthenie

Die Ursache der Neurasthenie liegt in einem Mißverhältnis zwischen Wollen und Können. Psychische Führung vermag hier sicherlich das meiste. Beruf, Religion, Sexualität sind vor allem drei Gebiete, auf denen es Ordnung zu schaffen gilt. Aber auch von der körperlichen Seite her kann man diesen Zustand beeinflussen, denn oft sind es Folgen unzweckmäßiger Lebensführung, eines Raubbaus der Kräfte, sowie des Mißbrauches von Anregungs- und Genußmitteln, die zu seiner Entstehung mit beitragen. Wenn jemand von Natur aus schwach veranlagt ist, muß er schon bei einigermaßen normaler Belastung mit Störungen rechnen.

Eine der Hauptaufgaben ist daher die der Vorbeugung. Diese kann auch pränatal erfolgen und vielleicht interessiert es den Leser, was der französische Arzt *Léon Vannier* darüber sagt. Er empfiehlt auf Grund einer 30jährigen Erfahrung eine „eugenische" Kur, die während der Gravidität statthaben soll. **Tuberculinum** C 200, **Syphilitinum** C 200 und **Sulfur** C 200 sollen der Mutter in etwa 14tägigen Zwischenräumen verabfolgt werden. Daneben wird **Calcium carbonicum, Calcium fluoratum, Calcium phosphoricum** C 30 gegeben; diese drei letzten Mittel auf Grund konstitutioneller Prägungen. Der Erfolg einer derartigen Kur: Die Kinder sind ruhig und schreien nicht, sie entwickeln sich schnell und kräftig, sind immer guter Stimmung und zeigen Infekten gegenüber große Widerstandskraft. Die Angaben *Vanniers* sind so sicher gemacht, daß eine Nachprüfung auf breiterer Grundlage erfolgen sollte. (Die angegebenen Potenzen sind Einglaspotenzen, wie sie in der französischen Homöopathie üblich sind.)

Acidum phosphoricum D 2—**D 3** Dil., **Ambra grisea D 3**—D 4 Dil., **Kalium phosphoricum D 6**—D 12 Tabl., **Nux vomica D 6**—C 30 Dil., **Selenium** D 6 Tabl.

Organo- und Histotropie

Acid. phos.: Leber, Knochen, Nervensystem.

Ambra: Nervensystem, Blutgefäße, Schleimhäute.

Kal. phos.: Herz. Cerebrospinales Nervensystem.

Nux vom.: Schaltneurone. Cerebrospinales Nervensystem.

Selen.: Nervensystem, Haut, Kehlkopf.

Funktiotropie

Acid. phos.: Nervöse Zerrüttung. Apathisches Wesen, Schlummersucht tagsüber. Dabei aber Schlaflosigkeit nachts. Blutungen, Schweiße, Durchfallneigung.

Kälteverschlimmerung. Ätiologisch: Affekte, Überanstrengung, Säfteverluste, Rekonvalescenz. Bes. im Adoleszentenalter angezeigt.

Ambra: Störungen des Automatismus des Herzens und der Gefäße: Erröten, Herzklopfen in Gegenwart Fremder. Atemnot. Schwindel, venöse Stasen, Schlaflosigkeit, Gedächtnisschwäche. Musikintoleranz.

Kal. phos.: Allgemeinneurasthenische Erscheinungen der verschiedensten Art. Erregungs- und Schwächezustände wechseln. Hinweis ist besonders ein sehr brauner Urin. Ein Hauptmittel. Typ: Erschöpfter Neurastheniker, deprimiert, furchtsam. Weite Pupillen.

Nux vom.: Reflexübererregbarkeit. Spastische Obstipation. Erethismus, Gastrizismus. Kälteverschlimmerung. Dyskoordination vegetativer Funktionen.

Selen.: Schwäche der sexuellen Funktionen. Schlechter durch Wärme, warmes Wetter und Sonne. Schlafsucht tagsüber, „Katzenschlaf" nachts. Intoleranz von Wein und Tee.

Modalitäten und Typisches

Acid. phos.: Apathie, Schweißneigung.

Ambra: Schlechter in Gegenwart anderer.

Kal. phos.: Herzneurotische Erscheinungen.

Nux vom.: Vergeblicher Stuhldrang.

Selen.: Unverträglichkeit von Sonnenwärme.

Sonstige Mittel

Strychninum phosphoricum D 8—**D 12** Dil.: Recht bewährt, macht Euphorie und behebt die innere Spannung.

Silicea D 6—D 12—C 30 Tabl. und Dil.: Ererbte Schwäche. Folgen von Überanstrengung.

Avena sativa ∅: Sedativum. Schlaffördernd, kräftigend.

Ignatia D 15—C 30 Dil.: Obstipierter Nervöser.

Zincum valerianicum D 3 Tabl.: Schlaffördernd. Gegen die Reflexübererregbarkeit.

Stannum D 6 Tabl.: Besonders auffallende Schwäche.

Acidum picrinicum D 6—D 12 Dil.: Sexuelle Neurasthenie. Unfähig zu geistiger und körperlicher Arbeit, Schlaflosigkeit.

Phosphorus D 12—C 30 Dil.: Hirn- und Spinalreizung mit sexueller Erregung.

Platinum D 6—D 15 Tabl. und Dil.: Postpuerperale Depressionen.

Natrium muriaticum in hoher Potenz: Bei Demineralisation.

Weitere Maßnahmen

Man suche den Grund der Störungen und behandle dementsprechend.

Luftbäder. Hautbürstungen u. ä.

Spenglersan R, K, A. Coli-Spritzvaccine, Coli-Schluckvaccine bei ursächlicher Dysbakterie. (Vaccine-Ges. Wetzlar.)

Die Akupunktur kennt eine Reihe von Punkten, von denen aus man das Gemütsleben oft auffallend beeinflussen kann. Das Studium der Spezialliteratur*) sei empfohlen.

---

*) *Stiefvater, E.*, Akupunktur als Neuraltherapie (1953), Karl F. Haug Verlag, Ulm-Donau.

Neuritis

Aconitum D 6—C 30 Dil., **Arsenicum D 6**—C 30 Dil., **Belladonna D 4**—C 30 Dil., **Colocynthis D 4**—D 12 Dil., **Mercurius solubilis D 4**—D 6 Tabl.

Organo- und Histotropie

Aconit., Arsen., Bellad., Colocynthis: S. bei Neuralgie.

Merc. sol.: Haut, Schleimhäute, bes. Colon und Mundhöhle; Nervensystem, Nieren.

Funktiotropie

S. bei Neuralgie.

Merc. sol.: Nächtliche Steigerung bzw. nächtliches Auftreten der Schmerzen. Nicht erleichternde Schweiße. Oft infektiöse Ätiologie.

Modalitäten und Typisches

Aconit.: Akute Kälteschädigung.

Arsen.: Periodische Verschlimmerung um Mitternacht.

Bellad.: Kopfkongestion; befallene Region heiß und gerötet.

Colocynthis: Gichtische Ätiologie.

Merc. sol.: Feuchte Haut. Verschlimmerung nachts.

Sonstige Mittel

Arnica D 3 Tabl.: Nach Traumen.

Kalium jodatum D 1 Dil.: Luetische Ätiologie.

Rhus toxicodendron D 4—D 6 Dil.: Überanstrengung, Durchnässung.

Calcium carbonicum D 6—C 30 Tabl. und Dil.: Bei Schädigung durch feuchte Kälte; als Konstitutionsmittel.

Nux vomica D 4—D 6 Tabl. oder Dil.: Toxische und Alkoholneuritis.

Acidum formicicum D 6—D 12 (Injektionen): Klinisch oft bewährt.

Sulfur D 4—D 6 Tabl.: Bleineuritis.

Weitere Maßnahmen

Falls vertragen: Wärmeanwendung. Diathermie (Vorsicht).

Röntgenbestrahlung.

Ableitende Maßnahmen.

Bei Stoffwechselstörungen entsprechende Diät.

Plenosol 0 (1 : 10 verdünnt) 0.5—1.0 ccm intracutan.

Spenglersan K, R. T.

Die Möglichkeiten einer Neuraltherapie mit **Impletol** und **Formicain** wird man nutzen, ebenso die der **Akupunktur** und evtl. auch die der Chiropraktik.

Neurosis cordis

Der labile Vasomotorenapparat und das labile vegetative Nervensystem sprechen auf eine homöopathische Behandlung oft recht gut an. Eine Reihe der vielfach bewährten Mittel wird hier genannt. Auch endokrine Störungen, die auslösend wirken, können mit diesen Mitteln gut beeinflußt werden. Man halte die Kur aber nicht für beendigt, wenn die Beschwerden verschwunden sind, sondern mahne den Patienten zu einer richtigen Lebensweise, in der hydrotherapeutische Maßnahmen einen wichtigen Platz einnehmen sollen. Auch die passenden Konstitutionsmittel werden dazu beitragen, den Boden, auf dem sich diese manchmal sehr lästigen Störungen ausbilden, zu sanieren.

Aconitum D 6—C 30 Dil., **Convallaria** D 2—**D 3** Dil., **Gelsemium** D 4 Tabl. oder Dil., **Kalium phosphoricum** D 6 Tabl., **Lycopus** ∅—**D 3** Dil.

Organo- und Histotropie

Aconit.: Nervensystem, Gefäßsystem.
Convallaria: Herz und Herzleitungssystem.
Gelsem.: Herzleitungssystem, Nerven, Gefäße, Schleimhäute.
Kal. phos.: Medulla, Vagus, Herz.
Lycopus: Schilddrüse, Herz.

Funktiotropie

Aconit.: Vasomotorische Paroxysmen, Acceleransreizung. Voller, harter Puls. Sympathicotonische Funktionslage. Starke Adrenalinausschüttung. Parästhesien zum linken Arm hin. Neuralgische Schmerzen, Angst, Unruhe, Schlaflosigkeit. Ätiologisch: Schreckfolgen, Kälteschädigungen.

Convallaria: Hypotonie, Dyspnoe beim Hinlegen. Präinsuffizienz mit nervöser Überlagerung der Beschwerden. Beeinflussung der Reizausbreitung im Herzen. Ein Hauptmittel, bes. i. W. mit Lycopus.

Gelsem.: Hypotonie. Vasomotorische Störungen mit (mehr passiver) Kopfkongestion. Pseudoanginöse Zustände. Postinfektiöse Paresen. Zentrale Diureseenthemmung bringt Besserung vieler Beschwerden. Tremor. Gefühl des Herzstillstandes: muß sich bewegen. ∅ bei verlängerter Überleitungszeit.

Kal. phos.: Vasovagale Anfälle. Tonisierung des Herzmuskels und Regulierung der Innervation. Nervöse Schwäche wechselnd mit Erschöpfungszuständen. Allgemeine Neuropathie.

Lycopus: Hyperthyreotische, sympathicotonische Funktionslage. Thyroxinwidrige Wirkung. Hemmung des thyreotropen Hormons der Hypophyse. „Angst und Herzklopfen".

Modalitäten und Typisches

Aconit.: Schlaflos. Plötzlichkeit der Erscheinungen. Schlechter nachts.
Convallaria: Dyspnoe beim Hinlegen.
Gelsem.: Die oben genannten Herzsensationen.
Kal. phos.: Bierbrauner Urin, weite Pupillen.
Lycopus: Hyperergische Thyreoidea.

Sonstige Mittel

Hedera helix D 6—D 12 Dil.: Schilddrüsenbedingt. Leberfunktionsstörung.
Cimicifuga D 4—D 6 Dil.: Viscero-visceraler Reflex vom Uterus aus.
Aurum muriaticum natronatum D 4 Dil.: Herzklopfen in der Pubertät.
Spigelia D 3—**D 5** Dil.: Ausstrahlender Schmerz in die dem Herzen entsprechenden homolateralen Segmente.

Nux moschata D 3 Dil.: Sinusarrhythmie, verursacht durch Meteorismus des Abdomens.
Asa foetida D 4 Dil.: Blähsucht mit Herzneurose.
Adrenalinum D 6 Dil.: Aconitähnlich. Sympathicotonische Einstellung.
Racemephedrin D 4 Dil.: Herzneurotische Beschwerden mit Zittern und Beben.
Coffea D 3—**D 6**—C 30 Dil.: Schlaflosigkeit, Zittern, Herzklopfen.
Ignatia C 30 Dil.: In höheren Potenzen ein Hauptmittel. Konfliktsneurosen.
Leonurus D 2 Dil.: Hyperaktive Thyreoidea.
China D 3—D 6 Dil.: Nach Säfteverlusten.
Nux vomica D 6—D 12 Dil.: Nach Exzessen.

Weitere Maßnahmen
Focus-Sanierung.
Hydrotherapie; Abwaschungen, Wechselfußbäder.
Reflexzonenmassage C 4 und D 1—D 4 (vorsichtig beginnen).
Vorsicht mit Kochsalz; es steigert die Erregbarkeit.
Spenglersan K und **T.**
Thyreogutt
Akupunktur: U. a. punktiere man mit Goldnadel die Ansatzstelle des musculus tibialis anterior an der lateralen Knieseite, mit Silber die Radialseite des Erbsenbeines sowie zwischen den Querfortsätzen des 5.—6. Dorsalwirbels.

Nymphomanie

Es finden Verwendung: **Cantharis** D 4—D 6 Dil. oder Tabl., **Murex purpurea** D 4 Dil., **Hyoscyamus** D 3—D 4 Dil., **Stramonium** D 3—D 4 Dil.

Ferner die bei „Onanie" genannten vier Hauptmittel.

Nystagmus

Agaricus D 3—D 6 Dil. in manchen Fällen bewährt.

Obstipation

Nicht jede Obstipation ist mit homöopathischen Mitteln heilbar. Selbst bei langfristiger und konsequenter Anwendung derselben gibt es Fälle, bei denen man trotz aller Mühe nichts erreicht. Andererseits erzielt man aber immer wieder so erfreuliche Erfolge, daß eine Kur unbedingt versucht werden sollte. Wenn man mit tiefen Potenzen nicht weiterkommt, versuche man auch hohe. Wer öfters gesehen hat, wie z. B. Natrium muriaticum in der 200. Potenz wirken kann, ist sehr beeindruckt davon. Leider sind derart frappante Wirkungen natürlich nicht die Regel. Die üblichen Vorschriften bei chronischer Obstipation, die ja zur Genüge bekannt sind, sollen ebenfalls Anwendung finden. Falls irgend möglich, lasse man aber die Abführmittel während der Kur absetzen und warte unter Anwendung von Ölklistieren wenigstens immer einige Tage ab, ob nicht der Stuhl von selbst erfolgt.

Alumina D 4—D 6 Tabl., **Graphites D 4**—D 6—C 30 Tabl. und Dil., **Lycopodium** D 3—**D 6**—C 30 Tabl. und Dil., **Natrium muriaticum D 4**—D 6—C 30 Tabl. und

Dil., **Nux vomica D** 4—C 30 Tabl. und Dil., **Opium D** 3—D 6—**C 30** Dil., **Sepia** D 3—**D 6**—C 30 Tabl. und Dil., **Plumbum D 6**—D 12 Tabl.

Organo- und Histotropie

Alumina: Schleimhäute, Medulla.
Graphit.: Ovarien, Schleimhäute, Haut.
Lycopod.: Leber, Pfortader, Nervensystem.
Natr. mur.: Schleimhäute, Haut, Nebennieren, Schilddrüse.
Nux vom.: Auerbachscher Plexus, Cerebrospinalsystem, Gefäße.
Opium: Cerebrum, Darmplexus.
Sepia: Ovarien, Nebennieren, Uterus, Pfortader, Venen.
Plumbum: Glatte Muskulatur, Gefäße, Nerven.

Funktiotropie

Alumina: Paretischer Zustand des Enddarmes. Sekretionsmangel der Darmschleimhaut. Verstopfung mit weichem Stuhl. Schwache Regel. Schwindel. Das Allgemeinbefinden bessert sich bei feuchtem Wetter. Chronische Fälle.
Graphit.: Ovariell-thyreoide Hypofunktion. Atonisch-hypoperistaltische Obstipationsform. Vermehrte Schleimsekretion (Schleimfetzen am Stuhl). Chronische Gastritis. Abweichende Funktion der Haut (Fissuren, Ekzeme).
Schwache Regel. Depressive Stimmungslage.
Lycopod.: Primäre Funktionsalteration der Leber. Insuffizienz der eiweißabbauenden Partialfunktion. Meteorismus, Pfortaderstauung. Analspasmen. Heißhunger mit schneller Sättigung. Erste Stuhlportion hart, zweite weich. Roter Satz im Urin. Impotenz. Magerer Thorax, dicker Bauch. Verschlimmerung der meisten Beschwerden von 16—20 Uhr.
Natr. mur.: Störungen der Darmsekretion. Trockener Bröckelstuhl. Abmagerung trotz Heißhungers. Intermittierend auftretende Beschwerden. Schwache Menses. Starker Durst. Besser im nüchternen Zustand. Schlechter vormittags. Reizbare, gedrückte Stimmung. Beeinflussung der Inkretion. Bei Obstipation der Säuglinge im Wechsel mit Magnesium phosphoricum D 6. Zuerst tiefe, dann hohe Potenzen.
Nux vom.: Paßt bes. für Leute mit sitzender Lebensweise und mit Säurebeschwerden, die ständig Abführmittel gebrauchen. Dyskinetisch-spastische Obstipationsform. Neurovegetativer Hypertonus. Reflexübererregbarkeit. Allgemeinbefinden ist morgens schlechter. Folgen unzweckmäßiger Lebensweise. Neigung, alles zu erbrechen. Pfortaderstauung.
Opium: Bes. bei Bettlägrigkeitsobstipation angezeigt. Darm atonisch. Kein Stuhldrang. Kleingeformte Faeces. Anormales Fehlen von Schmerzen. Allgemeinbefinden durch Kühle gebessert.
Sepia: Atonisch-hypoperistaltische Obstipation. Knollengefühl im Rektum. Verbindung mit gynäkologischen Leiden. Niedriger Folliculinspiegel. Chloasma. Funktionelle und strukturelle Schwäche des Uterushaltapparates. Wallungen und Schweiße. Allgemeinbefinden wird schlechter durch Wärme und besser durch Bewegung. Indifferente und wieder reizbare Stimmungslage. Im Wechsel mit Natrium carbonicum D 3—D 4 öfters bewährt.

Plumbum: Spastische Obstipation. Bauch kahnförmig eingezogen, evtl. Koliken. Fortschreitende Anämisierung. Spasmen des arteriellen Kapillarschenkels. Druck und Reiben bessert.

Modalitäten und Typisches

Alumina: Reichlicher, klebriger, zäher Fluor, der die Beine herabläuft.
Graphit.: Begleitende Hautleiden mit Rhagaden und klebrigen Sekreten.
Lycopod.: Verschlimmerungszeit. Motorische Tics. Roter Satz im Urin.
Natr. mur.: Zäher, kleinblasiger Speichel oder Speichelfluß.
Nux vom.: Häufiger, frustraner Stuhldrang.
Opium: Bettlägrigkeitsobstipation.
Sepia: Klimakterisches Alter; heiße Vagina.
Plumbum: Besserung durch Reiben und Druck.

Sonstige Mittel

Veratrum album D 3 Dil.: Stühle sehr groß, kalter Schweiß bei der Entleerung.
Anacardium D 4—D 8 Dil.: Neurotiker, Pflockgefühl, Ulcusträger.
Sulfur jodatum D 3 Tabl.: Auch inkretorische Wirkung. Eins der ersten Mittel.
Staphisagria D 3—D 6 Dil.: Postoperative Obstipation.
Silicea D 4—D 6 Tabl.: Halb ausgetretener Stuhl schlüpft wieder zurück.
Bryonia D 2—D 4 Dil.: Trockene Schleimhäute. Leberbelastung.
Hydrastis ∅: Nach Abführmittelmißbrauch.
Kalium carbonicum D 6—C 30 Tabl. und Dil.: Sehr großes Kaliber der Stühle.
Magnesium muriaticum D 4—D 6 Tabl.: Bröckelstuhl. Leberbelastung.
Natrium sulfuricum D 3 Tabl.: Gelegentlich auch bei Obstipation wirksam. Leberbelastung.
Belladonna D 3 Tabl., **Causticum** D 4 Dil., **Collinsonia** D 1 Dil.
Obstipation bei der Regel: Apis, Graphites, Kalium carbonicum, Natrium muraticum, Platinum, Sepia.
Bei ganz chronischer Obstipation mache man noch einen Versuch mit: **Apis** C 30, **Graphites** C 30, **Kalium carbonicum** C 30 und **Sulfur** C 30. Jeden Tag nur eine Gabe eines Mittels. Dann einige Tage Pause und Wiederbeginn. Kur wochenlang durchführen. Bei Wirkung abwarten.
Recht zweckmäßig sind manchmal einzelne Gaben eines hochpotenzierten **Tuberculins** (Marmorek, Koch).

Weitere Maßnahmen

Bei spastischer Obstipation Eigenurininjektionen 0,25—0,5 ccm empfohlen. Oft sollen 3—4 Injektionen zur Heilung ausreichen *(Herz)*.
Subaquale Darmbäder.
Reflexzonenmassage D 7—D 12 (D 6—D 8).
Leinsamen, 3 mal täglich einen Teelöffel (Linusit). Sauerkrautsaft.
Coli-Spritzvaccine und Coli-Schluckvaccine bei Dysbakterie.
Ganz auffallende Wirkungen sah ich von der Akupunktur. Neuraltherapeutisch kommt ferner die Anästhesierung der unteren Nasenmuscheln sowie Segmentbehandlung mit Formicain hauptsächlich in den Abschnitten D 11—L 1 sowie C 3—C 4 zur Anwendung.

Oesophaguserkrankungen

Für die homöopathische Behandlung der Oesophaguserkrankungen kommen namentlich Fälle in Betracht, bei denen Störungen der Innervation anzunehmen sind. Bei diesen Affektionen kann man oft schnelle und gute Wirkung feststellen.

Baptisia D 3 Dil., **Asa foetida** D 4 Dil., **Lachesis** D 8—**D 12**—C 30 Tabl. und Dil., **Arnica** D 3 Tabl. oder Dil., **Ignatia** D 3—**D 6**—C 30 Dil.

Organo- und Histotropie

Baptisia: Zentralnervensystem, Blut, Schleimhäute.
Asa: Nervensystem, Knochen, Haut, Oesophagus, Magen.
Lachesis: Vagus und vegetatives Nervensystem, Blut.
Arnica: Kapillaren, Muskulatur.
Ignatia: Nervensystem, Magen-Darm.

Funktiotropie

Baptisia: Nur Flüssiges kann geschluckt werden. Erbrechen beim Beginn des Essens. Pharyngitis nervosa mit Reizpersistenz. Oesophagospasmus. Pylorospasmus (auch bei chronischen Formen). Bei akuten Krankheiten wichtige Trias: Septisch-foetid-adynamisch.

Asa: Globus hystericus. Peristaltik wie umgekehrt. Alles drängt dem Halse zu. Flatulenz mit sekundären Herzstörungen. Venöse Stasen.

Lachesis: Oesophagospasmus. Konstriktionsgefühl und Singultus. Kann am Halse nichts Enges und keine leichte Berührung vertragen. Ausgesprochene Überempfindlichkeit gegen Wärme in jeder Form. Schlechte Toleranz der vagotonischen Einstellung im Schlaf. Klimakterische Ausfallserscheinungen.

Arnica: Regelt die Funktion der Kapillaren. Gewebsregenerierend bei Verletzungen. Blutungsneigung.

Ignatia: Globus hystericus. Allgemeine Krampfneigung. Flüchtige, intermittierende, sehr wechselvolle Beschwerden. Ungleiche Toleranz gegenüber dem gleichen Nahrungsmittel. Wechsel der Lage und des Platzes wirken bessernd.

Modalitäten und Typisches

Baptisia: Erbrechen beim Beginn des Essens.
Asa: Explosives Aufstoßen.
Lachesis: Besser bei Eintritt einer Absonderung.
Arnica: Allgemeines Zerschlagenheitsgefühl.
Ignatia: Dauerndes Seufzen. Halsweh besser durch Schlucken.

Sonstige Mittel

Phosphorus D 5 Dil.: Eins der wichtigsten Mittel nach Baptisia.
Naja tripudians D 8 Tabl.: Ähnlich Lachesis.
Gelsemium D 4 Tabl.: Paretische Zustände.
Sabadilla D 3—D 4 Dil.: Gefühl, als sei ein Bissen stecken geblieben.
Alumina D 4—D 6 Tabl.: Paresen. Trockene Schleimhäute.
Graphites D 4—D 6 Tabl.: Narbenmittel.
Echinacea ⌀ und **Cantharis** D 4 Dil.: Verbrennungen.
Acidum hydrocyanicum D 4—**D 6** Dil., **Cicuta virosa** D 3—**D 4** Dil.

Omarthritis acuta

Ein Mittelpaar, das sich öfters bewährte, ist
Phosphorus D 5 Dil. i. W. mit **Rhus toxicodendron** D 4 Dil.

Ferner, auch bei chronischen Formen periarthritischen Charakters, Mischspritze von Plenosol 0 (1 : 10 verdünnt) und Acidum sulfuricum D 12—D 8.

Naja tripudians D 8—D 6 (Injektionen).

Als Injektionsort bevorzuge man hyperalgetische Punkte.

Onanie

Sulfur C 30—D 12 Dil., **Calcium carbonicum** C 30—D 12 Dil., **Phosphorus C 30**—D 12 Dil., **Nux vomica C 30**—D 12 Dil.

Es ist dies eine recht gut bewährte Mittelfolge, namentlich bei sexueller Übererregbarkeit. Jedes der Mittel wird nur einmal an einem Tage gegeben. Nach 4 Tagen läßt man eine mehrtägige Pause eintreten und beginnt die Kur von neuem. Die höhere Potenz ist bei sexueller Übererregbarkeit unbedingt vorzuziehen.

Sonstige Mittel

Acidum phosphoricum D 2—**D 3** Dil.: Schwäche, Apathie, Schweiße.
Agnus castus D 6 Dil.: Folgen exzessiver Masturbation; Verstimmung.
Bufo D 3—**D 6** Dil.: Schamloses Masturbieren.
Lycopodium D 15—**C 30** Dil.: Potenzstörung infolge Onanie.
Staphisagria D 15—C 30 Dil.: Müdigkeit, Abgespanntheit. Allgemeine Folgen von Onanie. Geist dauernd mit Sexuellem beschäftigt.

Onycholysis

Symphytum Φ lokal und innerlich (von *Kötschau* empfohlen).

Bei trophischen Fingernagelerkrankungen sind **Graphites** D 4 Tabl. und **Calcium fluoratum** D 4 Tabl. empfehlenswert. Auch Thuja und Antimonium crudum kommen in Betracht.

Man achte bei Onycholysis bes. auf Erscheinungen einer hypochromen Anämie.

Orchitis

Spongia D 3 Dil. oder Tabl., **Aurum D 4**—D 6 Tabl., **Mercurius jodatus ruber** D 3 Tabl., **Rhododendron** D 3 Dil.

Organo- und Histotropie

Spongia: Struma, Keimdrüsen, Larynx.
Aurum: Keimdrüsen, Gefäße, Herz.
Merc. jod. rub.: Drüsen, Haut.
Rhododendron: Fibröses Gewebe, Hoden.

Funktiotropie

Spongia: Testes geschwollen und schmerzhaft. Bildung plastischer Exsudate. Atrophieneigung später eintretend.

Aurum: Degenerative und schleichende Entzündungsprozesse. Tuberkulose. Lues. Allgemeinverschlimmerung durch Kälte, in der Ruhe und nachts.
Merc. jod. rub.: Frisch entzündlicher Prozeß am Drüsengewebe. Feuchte Haut.
Rhododendron: Neigung zu Induration und Atrophie. Chronische Form.

Modalitäten und Typisches

Spongia: Wärme bessert, Berührung verschlimmert.
Aurum: Chronisch-infektiöse-destruktive Prozesse.
Merc. jod. rub.: Die Entzündungen breiten sich auf dem Lymphwege aus.
Rhododendron: Wetterfühligkeit.

Sonstige Mittel

Belladonna D 3—**D 4** Tabl.: Akute Entzündung. Calor, Rubor, Dolor.
Jodum D 4—**D 6** Dil.: Neigung zu Atrophie und Impotenz.
Arnica D 3 Tabl.: Traumen und deren Folgen.
Teucrium scorodonia ⌀—**D 1** Dil.: Im Wechsel mit Aurum bei tuberkulöser Ätiologie. Bewährt.
Plumbum D 6 Tabl.: Bei begleitender Parotitis.
Pulsatilla ⌀, **Hamamelis** ⌀: Neben Belladonna auch bei akuter Orchitis angezeigt.

Weitere Maßnahmen

Blutegel.
Antibiotica, falls erforderlich.

Osteomyelitis

Die Indikation zur Operation ist nach den allgemeingültigen Regeln zu stellen. Die homöopathische Behandlung kommt vor allem nach der Operation und bei chronischen Fällen zur Anwendung. In Frage kommen die Entzündungsmittel, von denen einige näher charakterisiert werden.

Mercurius solubilis D 4—D 6 Tabl., **Hepar sulfuris D 4**—D 12 Tabl., **Echinacea** ⌀.

Organo- und Histotropie

Merc. sol.: Knochen, Haut, Drüsen, Niere, Colon usw.
Hepar sulf.: Zellgewebe, Knochen, Haut, Drüsen.
Echinacea: Zellgewebe, Blut, Reticuloendothel.

Funktiotropie

Merc. sol.: Frostschauer mit nicht erleichternden nächtlichen Schweißen. Drüsenschwellung. Verschlechterung der Schmerzen und des Befindens nachts und in der Bettwärme.
Hepar sulf.: Hohe Berührungsempfindlichkeit des befallenen Organs. Förderung der Eiterbildung und der Sequestrierung.
Echinacea: Erhöht die Phagocytose und bessert die Infektabwehr. Bewirkt schnellere Regenerierung geschädigten Gewebes.

Modalitäten und Typisches

Merc. sol.: Die typischen nichterleichternden Schweiße.

Hepar sulf.: Dicker, rahmiger Eiter; Wärmebesserung.
Echinacea: Die septische Tendenz und das ausgesprochene Frostgefühl.

Sonstige Mittel

Belladonna D 3—**D 4** Tabl.: Bei ungeklärter Anfangslage.
Lachesis D 8—**D 12**—C 30 Tabl. und Dil. ((Injektionen): Bei septischer Tendenz.
Pyrogenium D 12—**C 30** Dil. (Injektionen): Septischer Zustand. Puls nicht konform mit der Temperatur.
Silicea D 3—**D 6**—D 12 Tabl.: Nach Eröffnung zur Ausheilung und bei Fisteln.
Asa foetida D 3—**D 4** Dil.: Dünne, stinkende Eiterung. Empfindlichkeit gegen Verband und Berührung.
Chininum arsenicosum D 4 Tabl., **Abrotanum** ⌀—**D 1** Dil., **Calcium phosphoricum** D 3—**D 6** Tabl.: In der Rekonvalescenz.

Weitere Maßnahmen

Allgemeinbehandlung mit Hydrotherapie usw.
Penicillin u. ä.
Ruhigstellung, evtl. mit Gips.

Otitis media

Das Auftreten einer Otitis media wird bei homöopathisch-kunstgerechter Behandlung der akuten Exanthemkrankheiten zu einem relativ seltenen Ereignis. Diesbezügliche Ausführungen wurden bereits an anderer Stelle gemacht. Außerdem gestatten die homöopathischen Mittel in Verbindung mit einer passenden Allgemeinbehandlung eine recht wirksame Einflußnahme auf beginnende Entzündungen. Der Allgemeinpraktiker und auch der Ohrenarzt stehen also dieser Erkrankung gegenüber recht gut gerüstet da und finden in der Homöopathie eine beachtenswerte Ergänzung ihrer sonstigen Möglichkeiten. Aber nicht nur die akuten Fälle, sondern auch chronische Prozesse sprechen häufig auf eine homöopathische Behandlung gut an.

Ferrum phosphoricum D 6—D 12 Tabl., **Bryonia D 3**—D 6 Dil., **Mercurius solubilis D 4**—D 6 Tabl., **Hepar sulfuris D 4**—D 6 Tabl., **Pulsatilla D 4**—D 6 Dil.

Organo- und Histotropie

Ferr. phos.: Orte der Infektabwehr. Blut. Gefäße. Magen-Darmkanal.
Bryonia: Zellgewebe, Serosa, Schleimhäute.
Merc. sol.: Schleimhäute, Leber, Knochen, Drüsen, Nieren.
Hepar sulf.: Schleimhäute, Knochen, Drüsen, Zellgewebe.
Pulsat.: Schleimhäute, Venen.

Funktiotropie

Ferr. phos.: Erstes Entzündungsstadium. Akute und subakute Fieberzustände. Kälte bessert. Durst, Schweiße, Blutungsneigung. Schmerzen von Hyperämie. Hebung der immunisatorischen Kraft. Kurzer, trockener, hackender Husten. Meist mehr angezeigt als Aconitum.
Bryonia: Stadium der Exsudation und Infiltration. Der Krankheitsprozeß hat sich lokalisiert. Scharfe, stechende Schmerzen. Sekretmangel der Schleimhäute.

Durst auf große Mengen kalten Wassers. Weiße trockene Zunge. Obstipation. Lokal: Besserung oft durch Wärme; Allgemeinbefinden schlechter dadurch. Gut i. W. mit **Belladonna** D 3—D 4.

Merc. sol.: Weiter fortgeschrittener Infiltrationsprozeß. Schwellung der regionären Lymphdrüsen. Nächtliche Verschlimmerung der Schmerzen. Nicht erleichternde, ölige Schweiße. Dünner, grüner, scharfer Eiter. Frösteln und Frostschauer. Nur mittlere Empfindlichkeit bei Berührung. Akut: schlechter durch Wärme, bes. Bettwärme.

Hepar sulf.: Dicker, rahmiger Eiter. Ausgesprochene Empfindlichkeit gegen Berührung. Besserung durch Wärmeanwendung. Es wird von gewisser Seite davor gewarnt, Hepar anzuwenden, ehe ein genügender Abfluß des Eiters sichergestellt ist. — Mit **Silicea** im Wechsel ein Hauptmittel gegen chronische Ohreneiterungen.

Pulsat.: Reifer Katarrh. Dicke, milde Sekretionen. Ablehnung von Wärmeanwendung. Bes. bei Masernotitis angezeigt.

Modalitäten und Typisches

Ferr. phos.: Voller, etwas weicher Puls.
Bryonia: Stechender Schmerz.
Merc. sol.: Frösteln und nicht erleichternde Schweiße.
Hepar sulf.: Besserung durch Wärme.
Pulsat.: Besserung durch Kühle.

Sonstige Mittel

Arsenicum C 30 Dil.: Wird von dem französischen Spezialisten *Chavanon* auf Grund langer Erfahrung als das erste Mittel bei akuter Otitis mit Eiterung bezeichnet. (Einglaspotenz.)
Belladonna D 3—**D 4** Tabl.: Mittel bei akuter Entzündung.
Capsicum D 4 Dil.: Wertvoll bei Reizzuständen des Warzenfortsatzes.
Silicea D 6 Tabl.: Chronische Eiterung.
Calcium jodatum D 3 Dil.: Ebenfalls ein Hauptmittel bei chronischer Otorrhoe.
Kalium permanganicum D 3—**D 4** Dil.: Stinkende Ohrsekretionen.
Aurum D 4—D 6 Tabl.: Knochenaffektion. Lues, Tuberkulose.
Sulfur jodatum D 3—D 4 Tabl.: Resorptionsmittel.
Chamomilla D 2—D 12 Dil.: Akute otalgische Zustände. Rasende Schmerzen.
Apis D 3—D 6 Tabl. Scharlachotitis.
Acidum hydrofluoricum D 4—**D 6** Dil.: Gewebsmittel. Chronische Eiterungen. Kühle bessert. Sklerosierende Ostitis.

Weitere Maßnahmen

Vor Sulfonamiden wurde gewarnt. Die Beschwerden bessern sich wohl, aber der Prozeß schwelt oft weiter.
Behandlung sonst nach den üblichen otiatrischen Grundsätzen.
Physikalische Allgemeinbehandlung bis zum Schwitzen (täglich).
Evtl. Blutegel am Warzenfortsatz.
Veraltete Otitis: Mehrmals wöchentlich Höhensonne. Bei heruntergekommenen Kindern Schmierkur mit: Guajacol, Menthol āā 0,5, Sapo Kalin. ad 30.0.
Zwei **Akupunktur**punkte kommen bei Ohrenschmerzen vorzugsweise in Anwen-

dung. Man punktiere mit Gold im proximalen Winkel zwischen Metarcarpale 1 und 2 und mit Silber zwischen Tragus und Ohrmuschelansatz.

Neuraltherapeutisch bringt Formicain-Injektion an der Arteria brachialis in der Ellenbeuge (1/2—1 ccm) und auf das Periost des Processus mastoideus (1/4—1/2 ccm) unter Umständen sofortige Schmerzfreiheit.

Otosklerose

Die homöopathische Behandlung dieser Erkrankung bietet ebenso wie die übliche interne Therapie wenig Aussichten. Gelegentlich scheinen **Phosphorus** D 6 Dil. und **Calcium fluoratum** D 6 Tabl. nicht ganz ohne Wirkung zu sein. Die Mittel müssen langfristig genommen werden, etwa einmal täglich eine Gabe.

Weitere Maßnahmen

Acidum formicicum D 6, Injektionen in ev. Headsche Zonen.

Die französische Homöopathie sieht in **Graphites** das Hauptmittel.

Nutzen sollte man auch die Möglichkeiten, die die **Akupunktur** bietet. Französische Experten geben an, daß in der knappen Hälfte der Fälle ein günstiges Resultat zu erzielen sei.

Oxyuriasis

Die französische Homöopathie betrachtet die Neigung zu Wurmbefall als Zeichen einer geschwächten Konstitution und bringt sie besonders in Zusammenhang mit dem sog. „Tuberculinismus". Dieser ist nicht identisch mit einer Erkrankung an Tuberkulose, sondern soll durch abgeschwächte (auch erblich übertragene) Toxine zustandekommen. Inwieweit diese Ansicht vertretbar ist, bleibt natürlich durchaus fraglich. Die Tatsache jedoch, daß sich bei gewissen Personen trotz aller Abtreibungskuren immer wieder neue Würmer einfinden, wird auch von anderer Seite des öfteren festgestellt. In einem vollgesunden Darm halten sich die Würmer nicht auf die Dauer. Neben den eigentlichen Wurmkuren ist deshalb eine Konstitutions- und Terrainbehandlung wünschenswert.

Apis D 6 Dil., **Cuprum oxydatum nigrum** D 2 Tabl., **Indigo** D 3 Tabl., **Cina D 3—C 30** Dil., **Abrotanum** Ø—D 1 Dil.

Die Wirkung der angegebenen Mittel ist im wesentlichen vermifug und nicht vermicid.

Spezielles

Apis: Wirkung auf die Darmschleimhaut. Die vermifuge Wirkung ist empirisch gefunden.

Cuprum oxydatum nigrum: Häufiger bewährt.

Indigo: Bei Analjucken und bei Vorliegen einer begleitenden Obstipation wirksam.

Cina: Diverse Wurmbeschwerden. Auch in höheren Potenzen wirksam.

Abrotanum: Bei längerem Gebrauch dieses zu den Beifußgewächsen gehörigen Arzneimittels werden die Würmer weniger und verschwinden schließlich ganz. Abrotanum hat daneben eine ausgezeichnet appetitanregende Wirkung, bes. bei Kindern.

Weitere Maßnahmen

Vermicym. Hexaverm-Suppositorien. Nematolyt.
Mohrrübenkost.
Entfernung der Eigelege in der Umgebung des Afters durch häufige Waschungen.
Evtl. Sudabäder.
1/2 Eßlöffel Äther in 1/2 l Wasser als Einlauf.
Vasenol O-U-Puder als Puderschranke um den Anus.

Ozaena

Gemäß der Natur des Leidens kann die homöopathische Behandlung im allgemeinen nur mit bescheidenen Ergebnissen rechnen. Sie sind aber dennoch so fühlbar, daß sie von den Patienten geschätzt werden.

Kalium bichromicum D 4—D 6 Tabl., **Aurum jodatum** D 4 Tabl., **Acidum nitricum** D 3—**D 4** Dil., **Cadmium sulfuricum** D 4 Tabl., **Mercurius auratus** D 4 Tabl.

Organo- und Histotropie

Kal. bichrom.: Nasenschleimhäute, Rachen.
Aurum jod.: Knochen, Gefäße.
Acid. nitr.: Zellgewebe, Schleimhäute.
Cadmium sulf.: Nase, Magen, Darm.
Merc. aurat.: Nase, Drüsen, Knochen.

Funktiotropie

Allen Mitteln entsprechen destruktive Zustände.

Modalitäten und Typisches

Kal. bichrom.: Zäher, fadenziehender Schleim. Tiefe Geschwüre mit Perforationsneigung (Lues, Skrofulose). Zweckmäßig i. W. mit **Hydrastis** D 2—D 3 Dil.

Aurum jod.: Knochenbeteiligung. Rötung und Schwellung der Nase. Lues usw.

Acid. nitr.: Scharfe, ätzende Sekrete. „Stinken und Bluten". Periostitis, Caries, Nekrose, Rhagaden. Splitterschmerzen. Bes. nach Quecksilberkuren. Adjuvans bei Lues. Gilt als bewährtes Mittel bei Ozaena.

Cadmium sulf.: Caries, Polypen. Körper eiskalt. Schweres blutiges Erbrechen.

Merc. aurat.: Caries, Nekrose, Drüsenschwellung.

Sonstige Mittel

Kalium jodatum D 1 Dil., **Calcium carbonicum** D 6 Tabl., **Tuberculinum** D 15—C 30 Dil. (und höher), **Acidum hydrofluoricum** D 6 Dil., **Asa foetida** D 4 Dil., **Sulfur jodatum D 3**—D 4 Tabl., **Acidum formicicum D 6**—D 12 (Injektion).

Weitere Maßnahmen

Hydrastis-Glycerin 1 : 20 lokal.
Acidum chromicum 1/5—1/10 ‰ Salbe.
Kalium permanganicum-Spülungen.
Chlorophyllpräparate zur Desodorierung.
Vitamin E und D.

Pädatrophie

Bei allen Abmagerungszuständen, bes. im jugendlichen Alter, empfiehlt es sich, zu allererst eine Gabe **Natrium muriaticum** in hoher Potenz — ich selbst bevorzuge die C 200 — zu verabfolgen. Diese Praxis hat sich ausgezeichnet bewährt. (Bei älteren Personen sollte man aber die 30. Potenz nicht überschreiten.) Durch Natrium muriaticum erhält der Körper die Fähigkeit, die sonst den Körper unnötig verlassenden Salze zurückzuhalten und sinngemäß einzubauen. Diese Art des Vorgehens gilt mehr für chronische und subchronische Zustände. Für akute Fälle ist ein anderes Halogen, nämlich **Jodum,** vorzuziehen. Es kann in vielen Fällen auch durch **Arsenum jodatum** ersetzt werden. Aber auch hier ist im weiteren Verlauf Natrium muriaticum zu interponieren. Will man den Appetit anregen, so dürfte wohl **Abrotanum** hier an der Spitze der zu wählenden Mittel stehen. Sein Wechselgebrauch mit **Calcium phosphoricum** gibt immer wieder gute Resultate. Wie bekannt, hat sich Abrotanum auch bei Peritonitis tuberculosa gut bewährt. Eine gewisse Vorsicht bei diesen Zuständen ist angebracht mit den hohen Potenzen von Phosphorus. Man wähle auch beim Vorliegen eines reinen Phosphorbildes lieber Calcium phosphoricum oder Acidum phosphoricum.
Abrotanum D 1 Dil., **Arsenum jodatum** D 4—D 6 Tabl., **Natrium muriaticum** D 6—C 30 Tabl. und Dil., **Jodum** D 4—D 6 Dil.

Organo- und Histotropie

Abrotan.: Drüsen, Blut, Serosa, Haut.

Ars. jod.: Drüsen, Haut, Schleimhäute, vegetatives Nervensystem, Schilddrüse.

Natr. mur.: Drüsen, Haut, Magen-Darm. Inkretionsorgane.

Jodum: Drüsen, Schleimhäute. Bauchspeicheldrüse, Schilddrüse.

Funktiotropie

Abrot.: Fortschreitende Anämisierung und Abmagerung. Durchfall und Verstopfung wechseln. Alternieren von Krankheitserscheinungen. Regelung der Kapillarfunktion. Genickschwäche der Kinder. Chronische Fieber mit nächtlicher Verschlimmerung. Ergüsse der serösen Häute, bes. Bauchfell. Auch bei chronischer Verwurmung durch Oxyuren angezeigt.

Ars. jod.: Erregter Gemütszustand mit Prostration. Fortschreitende Abmagerung. Diarrhoe, Drüsenschwellung, Nachtschweiße. Scharfe, wundmachende Sekrete. Zehrfieber. Wirkt mehr auf Thyreoidea und den lymphatischen Apparat als etwa Arsenicum.

Natr. mur.: Stoffwechselmittel ersten Ranges. „Das chronische Jodum". Abmagerung trotz Heißhungers, bes. am Halse. Großer Durst, scharfe Sekrete. Kopfschmerzen mit Tränenfluß. Periodisch auftretende Beschwerden. Obstipation infolge trockener Schleimhäute. Wirkung auf das Herzleitungssystem: intermittierender Puls. Inkretorische Wirkung stark ausgeprägt. Hohe Potenzen in relativ seltenen Gaben sind durchaus vorzuziehen.

Jodum: Zustand von ständiger Hitze und Unruhe. Sympathicotonische Funktionslage. Abmagerung trotz gierigen Essens. Neigung zu Drüsenerkrankungen mit folgender Atrophie. Essen bessert die Beschwerden, ebenso Aufenthalt in frischer, kühler Luft. Starke inkretorische Wirkung.

Modalitäten und Typisches

Abrotan.: Vikariierende Beschwerden.

Ars. jod.: Indikanurie, scharfe, wundmachende Sekrete. Erschöpfung.

Natr. mur.: Abmagerung bes. am Halse. Intermittenz der Beschwerden. Verschlimmerungszeit vormittags 9—11 Uhr.

Jodum: Schnelle Abmagerung trotz Heißhungers.

Sonstige Mittel

Tuberculinum C 30 Dil. und höher in seltenen Gaben (alle 3 Wochen).

Psorinum D 15—C 30 Dil.: Mangelnde Reaktion auf Arzneien. Übler Hautgeruch.

Calcium carbonicum D 6—C 30 Tabl. und Dil.: Saures Erbrechen, saure Durchfälle, Kopfschweiße; Rachitis.

Argentum nitricum D 6 Dil.: Schwere Darmkatarrhe. Typisch: Zuckerverlangen und Tympanie bei höchster Abmagerung.

Silicea D 6—C 30 Tabl. und Dil.: Anlageschwäche, große Frostigkeit. Stinkende lokale Schweiße. Kümmerkinder.

Calcium phosphoricum D 3—**D 6** Tabl.: Bei Phosphorsymptomen.

Veratrum album D 3 Dil.: Große Schwäche und Erschöpfung mit kalten Stirnschweißen.

Thyreoidinum D 6—**C 30** Dil.

Weitere Maßnahmen

Nach den Grundsätzen der Pädiatrie.

Spenglersan T, alle 4—5 Tage 1/4 Ampulle einreiben.

Panaritium

Vgl. die bei Absceß angeführten Mittel.

Pankreatitis

Bei der akuten und foudroyant verlaufenden Pankreatitis kommt eine homöopathische Behandlung höchstens nach der Operation in Frage. Dagegen lassen sich chronische Prozesse ohne weiteres homöopathisch behandeln. Das Grundmittel stellt **Phosphorus** in hohen Potenzen dar, etwa alle 14 Tage in einmaliger Gabe zu verabfolgen. Im übrigen gibt es eine Reihe von organotropen Mitteln, die sowohl auf die exkretorische als auch die inkretorische Funktion des Organs Einfluß nehmen.

Secale D 3—D 6 Dil., **Mercurius solubilis D 4**—D 6 Tabl., **Jodum** D 4—D 6 Dil., **Iris** D 3—D 6 Dil., **Baryum muriaticum** D 4 Tabl., **Plumbum** D 4—**D 6** Tabl.

Spezielles

Secale: Abmagerung, Heißhunger, Durchfälle, periphere Durchblutungsstörungen.

Merc. sol.: Allgemeine Drüsenwirkung. Rundzelleninfiltration. Schweiße, nächtliche Verschlimmerung.

Jodum: Heißhunger und Abmagerung, Drüsenatrophie sekundär eintretend.

Iris: Organotrop die Speichel- u. Bauchspeicheldrüse beeinflussend. Durchfälle.
Bar. mur.: dgl., Verstopfung.
Plumbum: dgl.

Sonstige Mittel

Natrium muriaticum D 4—**D 6—C 30** Tabl. u. Dil.: Abmagerung, Sekretionsstörungen.
Pulsatilla D 4 Dil., **Carbo vegetabilis** D 6 Tabl.: Fettintoleranz.
Urtica urens ∅—D 1 Dil.: Fördert die Sekretion.
Arsenicum D 6 Tabl.: Abmagerung und sonstige Arsensymptome.
Phosphorus: Sago- und Ölstühle. Meteorismus, mehrmals am Tage erfolgende durchfällige Stühle. Endothelwirkung. In tiefen Potenzen (D 6 Dil.) einfache organotrope Wirkung; in höheren Potenzen s. oben.
Senna (D 3) wird in der französischen Homöopathie als „Dränagemittel" für das Pankreas bezeichnet.

Weitere Maßnahmen

Nach den geltenden internistischen Gesichtspunkten.
Segmentale Abschaltung mit **Formicain,** besonders auch bei akuten Formen, wird man erwägen.

Paradentose

Über die Paradentose ist soviel geschrieben worden, daß man annehmen möchte, die Problematik dieser Krankheit und die Art ihrer besten Behandlung sei völlig geklärt. Dies scheint aber nicht der Fall zu sein. Zu diesen verschiedenartigen Behandlungsarten bringt nun auch die Homöopathie ihren Beitrag und er ist gewiß nicht der schlechteste, denn einen Einfluß auf den Prozeß kann man auf jeden Fall gewinnen. Man beachte auch die bei Stomatitis angegebenen Mittel. Für das wichtigste Mittelpaar halte ich **Silicea—Natrium phosphoricum;** es ist langfristig anzuwenden. Die französische Homöopathie empfiehlt ebenfalls, Silicea in hohen Potenzen als Grundmittel zu geben und es von Arnica und Bryonia in tiefen Potenzen begleiten zu lassen. Gelegentliche Zwischengaben von Alt- und Neutuberculin in hohen Potenzen sollen die Behandlung unterstützen.

Es kommen hauptsächlich in Frage:
Natrium phosphoricum D 1—D 3—D 6 Tabl., **Silicea** D 3—**D 6**—C 30 Tabl. und Dil., **Hepar sulfuris** D 4—**D 6** Tabl., **Jodum** D 4—**D 6** Dil., **Phosphorus** D 6 Dil., **Mercurius solubilis** D 4—**D 6** Tabl., **Acidum formicicum D 6**—D 12 (Injektionen). **Lycopodium D 6**—D 12 Tabl. und Dil., **Kalium carbonicum** D 6—**D 12** Dil.

Weitere Maßnahmen

Kaffeekohle-Behandlung nach *Heisler.*
Hypericum ∅, verdünnt, zu Spülungen bei entzündlichen Prozessen.
Zahnärztlich-technische Maßnahmen.
Spenglersan A und **Om.**
Symphytum ∅ lokal oder zu Spülungen.
Rutinion bei blutendem Zahnfleisch.
Meerwasser-Trinkkur (z. B. Biomaris).
Biostreptosan G.

Parästhesien

Bei diesen oft sehr unangenehmen Sensationen steht die homöopathische Behandlung wohl an erster Stelle. Man kann manche vorher mit allen möglichen anderen Mitteln und Methoden behandelten Fälle nicht selten schnell bessern und die Beschwerden beseitigen. Charakterisiert werden:

Aconitum D 6—C 30 Dil., **Agaricus** D 6 Dil., **Arsenicum** D 6—**C 30** Dil., **Secale** D 3 Dil.

Organo- und Histotropie

Allen Mitteln ist eine deutliche Neurotropie zu eigen.

Funktiotropie

Aconit.: Nach Nervenschädigung infolge Erkältung durch trockene, scharfe Kälte. Segmental ausstrahlende Parästhesien bei organischen Herzleiden und funktionellen Herzstörungen. Sympathicotonische Funktionslage.

Agaricus: Eisnadelgefühl und Parästhesien bei lokalen Erfrierungen, aber auch bei Schädigung des Neurons auftretend. Kapillare Paresen der Peripherie. Störungen der Motorik und der Koordination der Bewegungen. Kälteverschlimmerung.

Arsen.: Parästhesien der Extremitäten sind eine der wichtigsten Indikationen für Arsenicum (Hochpotenzen). Neuritische Genese. Brennschmerz. Schlaffe Lähmungen mit Sensibilitätsstörungen. Wärme bessert, Kälte verschlimmert.

Secale: Krämpfe und Parästhesien, bes. der Extremitäten. Blutungsneigung. Abmagerung trotz starken Hungers und Durstes. Primärer Gefäßkrampf, sekundäre Gefäßlähmung. Gangränneigung, blasser Hochdruck. Störungen der Trophik. Wärme verschlimmert, Kälte bessert.

Modalitäten und Typisches

Aconit.: Angst, Unruhe; trockene heiße Haut. Fieber, Schlaflosigkeit.

Agaricus: Schlechter morgens, durch Geschlechtsverkehr, durch Alkohol, zur Regelzeit.

Arsen.: Verschlimmerung nach Mitternacht. Periodizität. Erschöpfung.

Secale: Dünne, dunkle, stinkende, passive Blutung. Kühle bessert.

Sonstige Mittel

Platinum D 6 Tabl.: Schmerzen mit Kältegefühl verbunden.

Mezereum D 4 Dil.: Neuralgien mit Kältegefühl.

Aesculus hippocastanum D 2—**D 3** Tabl.: Brachialgia paraesthetica nocturna, beruhend auf venösen Stauungen.

Chamomilla D 2—C 30 Dil.: Heftige Schmerzen mit Eingeschlafenheitsgefühl.

Hypericum D 2—D 3 Dil.: Nach Hirn- und Rückenmarkerschütterung.

Lachesis D 8—**D 12**—C 30 Tabl. und Dil.: Paraesthesien Klimakterischer. Wärme verschlimmert.

Anhalonium Lewinii D 3 Dil.: Brachialgia paraesthetica nocturna. Oft bewährt.

Cocculus D 4—**D 6** Dil.: Seitenwechsel der Störung ist charakteristisch. Nächtliches Einschlafen der Oberglieder

Ambra grisea D 3—D 4 Dil.: Lokales Eingeschlafenheitsgefühl der Haut bei Neurotikern.
Baryum carbonicum D 4 Tabl.: Spinnwebengefühl im Gesicht. Arteriosklerose (dgl. Borax, Alumina).
Acidum formicicum D 6—D 12 (Injektion): Hat sich ebenfalls öfters wirksam gezeigt.
Gnaphalium D 3 Dil.: Ischialgie mit Parästhesien:
Staphisagria D 4 Dil., **Thuja** D 2—**D 4—C 30** Dil., **Viscum album** D 2 Dil.

Weitere Maßnahmen

Gutes sah ich von der lokalen **Akupunktur** befallener Stellen mit Silbernadeln. Auch die neuraltherapeutische Behandlung mit **Formicain** an gut ausgemachten hyperalgetischen Punkten ist wirksam.

Paralysis agitans

In Frage kommen:

Belladonna e radice Φ, **Agaricus D 4**—D 6 Dil., **Manganum aceticum** D 4 Dil., **Zincum** D 4—**D 6** Tabl., **Magnesium phosphoricum** D 6 Tabl., **Mercurius solubilis** D 6 Tabl., **Gelsemium** D 4 Dil., **Hypericum D 6**—D 12 Dil.

Parametritis

Es kommen die bei Adnexitis genannten Mittel in Anwendung.

Parotitis

Das Hauptmittel bei Parotitis epidemica ist Plumbum (aceticum). Es hat sich in Versuchsreihen, die von *Wesselhoeft* angestellt wurden, bewährt. Seine Organotropie zu den Keimdrüsen und zur Parotis ist durch die Toxikologie erwiesen.

Plumbum aceticum D 4—**D 6** Tabl., **Pulsatilla** D 2—**D 4** Dil., **Belladonna** D 3—**D 4** Tabl., **Sulfur jodatum** D 3—**D 4** Tabl.

Organo- und Histotropie

Plumbum: Gefäße, Hoden, Parotis.
Pulsat.: Schleimhäute, Keimdrüsen.
Bellad.: Nervensystem, Gefäße.
Sulf. jod.: Drüsen, Haut.

Funktiotropie

Plumbum: Klinisch als erstes Mittel empfohlen.
Pulsat.: Metastatische Orchitis. Weniger heftiger Verlauf. Kühle bessert.
Bellad.: Entzündung im ersten Stadium mit Rötung, Schwellung und Klopfschmerz.
Sulf. jod.: Die Abwehr aktivierend. Resorptiv wirkend.

Modalitäten und Typisches

Plumbum: Wird auf die Diagnose hin gegeben.

Pulsat.: Besserung durch Kühle.
Bellad.: Hämmernder Kopfschmerz. Kopfkongestion.
Sulf. jod.: Resorptionsmittel.

Sonstige Mittel

Mercurius solubilis D 3—**D 6** Tabl. bzw. **Mercurius vivus** D 6 Tabl.: Nach *Imhäuser* ist dieses Mittel dem Plumbum aceticum durchaus vorzuziehen.
Phytolacca D 2—**D** 4 Dil., **Rhus toxicodendron D** 4—D 6 Dil., **Ferrum phosphoricum** D 6 Tabl., **Baryum muriaticum** D 3 Dil., **Kalium chloratum** D 3 Tabl.

Weitere Maßnahmen

Allgemeinbehandlung mit Schwitzen und Waschungen.

Paroxysmale Tachycardie

Es kommen in Frage:

Cactus D 2—⌀, **Oleander** ⌀ (3mal 5—10 Tropfen), **Strophanthus** D 2 Dil.
Eine Mischung von **Spartium scoparium** ⌀ und **Crataegus** ⌀; **Kalium nitricum** D 2—D 4 Dil. (in der anfallsfreien Zeit).

Weitere Maßnahmen

Schnelles Trinken eines Glases kohlensäurehaltigen, kühlen Wassers.
Kühle Nackenaufschläge.
Carotisdruckversuch. Anhalten des Atems nach tiefer Einatmung.
Versuch zu erbrechen.
Allopathisch: Aktamin subcutan mit evtl. folgender langsamer intravenöser Strophanthin-Solvochin-Traubenzuckerinjektion.
Therapeutische Möglichkeiten bietet auch die **Akupunktur.**

Pavor nocturnus

Hauptmittel sind:

Stramonium D 3 Dil. und **Kalium bromatum** D 15 Dil.

Pemphigus

Cantharis D 4—**D 6** Dil., **Rhus toxicodendron** D 4—**D 6** Dil., **Antimonium tartaricum D 4**—D 6 Dil., **Arsenicum D 6—C 30** Dil.

Organo- und Histotropie

Cantharis: Haut, Serosa, Harnorgane, Rachen.
Rhus tox.: Haut, fibröse Gewebe.
Ant. tart.: Haut, Vagus, Lunge, Herz, Muskulatur.
Arsen: Haut, Endothelien, Kapillaren, Schleimhäute, Nervensystem.

Funktiotropie

Cantharis: Blasenausschlag der Haut, scharfe, ätzende Sekrete, Exsudation der serösen Häute. Nierenreizung und Entzündung der Harnwege.

Rhus tox.: Blasenbildung. Dunkle Röte der Entzündung. Wenig Neigung zu Borkenbildung. Bei allen Ausschlägen bleiben die Handteller und Fußsohlen frei. Konzentrische Ausbreitung. Neigung zu Gewebsinfiltration. Schweiß am Körper, aber trockener Kopf. Verrenkungs- und Zerschlagenheitsgefühl. Ständiger Lagewechsel.

Ant. tart.: Pockenähnliches Aussehen der Blasen. Schlummersucht, Cyanose, Durchfälle, Herzschwäche, Übelkeit und Würgen. Kräfteverfall.

Arsen.: Schwere Form. Bei Kindern oft in Hochpotenz bewährt. Hautleiden wechseln mit inneren Leiden. Erschöpfung, Angst, Unruhe, Durst, Brennschmerz, Durchfälle. Septische Tendenz.

Modalitäten und Typisches

Cantharis: Reizung des Urogenitalsystems.

Rhus tox.: Lagewechsel bessert.

Ant. tart.: Schlummersucht, Vagusparese.

Arsen.: Mitternächtliche Verschlimmerung.

Sonstige Mittel

Euphorbium D 6 Dil., **Lachesis** D 8—**D 12**—C 30 Dil. (bläuliche Färbung, septische Tendenz), **Mancinella** D 3 Dil. (stärkste Hautreizung), **Mezereum** D 3 Dil., **Ranunculus sceleratus** D 3 Dil., **Mercurius jodatus ruber** D 3 Tabl. (Luetische Ätiologie), **Hydrocotyle asiatica** D 3 Dil.

Weitere Maßnahmen

Nach dermatologischen Grundsätzen.

Periarthritis humeroscapularis

Acidum formicicum D 6 (Injektionen in Headsche Zonen).
Ferrum phosphoricum D 4 Tabl. i. W. mit **Arnica** D 3 Tabl. oder Dil. *(Schnütgen).*

Weitere Maßnahmen

Röntgenbestrahlung.

Plenosol und **Acidum sulfuricum** D 10—D 8 Mischspritze.

Naja tripudians D 8—D 15 (Injektionen).

Bei allen Periarthritiden kann die lokale Akupunktur mit Silbernadeln empfohlen werden.

Novocainblockade der Halsganglien und des ersten Brustganglion.

Chiropraktische Maßnahmen.

Pericarditis

In der Regel geht eine Pericarditis mit myo- und endocarditischen Erscheinungen einher. Die bei den entsprechenden Krankheiten angezeigten Mittel sind daher zu vergleichen.

Bryonia D 1—**D 2**—D 6 Dil., **Spigelia D 3**—D 5 Dil., **Apis D 3**—D 6 Dil. oder Tabl., **Sulfur jodatum** D 3—**D 4** Dil.

Organo- und Histotropie

Bryonia: Serosa.
Spigelia: Das ganze Herz.
Apis: Serosa.
Sulf. jod.: Drüsen, Zellgewebe, Haut.

Funktiotropie

Bryonia: Stechende Schmerzen. Exsudation. Ruhe und Druck bessern. Wärme wird schlecht vertragen und verschlechtert das Allgemeinbefinden.
Spigelia: Besserung durch Ruhe und rechte Seitenlage bei erhöhtem Oberkörper. Ausstrahlender Schmerz. Akute Form der Erkrankung (Aconitum, Veratrum viride).
Apis: Ödematös-exsudative Entzündung. Erguß. Oligurie. Fehlen des Durstes. Stechende und brennende Schmerzen. Kühle Anwendungen bessern.
Sulf. jod.: Resorptive Wirkung. Obstipation, die mit Durchfall wechseln kann. Erhöht die unspezifische Resistenz. Sulfur-Patienten mit besonderer Betonung der Drüsenaffektionen.

Modalitäten und Typisches

Bryonia: Trockene Schleimhäute.
Spigelia: Große nervöse Erregung; ausstrahlender Schmerz.
Apis: Oligurie.
Sulf. jod.: Foetide Sekretionen. Zu Magerkeit neigende Patienten.

Sonstige Mittel

Aconitum D 3 Tabl.: Akute Fälle, Todesangst, Parästhesien.
Veratrum viride D 2—**D 3** Dil.: Akuteste Form der Entzündung.
Colchicum D 3 Dil.: Rheumatische Form. Große Hinfälligkeit.
Lachesis D 8—**D 12**—C 30 Tabl. und Dil.: Septiforme Tendenz, Verschlimmerung durch Hitze. Berührungsempfindlichkeit.
Veratrum album D 3 Dil.: Kollapsgefahr; kalter Stirnschweiß.

Weitere Maßnahmen

5—6 Blutegel in die Herzgegend.
Ganzwaschung von 18° C (zum Schwitzen).
Örtliche Kompressen mit kaltem Essigwasser. Nackenaufschläge (kalt) bei sehr erregter Herzaktion.
Neuraltherapeutische Maßnahmen mit **Formicain** an geeigneten Punkten.

Periodontitis

Zwei Mittel möchte ich hier als empirisch erprobt nennen, die oft überraschend wirksam waren, nämlich **Mercurius vivus** in ganz tiefer Verreibung und **Arsenum jodatum** D 4. Das letztere Mittel hat sich nach mir zugegangenen Mitteilungen als sehr wertvoll erwiesen, wenn periodontitische Erscheinungen nach Wurzelfüllung oder Abkühlung auftraten. Arsenum jodatum ist ja ein bekanntes Resorptionsmittel, das neben Sulfur jodatum steht und auch sonst (z. B. bei Pleuritis und Beckenexsudaten) seine resorptive Kraft bewiesen hat.

Belladonna D 4—D 6 Tabl., **Mercurius corrosivus** D 6 Tabl. oder Dil., **Hepar sulfuris** D 3—**D 6** Tabl., **Silicea D 6**—D 12 Tabl.

Organo- und Histotropie

s. bei Absceß.

Funktiotropie

Bellad.: Akute Entzündung. Calor, Rubor, Dolor. Klopfschmerz. Hochgradige Empfindlichkeit gegen Berührung. Kongestive Kopfschmerzen.

Merc. corr.: Fortgeschrittene Entzündung mit Lymphangitis und Lymphadenitis. Rundzelleninfiltration. Speichelfluß. Bettwärme verschlimmert.

Hepar sulf.: Anregung der Phagocytose. Fördert die Eiterung und die Reifung von Abscessen. Sehr empfindlich bei Berührung.

Silicea: Ähnlich Hepar. Entzündungsprozeß, jedoch weiter fortgeschritten. Fistelbildung. Dünner, stinkender Eiter. Demineralisationsprozesse der Knochen.

Modalitäten und Typisches

Bellad.: Mittel des ersten Entzündungsstadiums.

Merc. corr.: Nächtliche Verschlimmerung, Speichelfluß, Stomatitis.

Hepar sulf.: Ausgesprochene Wärmebesserung.

Silicea: Fistelbildung. Zur Ausheilung.

Sonstige Mittel

Mercurius vivus D 1—**D 2** Trit.: Lokal in das Zahnfleisch leicht einzureiben.

Arsenum jodatum D 4 Tabl. oder Dil.: Schmerzhafter Zahn nach Wurzelfüllung oder Abkühlung.

Sulfur jodatum D 3—**D 4** Tabl.: Resorptionsmittel.

Weitere Maßnahmen

Blutegel.

Periostitis

Es kommen hier vor allem die Entzündungs- und Gewebsmittel in Frage, die man nach Art und Lage des Falles bei den ihnen entsprechenden Krankheitsstadien einsetzen wird. Neben ihnen steht Ruta, das eine ausgesprochene Organotropie zum Periost aufweist und sich oft als gut wirksam erwiesen hat. Besonders Kontusionen knochiger Teile werden durch äußerliche und innerliche Anwendung des Mittels günstig beeinflußt.

Ruta D 2—**D 3** Dil., **Mercurius solubilis** D 4—**D 6** Tabl., **Hepar sulfuris** D 3—**D 6** Tabl.

Organo- und Histotropie

Ruta: Venöse Hyperämie. Verletzungs- und Überanstrengungsfolgen.

Merc. sol.: Infiltrationen. Schweiße, nächtliche Verschlimmerung.

Hepar sulf.: Wärmebesserung. Eiterbildung.

Modalitäten und Typisches

Merc. sol. und **Hepar sulf.:** s. anderen Ortes.

Ruta: Kontusion knochiger Teile.

Sonstige Mittel

Symphytum D 1 Dil.: Verletzung von Knochen und Knochenhaut. Auch 1 : 20 verdünnte Tinktur zu Umschlägen.

Sulfur jodatum D 3—D 4 Tabl.: Resorptionsmittel.

Silicea D 3—**D 6**—C 30 Tabl. und Dil.: Chronische Eiterungsprozesse.

Acidum phosphoricum D 2—**D 3** Dil.: Lange Röhrenknochen.

Weitere Maßnahmen

Lehmwickel. Evtl. Blutentziehungen.

Spezifische und ätiotrope Behandlung bei gegebener Indikation.

Peritonitis

Die homöopathische Behandlung erstreckt sich auf Fälle, bei denen von einer Operation abgesehen werden kann oder muß. Man braucht so die Zeit, in der der Entschluß für eine Operation noch nicht gefaßt wurde, nicht ungenutzt verstreichen zu lassen. Auch bei örtlichen und abgegrenzten Entzündungen wird man sich oft zum Zuwarten entschließen. Als besonders wertvoll habe ich immer **Bryonia** Ø befunden. Sofort in der öfter wiederholten Dosis von 3—5 Tropfen gegeben, hat sie verdächtige Zeichen, z. B. perityphlitischer Art, mit großer Regelmäßigkeit zum Verschwinden gebracht. Aber auch andere Entzündungsmittel, speziell **Apis** und **Belladonna,** kommen für dieses Stadium in Betracht.

Bryonia Ø—D 2 Dil., **Belladonna D 3**—D 4 Tabl. oder Dil., **Mercurius solubilis** D 4—**D 6** Tabl.

Organo- und Histotropie

Bryonia: Seröse Häute, Synovia, Zellgewebe, Schleimhäute.

Bellad.: Gehirn, Nerven und Gefäße.

Merc. sol.: Drüsen, Leukocyten, Schleimhäute, Serosa.

Funktiotropie

Bryonia: Jede Bewegung verschlechtert, Durst. Obstipation. Trockenheit der Schleimhäute. Exsudationen, bes. auch der Serosa. Druck verschlimmert im Abdominalgebiet. Stechender Charakter der Schmerzen.

Bellad.: Mittel der beginnenden Entzündung. Heftige Krampfschmerzen. Jede Berührung oder Erschütterung verschlechtert. Dampfende, nichtkritische Schweiße. Plötzliches, heftiges Auftreten der Erscheinungen. Meist Obstipation. Kopfkongestion.

Merc. sol.: Drohende Eiterung. Nicht erleichternde Schweiße. Entspricht einem fortgeschritteneren Entzündungszustand.

Modalitäten und Typisches

Bryonia: Stechender Schmerz.

Bellad.: Klopfschmerz.
Merc. sol.: Schweiße mit Frostschauern.

Sonstige Mittel

Atropinum sulfuricum D 3—**D 4** Dil.: Oft noch wirksamer als Belladonna.
Ferrum phosphoricum D 6 Tabl.: Fiebermittel, bes. bei Anämischen.
Echinacea ∅, **Lachesis** D 12 (Injektion), **Pyrogenium D 15**—C 30 Dil. oder Injektion: bei septischer Tendenz.
Arsenicum D 6 Dil.: Wenn der Fall sich nach der Operation übel anläßt: rasches Sinken der Kräfte, ungleichmäßiger Puls, Facies hippokratica, großer Durst auf kleine Mengen Wassers. Ebenfalls septische Zeichen.
Veratrum album D 3 Dil.: Zwischenmittel bei drohendem Kollaps. Kalte Stirnschweiße.
Hepar sulfuris D 6—D 12 Tabl.: Wenn die Eiterung nicht sistieren will.
Chininum arsenicosum D 4 Tabl. :Schwächezustände nach profuser, langanhaltender Eiterung.
Arsenum jodatum D 4 Tabl. und **Abrotanum** ∅—**D 1** Dil.: Tuberkulöse Peritonitis.
Sulfur jodatum: D 3—**D 4** Tabl.: Resorptionsmittel; sog. Verwachsungsbeschwerden (**Kalium muriaticum** D 3 Tabl.).

Weitere Maßnahmen

Fasten. Schmierseifeneinreibung bei Tbc.
Gegebenenfalls Antibiotica wie Aureomycin.
Bei sogenannten Verwachsungsbeschwerden hilft nicht selten die Infiltrierung der Operationsnarbe mit einem Anästheticum.

Pertussis

Der homöopathische Arzt nimmt von der „Gefährlichkeit" des Keuchhustens etwas erstaunt Kenntnis, denn bei sachgemäßer homöopathischer Behandlung gehören lebensbedrohliche Komplikationen zu den Seltenheiten. Die Keuchhustentherapie ist immer eine Stärke der homöopathischen Behandlungsart gewesen. Sie behält trotz der modernen Therapeutika ihren Wert, weil einmal die Krankheit dadurch gelindert und abgekürzt wird, zum anderen aber auch den Besonderheiten des Einzelfalles Rechnung getragen werden kann. Auch die selbsterworbene Immunität, die eine aktive Leistung des Körpers voraussetzt, hat ihre Vorteile. Es hat sich aber gezeigt, daß man die Vaccinetherapie gut mit homöopathischer Behandlung kombinieren kann. Für den praktischen Gebrauch der homöopathischen Arzneimittel ist es gut, ein Schema zur Hand zu haben, wenn dieses natürlich auch im Einzelfall Modifikationen erfahren muß. So kommt im katarrhalischen Stadium vor allem **Belladonna** (und **Ipecacuanha**) in Frage, das bald durch **Cuprum aceticum** beim beginnenden konvulsiven Stadium ergänzt werden kann. Weitere Mittel des konvulsiven Stadiums sind vor allem **Magnesium phosphoricum** D 6 Tabl. und **Mephitis putorius** D 4—D 6 Dil. Bei abklingender Krankheit leistet **Pulsatilla** D 3—D 4 Dil. gute Dienste.

Belladonna D 3—D 6 Tabl. oder Dil. **Cuprum aceticum** D 4 Tabl., **Ipecacuanha** D 3—**D 4** Dil., **Mephitis putorius D 4**—D 6 Dil., **Drosera D 2**—C 30 Dil.

Organo- und Histotropie

Bellad.: Schleimhäute, Nervensystem, Gefäße.
Cuprum acet.: Nervensystem, Blut, Schleimhäute.
Ipecac.: Vagus, Bronchialbaum, Darm, Magen.
Drosera: Bronchialbaum, Larynx.

Funktiotropie

Bellad.: Katarrhalisches und Beginn des konvulsiven Stadiums. Trockener Husten zwischen den Anfällen. Krampfneigung. Aufschreien im Schlafe. Lichtscheu. Kopfkongestion. Verschlimmerung abends und nachts. Nach dem Anfall schläfrig.

Cuprum acet.: Lang anhaltende, nicht unterbrochene Anfälle mit Dyspnoe und Cyanose. Öfteres Erbrechen. Kaltes Trinken bessert.

Ipecac.: Blutungen, Erbrechen, Cyanose; auch Erstickungsanfälle mit Konvulsionen. Mehr Neigung zu Durchfall.

Mephitis: Neuropathisches Verhalten. Zuckungen der Beine. Erschwerte Exspiration. Krampfhusten, bes. nachts im Liegen auftretend; verhältnismäßig wenig katarrhalische Erscheinungen.

Drosera: Rasch sich steigernde Anfälle. Krampfhusten mit Erbrechen endigend, nachts im Liegen auftretend. Nach dem Anfall sofort Ruhe. Bewegung bessert den Husten.

Modalitäten und Typisches

Bellad.: Hirnreizerscheinungen.
Cuprum acet.: Cyanose. Extremitätenkrämpfe.
Ipecac.: Übelkeit, Blutungsneigung.
Mephitis: Neuropathie. „Verwöhntes Einzelkind".
Drosera: Ruhe sofort nach dem Anfall.

Sonstige Mittel

Magnesium phosphoricum D 6 Tabl.: Im konvulsiven Stadium bes. i. W. mit **Mephitis** bewährt *(Stauffer)*.

Coccus cacti D 2 Dil.: Lange Fäden ziehender Schleim.

Veratrum album D 3 Dil.: Sich verschleppende Fälle mit größter Erschöpfung; kühle Stirnschweiße.

Anacardium D 6—**D** 8 Dil.: Ungebärdige Kinder.

Kalium bichromicum D 4 Tabl.: Zäher Schleim, fadenziehend.

Pulsatilla D 3—D 4 Dil.: Im Abheilungsstadium.

Carbo vegetabilis D 6 Tabl.: Ununterbrochene Hustenanfälle.

Hepar sulfuris D 4 Tabl., **Justicia adhadota** D 3 Dil., **Arnica** D 3 Dil., **Corallium rubrum** D 3 Trit.

Weitere Maßnahmen

Eigenurin-Injektionen 0,2—0,5 gelobt beim Stadium convulsivum.

Eigenblut 1 ccm schon im Stadium catarrhale, wöchentlich einmal. Auch in Mischung mit Elternblut.

Viropect: Ein Kombinationspräparat aus Drosera, Cuprum aceticum und Ipecacuanha ist recht brauchbar. Bei schweren Anfällen halbstündliche Gaben des Mittels.

Terramycin, Aureomycin. Lanthasolinhalationen.

Spenglersan T (G u. K).

Frischluftbehandlung.

Prospan: Ein Präparat aus Efeu sowie aether. Ölen der Umbelliferen- und Labiatengruppe.

Bei sehr hartnäckigen Fällen **Cupridium**-Injektionen in hyperalgetische Punkte. Biostreptosan-Inhalationen.

Zur Nachbehandlung: Tuberculinum in seltenen Gaben.

Pharyngitis

Die Pharyngitis soll man nicht nur lokal behandeln und auch nicht lediglich mit organspezifischen Mitteln. Sie ist oft der Ausdruck davon, daß im Körper sonst etwas nicht stimmt, und in ihrer chronischen Form stellt sie gewissermaßen ein Ventil dar, durch das eine Toxinelimination vonstatten geht. Namentlich bei Leberkrankheiten scheint dies häufig der Fall zu sein. Man soll sich daher den ganzen Patienten ansehen und seine Klagen anhören. Es ist dann zweckmäßig, die passenden Konstitutionsmittel und evtl. auch eine Nosode (z. B. Tuberculinum) einzuschalten. Akute Entzündungen dagegen beherrscht man in der Regel ohne weiteres mit den üblichen Entzündungsmitteln, bes. mit Belladonna, Apis und Mercurius solubilis. Wichtig ist auch die Beseitigung chronischer Kaltfüße mit ansteigenden Bädern und sonstigen angepaßten Maßnahmen. Überhaupt sollte man Halskrankheiten immer auch an den Füßen behandeln.

Aesculus D 3 Dil. oder Tabl., **Apis D 3**—D 6 Dil. oder Tabl., **Hydrastis** D 3 Dil., **Kalium bichromicum** D 4 Tabl., **Sulfur jodatum** D 3—**D 4** Tabl.

Organo- und Histotropie

Aesculus: Venensystem.

Apis: Zellgewebe, Schleimhäute, Zwischenhirn.

Hydrastis: Schleimhäute.

Kal. bichrom.: dgl.

Sulf. jod.: Drüsen, Schleimhäute, Haut.

Funktiotropie

Aesculus: Venöse Stasen. Gefühl von Rauheit, Trockenheit und Brennen. Mehr subakute und rezidivierende Fälle.

Apis: Neigung zu ödematöser Schwellung. Aussehen des Rachens wie gefirnißt. Durstlosigkeit. Stechende Schmerzen. Allergische Reaktionsweise. Wärmeintoleranz.

Hydrastis: Wichtigstes Mittel bei langwierigen und schweren Schleimhautkatarrhen. Fortschreiten auf die Tuba Eustachii. Gelbe, zähe, auch blutige Sekretionen der Schleimhäute.

Kal. bichrom.: Wegweisend ist der zähe, faserige Charakter der Sekrete. Neigung zu tiefen Schleimhautgeschwüren. Wie bei den meisten Kaliumsalzen verschlimmert Kälte.

Sulf. jod.: Brennende Trockenheit und zäher Schleim. Autointoxikationserscheinungen sonstiger Art. Drüsenschwellungen. Pharyngolaryngitis der Raucher. Sehr bewährtes Mittel, wenn langfristig gegeben. Heilt selbst jahrelang bestandene Pharyngitiden aus (**Calcium jodatum** D 3—D 4 Dil. kann gut im Wechsel gegeben werden).

Modalitäten und Typisches

Aesculus: Stauungspharyngitis.

Apis: Meist infektiöse Pharyngitis. Ödemneigung.

Hydrastis: Die Sekretform und ein heruntergekommener Allgemeinzustand.

Kal. bichrom.: Die Sekretform.

Sulf. jod.: Allgemeine Sulfursymptome. Die resorptive Wirkung. Autotoxische Belastung.

Sonstige Mittel

Lycopodium D 6 Tabl.: Rheuma der Pharynxmuskulatur. Schmerzen beim Schluckakt, aber keine Rötung. Pharyngitis granulosa.

Kalium carbonicum D 6 Dil.: Mit Lycopodium i. W. bei Pharyngitis granulosa.

Baptisia D 3 Dil.: Pharyngitis nervosa.

Sanguinaria D 3 Dil.: Pharyngitis sicca.

Asa foetida D 4 Dil.: Chronische Pharyngitis alter Leute (Ohrenärztliche Beobachtung).

Natrium carbonicum D 3 Dil., **Natrium muriaticum D 4**—D 6 Tabl., **Mercurius corrosivus** D 4—**D 6** Tabl., **Capsicum** D 4 Dil., **Cinnabaris** D 3—D 4 Tabl., **Cantharis** D 4 Tabl. oder Dil.

Weitere Maßnahmen

Lokale Behandlung mit Hydrastis-Glycerin, Aesculus-Glycerin usw.

Abkochung roher Kleie zum Spülen und Gurgeln wirkt sehr angenehm.

Biostreptosan (Vaccine).

Phlebitis

Bei der Behandlung der entzündlichen Venenerkrankungen ist die Homöopathie äußerst wertvoll; die Resultate können sehr auffallend sein. Die beiden oft bewährten Hauptmittel sind **Hamamelis** und **Lachesis,** dieses auch in Form von Injektionen.

Arnica D 3 Tabl. oder Dil., **Lachesis** D 8—**D 12**—C 30 Tabl. und Dil., **Hamamelis** Φ—D 2 Dil., **Apis D 3**—D 6 Tabl. oder Dil.

Organo- und Histotropie

Arnica: Venen, Arterien und Kapillaren, Muskulatur.

Lachesis: Endothelien, Blut, Nervensystem.

Hamamelis: Venen.

Apis: Zellgewebe.

Funktiotropie

Arnica: Neigung zu Blutungen. Gefühl der Zerschlagenheit. Erysipelatöse Rötung. Hypertonieneigung. Posttraumatische Störungen. Beugt auch Rezidiven vor.

Lachesis: Beeinflussung der Gerinnungsfähigkeit des Blutes und der Funktion der Gefäßendothelien. Lokale Cyanose mit hochgradiger Überempfindlichkeit gegen leise Berührung. Wärme jeder Art wird schlecht vertragen. Neigung zu Sepsis, Kollaps, Thrombose und Embolie. Ein oft bewährtes Mittel.

Hamamelis: Wundheitsgefühl. Feuchte Wärme wird im allgemeinen schlecht vertragen. Neigung zu passiven, dunklen Blutungen.

Apis: Exsudativ-entzündliche Schwellung mit erysipelartigem Ödem. Oligurie. Intoleranz von Hitze. Stechende und brennende Schmerzen.

Modalitäten und Typisches

Arnica: Zerschlagenheitsgefühl.
Lachesis: Bläuliche Färbung.
Hamamelis: Wundheitsgefühl.
Apis: Ödematöse Schwellung.

Sonstige Mittel

Sulfur D 4 Dil. oder Tabl. i. W. mit **Pulsatilla** D 3—**D 4** Dil.: Bei schleichendem Verlauf. Phlegmasia alba dolens.

Belladonna D 3—**D 4** Dil., **Mercurius solubilis D 4** Tabl.: Entzündungsmittel mit bekannten Indikationen.

Sulfur jodatum D 3—D 4 Tabl.: Resorptionsmittel.

Conium D 4 Dil.: Zurückbleibende harte Stränge.

Weitere Maßnahmen

Blutegel. Quark- und Lehmpackung.
Aristolochia Ø, 1 : 30 verdünnt, zu Umschlägen.
$^{1}/_{2}{}^{0}/_{00}$ige Sublimatumschläge.
Anregung des Kreislaufes: Morgens Oberkörper-, abends Unterkörperwaschung.
Sorge für Stuhlentleerung.
Überraschendes kann man auch bei sonst schwer zu beeinflussenden Fällen durch das Mittel V-Th-E (Thrombophlebin) von *Kuhl* (Rheine, Westf.) sehen.
Ferner ist hier eine wichtige **Akupunktur**stelle zu nennen, die mit Silbernadel punktiert wird. Sie liegt 2 Querfinger vor und unterhalb des inneren Knöchels.

Phlegmone

Man vergleiche ferner die unter Absceß angegebenen Mittel.

Lachesis D 8—**D 12**—C 30 Tabl. und Dil., **Pyrogenium D 15**—C 30 Dil., **Echinacea** Ø, **Rhus toxicodendron** D 4 Dil.

Diese Mittel können auch injiziert werden (Echinacea Ø nur i. v.).

Spezielles

Lachesis: Cyanotische Verfärbung. Septischer Einschlag.

Pyrogenium: Brettharte Infiltration. Septischer Einschlag. Puls nicht conform mit der Temperatur.

Echinacea: Ausgesprochenes Frostgefühl. Verdünnt auch lokal anwendbar.
Rhus tox.: Dunkle Röte. Blasenbildung. Große körperliche Unruhe.

Weitere Maßnahmen

Quarkwickel.
Aristolochia Ø, 1 : 30—50 verdünnt, zu Umschlägen.
Evtl. erforderliche chirurgische Maßnahmen dürfen nicht unterlassen werden.
Antibiotica falls erforderlich.
Röntgenbestrahlung.

Phosphaturie

Natrium muriaticum in sehr hohen Potenzen als Hauptmittel, wenn es gilt, auf einen Demineralisierungsprozeß einzuwirken und dem Körper die Fähigkeit wiederzugeben, die Zellsalze zu retinieren und sinngemäß einzubauen (C 200 alle 14 Tage).

Daneben: **Calcium carbonicum D 12**—C 30 Dil., einmal tägl., und **Alfalfa** Ø, mehrmals tägl.

Tuberculinum in höheren Potenzen und seltenen Gaben als Zwischenmittel.

Weitere Maßnahmen

Basenreiche Nahrung.

Phthisis pulmonum

Bei der Lungentuberkulose mit ihren verschiedenartigen Erscheinungsformen bietet die Homöopathie wertvolle Ergänzungen zu der üblichen Therapie. In jeder noch beeinflußbaren Verlaufsform kann sie brauchbare Hilfe zur Verfügung stellen. Dies gilt sowohl für die Prätuberkulose, die inaktiven Formen, als auch für aktive Prozesse. Es soll jedoch ausdrücklich betont werden, daß die allgemeinen Grundsätze der Phthisiotherapie durch eine homöopathische Behandlung nicht außer Kraft gesetzt werden dürfen, daß aber trotzdem nicht schematisch verfahren werden soll.

Eine Beobachtung fällt immer wieder auf, nämlich der therapeutische Nihilismus gegenüber den Toxinwirkungen des Kochschen Bazillus. Man darf sich nicht damit begnügen, die mannigfachen Beschwerden des Kranken als toxisch bedingt anzusehen, und sich dann einfach mit dieser „Erklärung" zufrieden geben. Man kann die Toxine dränieren. Die Erkenntnisse der französischen Homöopathie sind in dieser Beziehung sehr wertvoll. Gelingt dies — und es gelingt sehr oft —, dann wird die sekundäre Schädigung, die z. B. durch mangelhafte Nahrungsaufnahme veranlaßt sein kann, ausgeschaltet, und dadurch eine bessere Grundlage zur endgültigen Heilung geschaffen. Eine Reihe von sog. Dränagemitteln für die spezifischen Toxine, die in der französischen Homöopathie systematisch Anwendung finden, sei deshalb genannt:

Abrotanum, Apis, Avena sativa, Cistus canadensis, Crataegus, Drosera, Eupionum, Guajacum, Ignatia, Kreosotum, Nux vomica, Pulsatilla, Rhus toxicodendron, Rumex, Senecio aureus, Sepia, Solidago sind die wichtigsten. Ihre Indikationen möge man anderen Ortes studieren.

Ferner sei noch eine Reihe von Mitteln genannt, die in die Kategorie des „Tuberculinismus" der Franzosen fallen. Der Chef dieser Mittelfamilie ist **Natrium muriaticum.** Ihm schließen sich an: **Arsenicum, Arsenum jodatum, Ferrum, Ferrum phosphoricum, Kalium carbonicum, Jodum, Phosphorus, Stannum** und **Sulfur jodatum.**

Als Zeichen irgendwie tuberkulosegefährdeter Personen oder solcher, die unter mitigierter Toxinwirkung stehen, gelten: Frostschäden, Adenopathien, häufige Erkältungen und wiederholte Bronchitiden, Erythema nodosum, Anämie, schnelles Wachstum, Pleurareizungen, Amenorrhöen. Der Grundgedanke ist, das meist mineralische Mittel (gegen die Demineralisation) mit dem meist pflanzlichen Mittel (Dränagemittel) je nach Lage des Falles zu kombinieren. Die Symptomatik der einzelnen Arzneien gibt dann wichtige Führungslinien dafür, welches vorzugsweise anzuwenden ist.

Ferrum phosphoricum D 6 Tabl., **Calcium phosphoricum** D 3—**D 6** Tabl., **Phosphorus D 6**—D 12 Dil., **Kalium carbonicum** D 4—**D 12** Dil., **Arsenum jodatum D 4**—**D 6** Tabl., **Silicea D 6**—D 12 Tabl.

Organo- und Histotropie

Ferr. phos.: Blut, Gefäße, Orte der Infektabwehr, Reticuloendothel, Nebennieren, Knochenmark.

Calc. phos.: Knochen, Blut, Lungengewebe, Vagus.

Phosphor.: Endothelien. Organparenchym sämtlicher edler Organe.

Kal. carb.: Muskulatur, Schleimhäute, Herz, Blut.

Ars. jod.: Blut, Drüsen, Schleimhäute, seröse Häute, Haut, Nervensystem, Thyreoidea.

Silicea: Mesenchym. Zell-, Stütz- und Depotgewebe.

Funktiotropie

Ferr. phos.: Hebt die Immunitätslage bei verminderter und geschwächter Infektabwehr. Hypotonie. Nebennierenrindenschwäche. Blutungsneigung. Fieber, bes. auch subakuter und chronischer Art. Schmerzlose nächtliche Diarrhoe. Speiseerbrechen. Fortschreitende Anämisierung. Trockener, hackender, schmerzhafter Husten. Allgemeine nächtliche Verschlimmerung. Entzündungsmittel ersten Ranges. Es ist für den Dauergebrauch ein wichtiges Mittel.

Calc. phos.: Ebenfalls sehr wichtiges Mittel; oft gut i. W. mit Ferrum phosphoricum. Regelt die Nutrition. Empfindlichkeit gegen Kälte. Schweißneigung. Starke Menses. Sexuelle Reizbarkeit. Appetitmangel. Mehr Neigung zu Durchfall. Verlangen nach Salzigem und Geräuchertem. Reguliert den vegetativen Tonus.

Phosphor.: Erethische Schwäche. Blutungsneigung. Lungenstauungen mit Rasselgeräuschen. Lastgefühl auf der Brust. Lokaler Brennschmerz. Schweiß im Zusammenhang mit dem Schlaf und beim Erwachen. Gesteigerte Sexualität. Heißhunger und Erbrechen. Verlangen nach kaltem Getränk. Sonst im allgemeinen Kälte nicht vertragend. Leeres Gefühl im Bauch mit rumpelnden Geräuschen und Durchfall mehrmals täglich. Auch kollapsähnlicher Zustand dabei.

Kal. carb.: Herzarrhythmie. Hypotonie. Schlechte Toleranz der parasympathischen Einstellung. Daher Verschlimmerung gegen 3 Uhr nachts. Fortschreitende Anämisierung und Hydrämisierung (z. B. gedunsene Oberlider). Stechender Charakter der Schmerzen. Rückenschmerzen fast in jedem Falle. Starke Menses. Obstipation mit großkalibrigen Stühlen. Wärme bessert. Kälte wird schlecht vertragen.

Ars. jod.: Die Trophik stark beeinflussend. Unruhiges, nervöses Verhalten. Abmagerung, Durst, Prostration. Empfindlich gegen Kälte. Wundmachende Sekretionen der Schleimhäute. Neigung zu Drüsenschwellungen und Nachtschweißen. Exsudative Entzündungsform. Periodisches Auftreten von Krankheitserscheinungen. Diarrhoeneigung.

Silicea: Cirrhotisch indurative Form. Trägt zur Vernarbung bei. Nach 14-tägigem Gebrauch (D 6) deutliches Ansteigen der Lymphocyten. Schlechter durch Kälte. Starke Frostigkeit. Widrige Teilschweiße. Eiterungs- und Fistelneigung. Dünner, übelriechender Auswurf. Mehr Neigung zu Obstipation.

Modalitäten und Typisches

Ferr. phos.: Anämie und Kongestionen zum Kopf.

Calc. phos.: Verlangen nach Geräuchertem. Hohlbauch.

Phosphor.: Blutungsneigung.

Kal. carb.: Stechende Schmerzen. Verschlimmerungszeit.

Ars. jod.: Stark herabgesetzter Ernährungszustand. Brennschmerz.

Silicea: Besserung durch Wärme. Starke Frostigkeit.

Sonstige Mittel

s. auch oben.

Teucrium scorodonia D 1 Dil.: Reichliche Expektorationen.

Agaricus D 6 Dil.: Hyperergische Reizform.

Acidum formicicum D 6—D 12 (Injektion): Nicht bei Kachektischen!

Bryonia D 2—**D 4** Dil.: Pleurabeteiligung.

Pulsatilla D 4 Dil. i. W. mit Teucrium scorodonia D 1 Dil.: Zu loben, wenn gastritische Erscheinungen die Lungentuberkulose begleiten.

Phellandrium D 3 Dil.: Maulvolle Expektorationen stinkenden Sputums.

Abrotanum D 1 Dil.: Appetitschwäche.

Calcium carbonicum D 3—**D 6**—C 30 Tabl. und Dil., **Lachesis** D 8—**D 12**—C 30 Tabl und Dil., **Kreosotum** D 4 Dil., **Sanguinaria** D 3 Dil., **Acalypha indica** D 3 Dil., **Hamamelis** ϕ—D 2 Dil., **Millefolium** ϕ, **Acidum phosphoricum** D 2—**D 3** Dil. und andere mehr.

Weitere Maßnahmen

Basen- und fettreiche Kost, aber kein Schlachtfett. Reichlich Milchsäuregärungsprodukte.

Liegekur und sonstige Maßnahmen der Phthisiotherapie.

Inwieweit die modernen Antibiotica und Chemotherapeutica einzusetzen sind, muß beim Einzelfall entschieden werden.

Spenglersan, bes. **T** und **R**$_{s}$.

Pleuritis

Zwei Mittel schätze ich bei beginnender Pleuritis besonders, nämlich **Bryonia** und Spiraea ulmaria, beide in Urtinktur. Sie erlauben es, die Krankheit oft im Beginn zu kupieren. Von Bryonia gibt man zweistündlich 3—5 Tropfen. Wählt man **Spiraea ulmaria,** so verordnet man stündlich oder zweistündlich etwa 10 Tropfen. Die Wirkung ist so augenfällig, daß ein Zweifel daran nicht erlaubt ist. Auch die Schmerzen der Pleuritis sicca weichen schnell unter dieser Behandlung. Hat sich jedoch ein Exsudat gebildet, das man zur Resorption bringen will, so gebührt meiner Ansicht nach die Palme **Sulfur jodatum** oder **Sulfur.** Ich glaube nicht, daß eine andere Methode sich mit der Homöopathie messen kann, außer in manchen Fällen vielleicht die Segmenttherapie.

Bryonia Ø—D 2—D 6 Dil., **Cantharis** D 3—D 6—D 12 Dil., **Apis D 3**—D 6 Tabl. oder Dil., **Sulfur jodatum** D 3—**D 4** Tabl., **Arsenum jodatum D 4**—D 6 Dil. oder Tabl.

Organo- und Histotropie

Sämtliche Mittel wirken auf die serösen Häute, speziell auch auf die Pleura.

Funktiotropie

Bryonia: Angezeigt besonders bei der exsudativen, aber auch bei der trockenen Form der Pleuritis. Besserung durch Ruhe, breiten Druck und Fixierung der erkrankten Segmente. Patient liegt daher auf der kranken Seite und atmet mehr abdominal. Trockener, schmerzhafter Husten mit kontinuierlichem Fieber. Stechende Schmerzen, die Schleimhautsekretion ist eingeschränkt. Starker Durst auf große Mengen Wassers und Obstipationsneigung. Ø nur im Anfang, später in Potenzen zu geben.

Cantharis: Exsudationserscheinungen, begleitet von Reizerscheinungen am Urogenitalapparat. Fieber meist nicht sehr stark. Abneigung gegen Trinken trotz starken Durstes. Fördert die Resorption. Dabei oft Wechsel der Potenz erforderlich, da im einen Fall die höhere, im anderen die niedrige Potenz besser wirkt.

Apis: Soll besonders rechtsseitig wirken. Ödematöse Entzündung und Exsudation. Allergische Reaktionsweise. Stechender und brennender Schmerz. Wärme wird schlecht toleriert. Oligurie ist ein Hauptsymptom, das immer an Apis denken lassen sollte. Die Oligodipsie ist weniger obligatorisch.

Sulf. jod.: Sehr wirkungsvolles Resorptionsmittel. Durchfall wechselt mit Obstipation. Schwellung der Drüsen. Inflammatorische Prozesse der Haut. Chronische Katarrhe komplizieren nicht selten den Fall. Das Mittel erhöht — wie auch Sulfur D 4 — die unspezifische Resistenz und ist auch bei postpneumonischen Prozessen oft bewährt. Oxygenoide Patienten.

Ars. jod.: Besonders bei tuberkulöser Pleuritis angezeigt. Wirkt roborierend und resorbierend. Bes. wertvoll im Wechsel mit Sulfur jodatum D 4 und auch Abrotanum D 1 Dil. Prostration, Abmagerung, Nachtschweiße, Diarrhöen. Drüsenschwellungen. Scharfe und wundmachende Sekretionen. Verschlimmerung nachts.

Modalitäten und Typisches

Bryonia: Stechende Schmerzen. Besserung durch breiten Druck.
Cantharis: Brennschmerz. Nierenbeteiligung.
Apis: Oligurie.
Sulf. jod.: Begleitende Haut- und Drüsenleiden.
Ars. jod.: Abmagerung und nervöse Verfassung.

Sonstige Mittel

Aconitum D 1—D 3 Dil.: Anfangsmittel. Plötzliche und heftige Erkrankung. Erkältungsfolgen. Hohes Fieber ohne Schweiß.

Spiraea ulmaria ∅: Heftige Schmerzen, bes. bei Pleuritis sicca.

Kalium carbonicum D 4—D 6 Dil. oder Tabl.: Bei Pleurodynie i. W. mit Bryonia bewährt.

Mercurius solubilis D 6—**D** 12 Tabl. und Dil.: Empyemneigung, nicht erleichternde Schweiße. Pleuropneumonie mit Ikterus.

Abrotanum D 1 Dil.: Tuberkulöse Pleuritis mit Appetitlosigkeit.

Antimonium tartaricum D 4—D 6 Tabl.: Bei Pleuropneumonie häufiger angezeigt. Schwäche, Brechwürgen, Schleimrasseln; auch resorptiv wirkend.

Ranunculus bulbosus D 3 Dil.: Bes. linke Seite befallen.

Asclepias tuberosa D 1—**D** 3 Dil.: Bes. rechte Seite befallen.

Tuberculinum C 30 und höher: Seltene Gaben, bes. als **Tuberculinum Marmorek.**

Weitere Maßnahmen

Physikalische Maßnahmen bis zum Schwitzen.
Heublumenpackung bei Pleuritis sicca.
Setzen eines Hautemphysems über den erkrankten Segmenten oder Novocain-Infiltration bzw. Formicain-Quaddelung neben der Wirbelsäule.
Autoserotherapie.
Spenglersan; Ponndorf. Antibiotica (hier manchmal Vorsicht geboten).

Pneumonia crouposa

Die Behandlung mit Sulfonamiden und Penicillin hat in gewisser Beziehung die homöopathische Behandlung überrundet, denn die Zahl der Tage mit hohem Fieber ist dabei geringer. Dagegen liegt die Zahl der Fiebertage überhaupt, die Gewichtskurve und die Resorptionszeit nach neueren Untersuchungen bei der homöopathischen Behandlung günstiger.

Im allgemeinen kommen die bei Bronchopneumonie genannten Mittel auch bei der croupösen Form in Anwendung. Man kann also **Aconitum** D 2—D 3 im Anfang geben und **Bryonia** D 2—D 4 Dil. und **Phosphorus** D 6—D 10 Dil. folgen lassen. Das Mittel der ausgesprochenen Hepatisation ist dagegen **Jodum** D 4 Dil. Bei verzögerter Resolution kommt **Sulfur** D 4—D 6 Dil. oder Tabl. zur Wirkung. Es ist auch in der Rekonvalescenz angezeigt.

Weitere Maßnahmen

Quarkwickel für 1—1½ Stunden (kalt anlegen).
Eigenblut 3—5 ccm am dritten Tage (bes. auch bei verzögerter Lösung).
Evtl. Aderlaß (bei Cyanose und drohendem Lungenödem).

Sauerstoffbeatmung. Fenster möglichst offen lassen.
Röntgenbestrahlung bei nicht lösender Pneumonie.

Poliomyelitis anterior

Ferrum phosphoricum D 6 Tabl., **Gelsemium** D 4 Dil. oder Tabl., **Oleander** D 4 Dil., **Arsenicum** D 12—C 30 Dil., **Plumbum** D 6—D 12 Tabl.

Organo- und Histotropie

Ferr. phos.: Blut, Gefäße, Nebennieren.
Gelsem.: Vorderhorngrau, Schleimhäute.
Oleander: Nervensystem, Herz.
Arsen.: Periphere Nerven.
Plumbum: Vorderhorngrau, Gefäßsystem.

Funktiotropie

Ferr. phos.: Ungeklärte Anfangslage. Steigert die Infektabwehr.
Gelsem.: Paresen, bes. subakute, infektiös bedingte. Fieber mit passiver Kopfkongestion. Hypotonie. Wird auch als Vorbeugungsmittel empfohlen.
Oleander: Schmerzlose Lähmungen. Prostration, Zittern, Schwindel, Meteorismus.
Arsen.: Schlaffe Lähmungen mit Sensibilitätsstörungen. Brennschmerz. Periodisches Auftreten von Krankheitserscheinungen.
Plumbum: Schlaffe Lähmungen. Atrophieneigung. Anästhesien, Tremor, Obstipation. Drahtpuls.

Modalitäten und Typisches

Ferr. phos.: Stilliegen im Fieber.
Gelsem.: Zerschlagenheitsschmerz bei febrilen Zuständen.
Arsen.: Sensibilitätsstörungen bei schlaffen Lähmungen.
Plumbum: Atrophie der Muskulatur.

Sonstige Mittel

Causticum D 12 Dil., **Secale** D 6 Dil., **Carboneum sulfuratum** D 4 Dil.
Phosphorus D 12 Dil.

Weitere Maßnahmen

Oleander D 4 und Gelsemium D 4; auch als Injektion.
Eigenblut. Pyriferkur. Rekonvalescenten-Serum. Poliomyelitis-Serum.
Schwitzprozeduren.
Spenglersan K und **R.** Bei Gefährdeten Biostreptosan N und G.
Frischhormonsalbe (Oxydasevertrieb Ulm).

Ferner

Die Behandlung des anthroposophischen Arztes *zur Linden:*
Akutes Stadium
Scorodit D 30 : 0, 5—1,0 tgl. bis jeden 3. Tag injizieren.
Gleichzeitig Cerebellum D 4 Dil. oder Trit.: 3mal tägl. 5 Tropfen oder eine Messerspitze.

Dazu Phosphorus D 5 (oder D 6): 2—3mal tgl. 3—4 Tropfen, die nicht in Metallgefäßen gegeben werden sollen.
Täglich warmes Sodabad, 36—39° C ansteigend, 20 Minuten lang, bes. bei polyneuritischen schmerzhaften Formen.

Chronisches Stadium

Scorodit D 30, alle 8 Tage injizieren. Dazu jeden 2. Tag 0,5—1,0 ccm Arnica D 6 i. W. mit Prunus spinosa D 6 in das gelähmte Glied. Nach 8 Wochen 8—14 Tage Pause. Nach längerer Behandlung Sulfur D 30 in einmaliger Gabe. Bei schweren Atrophien nach Arnica- und Prunus-Injektionen einige Wochen Myosin D 6 und Arnica D 20 subkutan alle 2 Tage im Wechsel. Dazu innerlich das kombinierte Präparat Plantago-Primula cum Hyoscyamo Dil., 3mal tgl. 3—5 Tropfen. Massage mit Arnicasalbe jeden 2. Tag schonend.

Pollakisurie

(s. auch Cystitis)

Dulcamara D 3 Dil.: Beim Kaltwerden.
Petroselinum D 1—**D 3** Dil.: Neurasthenisch bedingt.
Aristolochia D 3—**D 6** Dil.: Ähnlich Dulcamara.

Pollutionen

Dioscorea villosa D 6—D 12 Dil., **Caladium seguinum D 6**—D 12 Dil., **China** D 6 Dil., **Digitalis** D 6 Dil.

Spezielles

Dioscorea: Hohe sexuelle Reizbarkeit mit starken Erektionen (D 12). Atonische Pollutionen (D 2). Stark riechende Genitalschweiße.
Caladium: Spermatorrhoe. Fehlender Orgasmus. Genitaler Pruritus. Genitalschweiße.
China: Schweiße aus Schwäche nach starken Samenverlusten. Leichte Berührung führt zu Pollutionen.
Digitalis: Atonische Pollutionen im Schlafe.

Sonstige Mittel

s. bei Impotenz und Hypochondrie.
Bei sexueller Überreizung sind ferner die bei Onanie genannten höheren Potenzen von **Sulfur, Calcium carbonicum, Nux vomica** und **Phosphor** zu empfehlen.

Polyarthritis rheumatica acuta und subchronica

Bei der homöopathischen Behandlung des akuten Gelenkrheumatismus sind Komplikationen relativ selten. Es gelingt auch in der Regel, den Übergang in das chronische Stadium abzuwenden. Die übliche Salicylbehandlung mit ihren nicht geringen Nachteilen kann entbehrt werden, da die Patienten bei homöopathischer Behandlung mit erträglichen Beschwerden über die kritischen Wochen hinwegkommen.

Acidum benzoicum D 2—D 4 Tabl., **Aconitum D 2**—D 4 Dil., **Acidum formicicum** D 6 (Injektionen), **Bryonia** D 2—**D 4** Dil., **Colchicum** D 3 Dil., **Phytolacca** D 2—**D 4** Dil., **Mercurius solubilis** D 4—**D 6** Tabl.

Organo- und Histotropie

Acid. benz.: Gelenke, Herz, Niere.
Aconit.: Gefäß- und Nervensystem.
Acid. form.: Gelenke.
Bryonia: Serosa, Synovia, Schleimhäute.
Phytolacca: Tonsillen, Gelenke.
Merc. sol.: Tonsillen, Leber, Mundhöhle, Gelenke, Nieren.

Funktiotropie

Acid. benz.: Subakute Form; stinkender Urin. Durst, Schweiße, Herzbefall.
Aconit.: Im allerersten Beginn angezeigt oder auch beim Befallensein des Herzens. Kein Schweiß. Harter Puls. Angst. Kumulativ alle Viertelstunde zu geben.
Acid. form.: Nach Art der Reiztherapie wirkend. Schweiße bes. der Extremitäten. D 6 2mal wöchentlich i. v.
Bryonia: Die Erkrankung hat sich lokalisiert; kein Wandern. Verschlimmerung durch jede Bewegung. Stechende Schmerzen. Wärme bessert lokal, wird aber sonst abgelehnt. Durst. Trockene, weiße Zunge.
Colchicum: Störungen des Herzens. Verfall. Kalte Schweiße. Aber auch sonst ein wichtiges Mittel.
Phytolacca: Gelenkrheumatismus im Zusammenhang mit Angina auftretend. Zerschlagenheitsgefühl. Fokalinfektmittel.
Merc. sol.: Ähnlich Phytolacca. Nicht erleichternde Schweiße mit Frostschauern sind typisch. Nächtliche Verschlimmerung ist ausgesprochen vorhanden.

Modalitäten und Typisches

Acid. benz.: Stinkender Urin. Periodisches Fieber.
Aconit.: Angst, Unruhe. Hyperthermisch-vasomotorisches Syndrom.
Acid. form.: Kann auf die Diagnose hin angewendet werden. Antiallergicum.
Bryonia: Blasse Röte, stechender Schmerz. Breiter Druck kann bessern.
Colchicum: Hauptmittel bei rheumatischer Carditis. Speisegeruch ist unerträglich.
Phytolacca: Die begleitende Angina.
Merc. sol.: Die typischen Schweiße: ölig, stinkend, sauer.

Sonstige Mittel

Spiraea ulmaria Ø, **Chininum sulfuricum** D 1 Trit., **Chininum salicylicum** D 1 Trit.
Pulsatilla D 3—**D** 4 Dil.: Schnell den Platz wechselnde Schmerzen.
Apis D 3—D 4 Dil.: Ödem.
Veratrum viride D 1 Dil.: Akuteste Form.
Echinacea Ø: Fokusmittel.
Sulfur D 4 Dil.: Reaktionsmittel.
Spigelia D 3—D 5 Dil.: Herzbefall.

Ferrum phosphoricum D 6 Tabl.: Fiebermittel, bes. neben Bryonia angezeigt.
Passiflora Φ: Antidolorosum bei Gelenkrheumatismus.
Naja und **Lachesis** D 8—**D 12**—C 30 Dil.: Septische Tendenz. Kollapsneigung bei Wärmeanwendung.
Tuberculinum Marmorek D 12—C 30 Dil.: Eine Gabe jedesmal bei Neubefall eines Gelenkes.

Weitere Maßnahmen

Mandelabsaugung. Focus-Sanierung.
Ausgiebiges Schwitzen durch physikalische Allgemeinbehandlung.
2 ccm Angehörigenblut injizieren.
Transfusionen von Schwangerenblut sollen gut wirken.
Gegenüber der allgemeinen Ansicht ist eine Kühlebehandlung der erkrankten Gelenke mit einem dünnen „naßtrockenen" Tuch für den schnellen Verlauf vorzuziehen. Wärme soll man besonders an entfernten Stellen anwenden (Fußbäder).
Ponndorf B: Bei mehr chronischen Erkrankungen.
Aristolochia-Salbe, 10%ig, wird lokal empfohlen (mehr subchronische Form).
Bei sich verschleppender Erkrankung suche man das homöopathische Konstitutionsmittel zu finden (z. B. Sulfur).
Spenglersan.
Allgemeine Dränage belasteter Organe durch homöopathische Mittel anzustreben.

Polycythaemie

Als homöopathische Mittel sind zu versuchen:
Aurum muriaticum natronatum D 3—D 4 Dil., **Manganum aceticum** D 4 Dil., **Ceanothus** Φ.

Sonstiges

Röntgendusche.
Behandlung mit radioaktivem Phosphor.
Vitamin B_1-freie Ernährung. Grundlage der Ernährung sollte Ziegenmilch sein. Fleisch außer fettem Schweinefleisch verboten.

Polypen

Im allgemeinen wird man bestehende Polypen chirurgisch entfernen lassen. Nach der Operation sollen aber die angegebenen Mittel Anwendung finden, um die Neigung des Körpers zur Polypenbildung zu beseitigen oder wenigstens abzuschwächen. Dazu muß man aber die betreffenden Arzneien längere Zeit gebrauchen lassen.

Teucrium marum D 1—D 3 Dil., **Calcium carbonicum** D 3—**D 15**—C 30 Tabl. und Dil., **Phosphorus** D 5—**D 15**—C 30 Dil.,**Thuja** D 2—**D 4**—C 30 Dil.

Organo- und Histotropie

Teucrium marum: Nasenrachenraum.
Calc. carb.: Drüsen, Schleimhäute, Knochen usw.

Phosphor.: Endothelien, parenchymatöse Organe, Schleimhäute.
Thuja: Haut, Schleimhäute, Nervensystem.

Funktiotropie

Teucrium marum: Chronische Rhinitis; viel Niesen.
Calc. carb.: Kälte, bes. feuchte, verschlimmert. Neigung zu Drüsenschwellungen (auch **Calcium jodatum**). Chronische Katarrhe.
Phosphor.: Blutungsneigung der Polypen, grüne eitrige Sekrete.
Thuja: Schweiße an unbedeckten Körperteilen. Frostigkeit. Feuchte Örtlichkeiten bringen Verschlimmerung. Mastdarm-, Uterus- und Nasenpolypen.

Modalitäten und Typisches

Teucrium marum: Pfropfbildung in den Choanen. Blutiger Ausfluß. Analjucken.
Calc. carb.: Dick, frostig. Lokale Schweiße usw. Nach konstitutionellen Gesichtspunkten zu wählen.
Phosphor.: Die ausgesprochene Blutungsneigung.
Thuja: Die ausgesprochenen Hautsymptome.

Sonstige Mittel

Sanguinaria D 3 Dil.: Trockene Rhinitis; Nasenpolypen, Stockschnupfen. Geruchsverlust.
Kalium carbonicum D 4—**D 12**—C 30 Dil.: Uterus- und Nasenpolypen.
Silicea D 3—**D 6**—C 30 Tabl. und Dil.: Als Konstitutionsmittel.
Sulfur D 12—C 30 Dil.: dgl.

Weitere Maßnahmen

Aristolochia-Salbe, 10%ig, lokal.
Kuhl gibt an, mit seinem Präparat **Tumortox** (milchsäurehaltig) die Polyposis gut beeinflussen zu können.

Prolapsus ani

Die bewährtesten Mittel für diesen Zustand sind Aloe und Podophyllum. Namentlich bei Kindern kann man gute Wirkung sehen. Nach Versagen dieser Mittel versuche man auch die anderen. Zum Beispiel ist die langfristige Anwendung von Gewebsmitteln angebracht, die auf das Stützgewebe einen kräftigenden Einfluß ausüben. Hierfür kommen vor allem Silicea und Calcium fluoratum in Frage.

Aloe D 3—D 6 Dil., **Podophyllum** D 4—**D 12** Dil., **Ignatia D 4**—D 6 Dil., **Calcium fluoratum** D 6 Tabl.

Organo- und Histotropie

Aloe: Pfortader, Enddarm.
Podophyllum: Leber, Dünndarm, Enddarm.
Ignatia: Nervensystem, Darmnervenplexus.
Calc. fluor.: Venenwände, elastische Fasern.

Funktiotropie

Aloe: Durchfälle, bes. morgendliche. Unsicherheit des Sphinkter ani. Prolapsgefühl; große Schwäche nach dem Stuhl. Venöse Stasen und Anschoppungen, bes. im Pfortadergebiet. Allgemeinbefinden bessert sich durch Kühle.

Podophyllum: Morgendliche, explosive Durchfälle, schmerzlos und profus. Begleitender Analprolaps. Man beginne erst mit den höheren Potenzen.

Ignatia: Zusammenschnüren des Afters nach dem Stuhl. Scharfe stechende Schmerzen. Nervöse Dyspepsie und Gastralgie.

Calc. fluor.: Einfluß auf Demineralisationsprozesse. Stellt nach längerem Gebrauch den Tonus des Aftervenengeflechtes wieder her.

Modalitäten und Typisches

Aloe: Pflockgefühl in der Articulatio sacroiliaca.

Podophyllum: Das Zeitmoment.

Ignatia: Kontradiktorisches Verhalten. Paradoxe Reaktionen.

Calc. fluor.: Erweiterung der Mastdarmvenen.

Sonstige Mittel

Ferrum phosphoricum D 6 Tabl.: Bei Kindern mit febrilen Diarrhöen.

Sepia D 3—**D 6**—C 30 Tabl. und Dil.: Verbindung mit gynäkologischen Leiden.

Ruta D 3 Dil.: Proktalgie. Obstipation.

China D 3 Dil.: Ähnlich Ferrum phosphoricum.

Belladonna D 3 Dil. i. W. mit **Arsenicum D 5**—D 6 Dil.: Entzündlicher Vorfall.

Silicea D 3—**D 6** Tabl.: Beeinflussung des Stützgewebes.

Prolapsus uteri

Nicht jeder Prolaps ist arzneilich zu beeinflussen. Bei einem ausgesprochenen Vorfall wird man Operationen und evtl. Stützapparate gebrauchen müssen. Es gibt aber so viele Vorstadien struktureller und funktioneller Schwäche des Halteapparates, — z. B. Stauungserscheinungen, Hyperplasien, Entzündungen, endokrine Dysfunktionen und vielfache nervöse Begleiterscheinungen, die begünstigend wirken können, — daß die homöopathische Medikation ein reiches Feld findet. Man versuche vor allem die Entstehungsursache zu eruieren und richte die Therapie demgemäß aus.

Lilium tigrinum D 3 Dil., **Platinum** D 6 Tabl., **Sepia** D 4—**D 6**—C 30 Tabl. und Dil., **Stannum D 4**—D 6 Tabl.

Organo- und Histotropie

Lilium tigrinum: Uterus, Scheide, Herz. Inkretion. Ovarien.

Platin.: Uterus, Knochen, Inkretion. Nervensystem.

Sepia: Uterus und seine Anhänge. Venensystem, Pfortader. Nebennieren.

Stannum: Uterus, Nervensystem, Schleimhäute. Sympathicusgeflecht der Gefäße.

Funktiotropie

Lilium tigrinum: Corpus luteum-artige Wirkung. Regel nur tagsüber fließend und schwach. Senkung des Uterus mit Herauspressen aus der Scheide und in die Oberschenkel ausstrahlende Schmerzen. Psychische Unruhe; sexuelle Excitation. Scharfer, dünner, bräunlich-gelber Fluor. Venöse Stasen. Frühdurchfall. Harndrang. Reflektorisch bedingte Herzerscheinungen. Akkommodationskrampf.

Platin.: Abdominelle Sympathicuswirkung. Dysmenorrhoe mit langsam steigenden und fallenden Schmerzen. Äußeres Genitale sehr empfindlich. Neuralgiforme Schmerzen, die von Kältegefühlen begleitet sind. Hyperovarielle Funktionslage: Menses stark, dunkel, stückig. Obstipation. Prolapsbeschwerden. Veränderung des psychischen Verhaltens (Hochmut, Depression).

Sepia: Unterfunktion der Ovarien und der Nebennierenrinde. Atonische Obstipation. Venöse und Pfortaderstauungen. Wallungen und Schweiße. Funktionelle und strukturelle Schwäche des Beckenbindegewebes. Prolapsgefühl schlechter im allgemeinen vor der Regel. Muß die Beine kreuzen. Parametritische Prozesse. Cervicitis. Übelriechender Fluor.

Stannum: Prolapsbeschwerden werden schlechter bei Stuhl und sind mit großem Schwächegefühl verbunden. Menses stark. Schweißneigung, bes. am Halse. Langsam zu- und abnehmende Schmerzen. Reichliche Schleimansammlung in den Luftwegen.

Modalitäten und Typisches

Lilium tigrinum: Generell besser im Freien. Schlechter nachmittags.

Platin.: Gemütssymptome. Schmerzcharakter.

Sepia: Heiße Scheide. Vor den Menses stärkere Beschwerden. Ausgesprochene Besserung des Allgemeinbefindens durch Bewegung. Gelber Sattel über der Nase. Abwandlung des psychischen Verhaltens.

Stannum: Auffallende Schwäche (bes. beim Treppabwärtsgehen). Die Art der Schmerzen.

Sonstige Mittel

Aralia racemosa D 3 Dil.: Wertvoll i. W. mit Lilium tigrinum.
Podophyllum D 6—**D 12** Dil.: Von Durchfällen begleitete Beschwerden.
Aloe D 6—D 12 Dil.: Durchfälle und Menorrhagie begleiten die Beschwerden.
Aurum metallicum D 4 Tabl.: Hypertrophischer Uterus.
Calcium fluoratum D 6 Tabl.: Wirkung auf die elastischen Fasern.
Magnesium muriaticum D 4 Tabl.: Pfortaderstauung bei Leberleiden mit Metritis.
Fraxinus americana D 1—D 3 Dil.: Regel zu oft und zu lang. Ovarialgie.
Aletris farinosa D 3 Dil.: Obstipation, dumpfe Kopfschmerzen Anämischer.
Ferrum jodatum D 3 Tabl.: Prolaps oder Senkung mit Wundheitsgefühl im Leibe.

Prostatitis

Die akute Prostatitis wird mit den üblichen Entzündungsmitteln behandelt (s. z. B. bei Absceß). Man wird also mit **Belladonna** beginnen und **Apis, Mercurius solubilis** sowie **Hepar sulfuris,** je nach dem Stadium der Entzündung, folgen lassen. Es hat sich bewährt, im akuten Entzündungsprozeß neben Belladonna auch **Pulsatilla** D 3—D 4 Dil. zu geben.

Bei chronischer Prostatitis denke man an **Thuja** D 2—**D 12** Dil., **Aristolochia** D 4—**D 6** Dil. und **Selenium** D 6 Tabl.

Weitere Maßnahmen

Wertvoll sind Injektionen eines Echinacea-Präparates.

Prostatahypertrophie

Bei der Prostatahypertrophie kann man manchen Erfolg mit homöopathischer Behandlung haben. Ja, ein bekanntes Mittel — Sabal serrulatum — trägt sogar den Namen „Homöopathischer Katheter". Man wird aber sehr wohl die Grenzen beachten müssen, wenn ein Fall operationsreif ist, und ihn dann nicht lange mit interner Behandlung hinhalten, wenn es nicht in übersehbarer Zeit zu einer guten Beeinflussung kommt. Als neuere Entdeckung auf dem Gebiete der Homöotherapie dieser Erkrankung ist die Verwendung von Magnesiumsalzen anzusehen, die von *Mezger* als Hauptmittel bezeichnet werden und die Wirkung der anderen Mittel übertreffen sollen.

Sabal serrulatum ⌀—**D 1** Dil., **Chimaphila umbellata** D 1 Dil., **Aurum jodatum D 3**—D 4 Tabl., **Staphisagria** D 3 Dil.

Organo- und Histotropie

Sabal: Prostata, Blase.

Chimaphila: Blase, hintere Harnröhre.

Aurum jod.: Drüsengewebe aller Art. Gefäße, Herz, Knochen.

Staphisagria: Harn- und Geschlechtsorgane, Haut, glatte Muskulatur.

Funktiotropie

Sabal: Erschwerte Miktion, Entzündungsprozesse. Gilt als eins der ersten Mittel, wenn der Fall nicht operationsreif ist.

Chimaphila: Beschwerden am Anfang der Miktion. Miktion oft nur im Stehen möglich. Dysurie.

Aurum jod.: Schleichend verlaufende Entzündungs- und Indurationsprozesse. Inkretorisch wirksam. Hypertension. Arterieller Erethismus.

Staphisagria: Glatte Muskulatur zur Atonie neigend. Reizung der Pars prostatica der Urethra. Brenngefühl, wenn man nicht Urin läßt. Allgemeine Müdigkeit und Abgespanntheit. Anormale Verarbeitung psychischer Insulte.

Modalitäten und Typisches

Sabal: Kann auf die Diagnose hin verordnet werden.

Chimaphila: Trüber, stinkender Urin.

Aurum jod.: Keimdrüsenwirkung.

Staphisagria: Hauteruptionen. Fixierung der Gedanken auf Sexuelles.

Sonstige Mittel

Magnesium carbonicum D 12 Dil. (D 6 Tabl.): Von *Mezger* als erstes Mittel empfohlen.
Petroselinum D 1—**D 3** Dil.: Trigonumcystitis; plötzlicher und gebieterischer Drang.
Populus tremuloides D 1—**D 3** Dil.: Schmerzhaftes Urinieren.
Cantharis D 6 Dil. i. W. mit **Mercurius corrosivus** D 6 Tabl. oder Dil.: Bei Reizerscheinungen der ableitenden Harnwege (Brennen und Tenesmus).
Aloe D 3 Dil., **Aesculus** D 3 Tabl.: Wenn venöse Stockungen eine Rolle spielen.
Ferrum picrinicum D 3—D 6 Trit.: Öfter bewährt. Harndrang und Harnträufeln.
Digitalis D 6 Dil.: Bei Pollutionen.

Weitere Maßnahmen

Evtl. Hormon- oder Röntgenbehandlung. Kalter Lendenwickel nachts; morgendliche kühle Abreibung. Ansteigende Sitzbäder mit Heublumen oder Zinnkraut. Bei Harnverhaltung Unterleibsdampf mit Zinnkrautabsud (Herba Equiseti).
Spenglersan A; Symphytum-Zäpfchen (aus ∅ herstellen). **Prostagutt** „Schwabe".
Volksmittel: Tee aus Kürbis- und Melonen-Kernen. Bei prostatitischer Komponente Echinaceapräparate i. v.

Prurigo

Psorinum D 15—C 30 Dil., **Mercurius solubilis** D 3—**D 6** Tabl., **Arsenicum D 6**—C 30 Dil., **Sulfur D 6**—C 30 Dil.

Organo- und Histotropie

Sämtliche Mittel wirken organotrop auf die Haut.

Funktiotropie

Psorin.: Übler Hautgeruch ist am meisten charakteristisch. Starke Schweißneigung. Allgemeine Frostigkeit. Bettwärme verschlimmert das Jucken. Alles schlimmer zur Regelzeit. Seltene Gaben.
Merc. sol.: Schweiße, Drüsenschwellungen. Ein Hauptmittel.
Arsen.: Brennschmerz. Kälte verschlimmert. Schlechter nachts.
Sulfur: Zentrifugal entlastend wirkend. Haut trocken, finnig, schmutzig, von üblem Geruch. Wasserintoleranz. Schweiß kommt schwer, erleichtert aber. Bettwärme verschlimmert. Entblößungsneigung. Begleitende Stoffwechselstörungen.

Modalitäten und Typisches

Psorin.: Übler Hautgeruch. Ausgesprochene Frostigkeit.
Merc. sol.: Drüsenschwellung.
Arsen.: Erschöpfung, Abmagerung, Kälteverschlimmerung.
Sulfur: Störungen der Blutzirkulation. Sehr rote Ohren und Lippen.

Sonstige Mittel

Tuberculinum C 30 Dil. und höher: Ein Hauptmittel.
Acidum formicicum D 12—C 30 und höher (Injektion).

Weitere Maßnahmen

Nach dermatologischen Grundsätzen.

Pruritus ani

Acidum hydrofluoricum D 4—**D 6** Dil., **Coffea** D 3—**D 6** Dil., **Capsicum D 4**—D 6 Dil., **Sulfur D 4**—D 12 Dil.

Organo- und Histotropie

Acid. fluor.: Elastische Fasern, Venen, Haut.
Coffea: Nervensystem, Pfortader.
Capsicum: Schleimhäute, Pfortader, Kapillaren.
Sulfur: Haut, Schleimhäute, Leber, Pfortader.

Funktiotropie

Acid. fluor.: Besserung durch Kälte. Die Trophik der Gewebe beeinflussend. Stinkende Schweiße. Jucken und Brennen. Allgemein tonisierend wirkend (Hemmung der Milchsäurebildung im Muskel). Späte und starke Menses.
Coffea: Schlaflosigkeit infolge von Gedankenzudrang. Hämorrhoiden mit starkem Afterjucken. Blähsucht. Auch sonst heftiger Juckreiz der Haut. Sympathicotonische Einstellung. Herzklopfen; heißes, rotes Gesicht.
Capsicum: Atonie der Kapillaren. Frostigkeit. Besserung durch Bewegung. Brennen der Schleimhäute. Acidismus. Juckende und brennende Hämorrhoiden. Pfortaderstauung.
Sulfur: Venös-arterielle Stasen. Pfortaderstauung. Hitze auf dem Scheitel. Brennende Fußsohlen nachts. Roter Hochdruck. Vorwiegend Obstipation. Morgendliche Durchfälle, die aus dem Bette treiben. Sekrete brennen und machen wund. Funktionsstörungen bedingt durch Autointoxikation infolge Stoffwechselstörungen.

Modalitäten und Typisches

Acid. fluor.: Stinkende Teilschweiße. Besserung durch Kälte.
Coffea: Zittrige Hände. Überempfindlichkeit des Gehörs.
Capsicum: Starke Frostigkeit bei plethorischem Aussehen.
Sulfur: Übler Körpergeruch. Störungen der Blutzirkulation. Röte der Körperöffnungen. Neigung zu Pyodermie.

Sonstige Mittel

Indigo D 3 Trit.: Obstipation, Wurmreiz.
Nux vomica D 6—D 12 Dil.: Genußmittelmißbrauch
Sepia D 6—C 30 Dil.: Atonische Obstipation, Frauenleiden.
Ignatia D 3—D 6 Dil.: Neuropathie.
Mercurius solubilis D 4—D 6 Tabl.: Nässende Ekzeme.
Alumina C 30 Dil.: Analekzem, chronisch.
Acidum nitricum D 4 Dil.: Rhagaden, Splitterschmerz.

Weitere Maßnahmen

Tabaksaft wirkt gelegentlich lindernd bei lokaler Anwendung, dgl. *Arning*'sche Lösung.
Quark- oder Lehmpackung. Sitzbad mit Plesiocid. Prurigen-Salbe.
Thuja ∅ zu Suppositorien.

Von einem Praktiker werden sehr häufige Gaben von **Arsenicum** D 6, **Hepar sulfuris** D 10, **Graphites** D 10 und **Antimonium crudum** D 10 sehr gelobt. Jedes dieser Mittel soll bei dieser Kur zwei- bis dreimal täglich gegeben werden.

Pruritus cutaneus

Sulfur D 4—**D 6**—C 30 Dil., **Thuja D 2**—C 30 Dil., **Anacardium D 6**—D 12 Dil., **Arsenicum D 6**—D 30 Dil., **Mezereum D 4**—D 6 Dil.

Organo- und Histotropie

Sämtliche Mittel haben organotrope Beziehungen zur Haut.

Funktiotropie

Sulfur: Autotoxische Belastung. Störung der Leberfunktion mit Urobilinogenurie. Venös-arterielle Kongestion der Haut mit Hitze und Neigung zum Entblößen. Hautausdünstung unangenehmer Art. Kratzen, Waschen und Bettwärme wirken verschlimmernd.

Thuja: Dysfunktion der Haut. Diencephale Bedingtheit (?). Schweiße an unbedeckten Körperstellen. Empfindlichkeit gegen feuchte Kälte. Neurodermatitis. Juckende Ausschläge, bes. auch bei Kindern.

Anacardium: Sehr heftig juckende Dermatitiden. Nahrungsaufnahme bessert. Sowohl psychogen als auch organisch bedingt.

Arsen.: Schlechter nachts, durch Kälte; Brennschmerz, Unruhe, Angst. Erschöpfung. Nach Verlust der Menses. Ekzeme, Lichen ruber planus, Pruritus senilis.

Mezereum: Pruritus mit oder ohne Ausschlag. Kratzen verschlimmert. Schmerzen begleitet von Kältegefühlen. Schlechter nachts.

Modalitäten und Typisches

Sulfur: Röte der Körperöffnungen und Ohren. Allgemeine Stoffwechselstörungen. Entblößungsneigung.

Thuja: Seborrhoea oleosa des Gesichtes. Dyskeratose; Art des Schweißes. Folgen von Impfungen resp. parenteraler Einverleibung von artfremdem Eiweiß.

Anacardium: Besserung durch Essen. Pflockgefühl.

Arsen.: Nächtliches Auftreten, Erschöpfung, Brennschmerz.

Mezereum: Begleitendes Kältegefühl.

Sonstige Mittel

Es kommen noch zahlreiche Mittel in Frage, wie:

Coffea D 4—C 30 Dil., **Alumina** D 4—**D 6** Trit., **Urtica urens** D 3 Dil., **Dolichos pruriens** D 3 Dil., **Antimonium crudum** D 3 Trit., **Lycopodium** D 6—**D 12** Tabl. und Dil., **Caladium seguinum** D 3 Dil., **Sepia D 4**—C 30 Trit. und Dil., **Graphites D 4**—C 30 Trit. und Dil., **Radium bromatum** D 12 Dil., **Sarsaparilla D 2**—D 3 Dil.

Zincum valerianicum D 3 Tabl.- Nervöser Pruritus.

Staphisagria D 6 Dil.: Den Platz wechselndes Jucken.

Weitere Maßnahmen

Quarkpackung (mit Eigenurin) — Volksmittel.

Milchpackung. Lehmwickel. Bohnenmehl-Puderung. Abreibungen mit Brennesseltee.
Novocain-Infiltrationen.
Euraxil-Salbe. Millophenpuder.
Eigenurinbehandlung (Injektionen von 0,2—0,5 ccm, stark verdünnt).
Akupunktur: Die Punktierung des bei Ekzem genannten Punktes in der Mitte der Kniekehle mit Silber und eines Punktes, etwas hinter dem Condylus medialis liegend, mit Gold ist anzuraten.

Pruritus vulvae

Die bei den vorher beschriebenen Pruritusformen angeführten Mittel kommen z. T. auch bei dieser lästigen Erkrankung zur Anwendung.

Als Grundmittel betrachte man **Sepia** und **Sulfur,** die man in höheren Potenzen (C 30) einmal wöchentlich im Wechsel nehmen läßt. Tritt der Pruritus mehr im Winter auf, so wähle man statt Sulfur **Psorinum** (C 30) Dil.

Als wirksam befunden wurde ferner die Kombination von **Arsenicum** D 4 Dil. und **Thuja** D 4 Dil., die man sogar in Mischung geben kann.

Collinsonia D 1 Dil. wird bei Pruritus in der Gravidität bevorzugt.

Kreosotum D 4—D 6 Dil. hat sich bewährt bei scharfen, ätzenden und wundmachenden Sekreten, die Jucken hervorrufen.

Bei innersekretorischer Insuffizienz bietet auch die Homöopathie wertvolle Hilfen, durch die die inkretorische Leistung gesteigert werden kann. Neben Sepia und Sulfur kommen hier **Graphites, Pulsatilla, Aristolochia** und **Platinum** in verschiedenen Potenzen in Betracht.

Grundsätzlich sollte man überhaupt die homöopathisch-palliativ wirkenden Mittel, wie etwa **Caladium seguinum** Ø—D 2 Dil., **Dolichos pruriens** D 2—**D 3** Dil., mehr in den Hintergrund treten lassen und dafür die Arzneimittelwahl mehr nach klinischen Gesichtspunkten ausrichten. Bei genauer Erfragung und Untersuchung wird sich mancher Umstand ergeben, der ursächlich für den Pruritus in Frage kommen kann.

Weitere Maßnahmen

Lokale Honiganwendung. Boraxglycerin 20% bei Soor.
Eigenblutbehandlung. Eigenurinbehandlung.
Folliculin-Puder.
Gelbkörperhormon-Salbe. (Von Corpus luteum C 30 hatte ich einen guten Eindruck bei Pruritus vulvae.)
Gleiche **Akupunktur** wie bei Pruritus cutaneus. Ferner eine Silbernadel 3 Querfinger oberhalb der Symphyse.

Psoriasis

Eine genaue Differenzierung der bei Psoriasis in Betracht kommenden Mittel zu geben, halte ich nicht für nötig, denn ich habe mich nie überzeugen können, daß man dadurch bei dieser Krankheit weiterkommt. Es haben sich allmählich einige homöopathische Arzneien aus der Menge der irgendeinmal empfohlenen herausgeschält, mit denen man gelegentlich Gutes erreichen kann. Es sind dies:

Arsenicum D 4 Dil., **Berberis aquifolium e radice recente** Ø, **Graphites** D 4—D 6 Tabl., **Acidum formicicum** D 12 (Injektionen), **Hydrocotyle asiatica** D 2 Dil., **Thuja** D 2—**D 12** Dil., **Sulfur** D 6—**D 12** Dil.

Als Hauptmittel kann man wohl Berberis aquifolium, Arsenicum und Acidum formicicum ansehen.

Der verstorbene homöopathische Arzt *Wirz*, Karlsruhe, verwendete als vielfach bewährte Verordnung eine Mischung von Arsenicum D 3, Sulfur D 4 und Lycopodium D 3.

Weitere Maßnahmen

Nach dermatologischen Grundsätzen.
Rohkost; Sonnen- und Höhensonnenbestrahlung. Fastenkur.
Spenglersan T, R und **A** (ca. 30 Anwendungen).
Akupunktur: Goldnadel in die Mitte der Kniekehle, Silbernadel an der Fußinnenseite unterhalb des Kahnbeinvorsprunges.

Ptosis

Aconitum D 3—D 6 Dil., **Gelsemium D 4**—D 6 Dil., **Causticum D 4**—D 12 Dil.

Organo- und Histotropie

Bei allen Mitteln besteht Neurotropie.

Spezielles

Aconit.: Ätiologisch trockene, scharfe Kälte; plötzliches Eintreten der Störung. Neuralgiforme Beschwerden mit Parästhesien.

Gelsem.: Postinfektiöser, meist subakuter Zustand. Tremor. Sonstige Paresen und Lähmungen. Strabismus divergens.

Causticum: Zur Chronizität neigende Paresen und Lähmungen rheumatischer und postinfektiöser Art.

Sonstige Mittel

Conium D 4—D 6 Dil.: Eins der Hauptmittel.
Rhus tox.: D 4 Dil.: Rheumatisch bedingte Ptosen.
Sepia D 6 Tabl.: Verbindung mit venösen Stasen und Asthenopie.

Weitere Maßnahmen

Gemäß der Ätiologie.

Purpura haemorrhagica

Für die ins Einzelne gehenden diagnostischen Unterscheidungen der Klinik bei derartigen und ähnlichen Blutungen kann die Homöopathie noch keine Unterlagen liefern. Genaue Vorstellungen darüber, an welcher Stelle des komplizierten Gerinnungsvorganges die einzelnen homöopathischen Mittel anfassen, müssen noch erarbeitet werden. Dennoch besitzt die Homöopathie namentlich in Phosphorus und Crotalus sehr wirkungsvolle Agentien, von deren guter Beeinflussung entsprechender Krankheitserscheinungen man sich leicht überzeugen kann. Man wähle speziell bei diesen Mitteln nicht zu tiefe Potenzen, da man sonst in eine unerwünschte Phase der Arzneiwirkung hineingeraten kann.

Phosphorus D 8—**D 12**—C 3 0 Dil., **Crotalus** D 8—**D 12** Dil., **Arnica** D 3 Tabl. oder Dil.

Organo- und Histotropie

Phosphor.: Endothelien, Blut, Nervensystem, Kreislauforgane, Leber usw.
Crotalus: Blut, Kreislauforgane.
Arnica: Gefäße, bes. Kapillaren. Muskulatur.

Funktiotropie

Phosphor.: Hypotonie. Allgemeine Neigung zu Blutungen, wobei die Gerinnungsfähigkeit des Blutes vermindert ist. Ikterus infolge Leberschädigung.
Crotalus: Kollapsneigung. Septische Tendenz. Es ist das Schlangengift, das am meisten zu Blutungen aller Art inklinieren läßt.
Arnica: Neigung zu Ekchymosen und Petechien. Kopfkongestion bei kühlem Körper. Gefühl der Zerschlagenheit. Berührung verschlimmert.

Sonstige Mittel

Lachesis D 8—**D 12**—C 30 Tabl. und Dil.; Injektionen: Toxisch-infektiös bedingte Agranulocytose.
Acidum sarcolacticum D 6 Dil.: Petechien bei rheumatischen Erkrankungen.
Natrium nitricum D 3—D 4 Dil., **Acidum sulfuricum** D 1—D 2 Dil., **Acidum phosphoricum** D 2—**D 3** Dil., **Bovista** D 3 Dil. (Thrombopenie).

Weitere Maßnahmen

Bluttransfusion.
Evtl. Vitamin K (Ikterus), C und P.
Rutinpräparate.

Pyelitis

Die Mittelwahl bei Pyelitis ist nicht gerade leicht, da sie durch die Uniformität der Beschwerden erschwert wird. Soweit infektiöse Prozesse in Frage kommen, wird daher auch der homöopathische Arzt sich gern der bewährten Hilfe bedienen, die die moderne Medizin zu bieten hat. Es bleibt ihm dabei unbenommen, mit organotrop, funktiotrop und konstitutionell wirkenden Mitteln zu arbeiten, die gelegentlich auch nach Versagen der modernen Therapeutica helfen können. Bei abakteriellen Reizzuständen, wie sie beispielsweise nach Durchnässung der Füße auftreten können oder bei Reizungen durch Konkremente oder venöse Stauungen sich einfinden, werden die homöopathischen Mittel manche gute Hilfe leisten.

Man vergleiche auch die bei Cystitis genannten Mittel.

Cantharis D 4—D 6 Dil .oder Tabl., **Lycopodium D 3**—D 6 Tabl., **Acidum benzoicum D 2**—D 3 Tabl., **Natrium nitricum** D 4 Dil.

Organo- und Histotropie

Cantharis: Urogenitalsystem, Haut, Serosa.

Lycopod.: Leber, Pfortader, Harnorgane, Haut.
Acid. benz.: Haut, Schleimhäute, Gelenke.

Funktiotropie

Cantharis: Brennschmerz. Durst. Reizung und Entzündung des gesamten Urogenitaltraktes. Albuminurie .
Lycopod.: Insuffizienz bes. der eiweißabbauenden Leberpartialfunktion. Uraturie. Neigung zu Konkrementbildungen. Obstipation, Meteorismus. Allgemeinbefinden schlechter durch Wärme. Haut neigt zu Trockenheit. Bei hartnäckigen sulfonamidresistenten Fällen noch wirksam gewesen.
Acid. benz.: Alkalischer Urin. Albuminurie. Neigung zu Schweißen und rheumatischen Beschwerden. Urin riecht nach Pferdeurin.
Natr. nitr.: Durst. Harndrang und Polyurie. Hämoglobinurie, ausgelöst durch Kältereize. Neigung zu Blutungen, bes. Nasenbluten. Bei Colipyelitis empfohlen. (Formica rufa D 6 Dil.)

Modalitäten und Typisches

Cantharis: Brennschmerz.
Lycopod.: Verschlimmerung 16—20 Uhr.
Acid. benz.: Stinkender Urin.
Natr. nitr.: Adduktorenschmerz. Blutungsneigung.

Sonstige Mittel

Coccus cacti D 2 Dil.: Sehr saurer Urin, fadenziehende Sekrete.
Acidum nitricum D 3—D 4 Dil.: Stinkender und blutiger Urin.
Pulsatilla D 4 Dil.: Nach Erkältung und Durchnässung der Füße.
Balsamum peruvianum D 2 Dil.: Chronische, eitrige Form.
Eucalyptus Ø: Manchmal wirksam befunden.
Conium D 4 Dil.: Pyelitis gravidarum.
Hydrangea Ø—D 1 Dil.: Steinpyelitis.

Weitere Maßnahmen

Antibiotica (Aureomycin). Bei Proteus Streptomycin.
Subkutane Eigenurin-Injektionen 0,2—0,5 ccm. Auch bei Pyelitis gravidarum, hier als intravenöse Injektion empfohlen *(Seitz)*.
Bettruhe, Darmentleerung, flüssigkeitsreiche Kost. Feuchtwarme Packungen mehrmals täglich.
Therapeutisch gute Möglichkeiten bei frischer Pyelitis bietet auch die **Neuraltherapie** mit Formicain. Zu Berücksichtigen sind in erster Linie die Segmente D_{10}—L_2.

Pylorospasmus

Nux vomica D 4 Dil., **Baptisia** D 3 Dil., **Apomorphinum** D 4 Dil., **Magnesium phosphoricum** D 6 Tabl.

Spezielles

Nux vom.: Häufiger bewährtes Mittel. Die Dosierung ist angeblich entscheidend und liegt zwischen 3—10 Tropfen.

Baptisia: Erbrechen sofort nach dem Essen.
Apomorphin.: Hat klinische Empfehlung.
Magnes. phos.: Bei Neigung zu krampfhaften Affektionen häufig von Wert.

Weitere Maßnahmen

Nach den Grundsätzen der Pädiatrie.
Eigenurin-Injektionen der stillenden Mutter 0,5 ccm (in Lösungsmittel).
Spenglersan R und **T.**
Die französische Homöopathie nimmt an, daß der Pylorospasmus infolge eines Demineralisationszustandes auftrete und läßt neben den funktiotropen Mitteln **Natrium muriaticum** in hohen Potenzen als Grundmittel nehmen.

Rachitis

Daß es mit der Vitaminbehandlung der Rachitis allein nicht immer getan ist, braucht kaum unterstrichen zu werden. Doch ist unbedingt zuzugeben, daß die Therapie durch diese Behandlung sehr vereinfacht wird, sodaß die schlimmen Erscheinungsformen dieser Erkrankung heute zu den Seltenheiten gehören. Der homöopathische Arzt wird neben dem Vitamin seine auf den Einzelfall ausgerichteten Arzneien geben und so seinen Patienten viel nützen können.

Calcium carbonicum (Hahnemanni) D 3—**D 6**—**C 30** Tabl. und Dil., **Calcium phosphoricum** D 3—**D 6** Tabl., **Phosphorus** D 6—**D 12**—C 30 Dil., **Silicea** D 3—**D 6**—**C 30** Tabl. und Dil.

Organo- und Histotropie

Calc. carb.: Epithelkörperchen.
Calc. phos.: dgl., Knochen.
Phosphor.: Knochen, Nervensystem, Blut, parenchymatöse Organe.
Silicea: Stützgewebe, Knochen.
Sulfur: Alle Gewebe beeinflussend.

Funktiotropie

Calc. carb.: Störungen der Assimilation. Allgemeine Stoffwechselstörungen. Neigung zu Katarrhen, Drüsenschwellungen, Ekzemen und lokalen sauren Schweißen. Feuchte, kalte Extremitäten; weite Pupillen. Appetitlosigkeit und Heißhunger wechseln. Verspäteter Zahndurchbruch. Schlaffe Muskulatur. Pastöse Individuen brauchen dieses Mittel besonders. Die Nebenschilddrüse funktioniert mangelhaft. Auffallend ist das Verlangen nach Eiern. Auch bei Verwendung der niedrigen Potenzen ist es zweckmäßig, gelegentlich eine Gabe einer hohen Potenz zu interponieren.

Calc. phos.: Ist bes. bei schlankwüchsigen Kindern mit geistiger Frühreife aber schneller Erschöpfung angezeigt. Mehr erethisches Verhalten als beim Calcium carbonicum-Fall. Kälte, Wetterwechsel, Luftzug und Berührung verschlimmern. Diarrhöen mit stinkenden Blähungen. Schweiße. Rückenschwäche. Bes. auf die Knochennähte einwirkend. Fortschreitende Anämisierung. Eingefallener, schlaffer Bauch (beim Calc. carb.-Fall ist der Bauch dick). Verlangen nach Speck und Geräuchertem ist charakteristisch.

Phosphor.: Neigung zu Blutungen. Die Wahl ist nach personotropen Gesichtspunkten zu treffen. „Engelskinder".
Silicea: Aktiviert das Stützgewebe. Mangel an Körperwärme und gestörte Thermogenese. Auffällige Verschlimmerung durch Kälte. Neigung zu Eiterungsprozessen. Offene Fontanellen, Knochenverkrümmungen. Widerlich stinkende Teilschweiße. Der Typ ist magerer als der Calcium carbonicum-Patient, bes. auch an den Extremitäten. Dabei dicker Bauch.
Sulfur: Aktiviert die Hautfunktionen und den Gesamtstoffwechsel. Morgendliche Durchfälle; Hautausschläge, die keine Wasseranwendung vertragen. Heißer Scheitel. Venös-arterielle Kongestionen mit Entblößungsneigung. Zentrifugale Wirkung im Sinne einer Toxinmobilisierung und Ausschwemmung von Stoffwechselschlacken.

Modalitäten und Typisches

Calc. carb.: Dickbauch. Feuchtkalte Extremitäten, saure Schweiße.
Calc. phos.: Hohlbauch. Verlangen nach Geräuchertem.
Phosphor.: Nervöse Symptome. Blutungsneigung.
Silicea: Frostigkeit. Widerlich stinkende Schweiße.
Sulfur: Rötung der Körperöffnungen. Entblößungsneigung.

Sonstige Mittel

Calcium fluoratum D 3 Tabl.: Spätstadien. Descendenz Luetischer.
Graphites D 4—C 30 Tabl. und Dil.: Nach personotropen Gesichtspunkten.
Mercurius solubilis D 4—C 30 Tabl. und Dil.: Begleitende feuchte Ekzeme.
Natrium muriaticum D 4—**C 30** Tabl. und Dil.: Begleitende Schleimhautleiden. Fördert in Hochpotenz den Kalkansatz.
Baryum carbonicum D 4—D 6 Tabl.: Torpidität. Geistige Entwicklung verzögert. Drüsenschwellungen.
Hepar sulfuris D 6 Tabl.

Weitere Maßnahmen

Nach den üblichen Regeln.
Meerwasser-Trinkkur (kleinere Mengen, z. B. Biomaris).

Raynaudsche Krankheit. Akrocyanose. Angioneurotische Diathese
und ähnliches

Secale D 3—**D 4** (C 30) Dil., **Kreosotum D 4**—D 6 Dil., **Agaricus D 4**—D 6 Dil., **Cuprum arsenicosum** D 4 Tabl.

Organo- und Histotropie

Secale: Arterien, Kapillaren, Nervensystem, Pankreas.
Kreosot.: Schleimhäute, Blut, Haut, Kapillaren.
Agaricus: Nervensystem, Kapillaren.
Cuprum arsenicosum: Magendarmkanal. Blut, Nervensystem.

Funktiotropie

Secale: Fehler der zentralgesteuerten Gewebstrophik. Periphere Gefäßspasmen bei neurologischen und hormonalen Erkrankungen. Amblyopie. Menière-artige Symptome. Akroparästhesien, Akrocyanosen. Leichenfinger, bis zur trockenen Gangrän. Gefäßstörungen bei Pernionen. Blasser Hochdruck und Vorstadien desselben. Endarteriitis obliterans. Krampfneigung. Abmagerung trotz reichlichen Essens und Trinkens und trotz starken Durstes. Passive dunkle Blutungen. Empfindung von Brennschmerz, der durch Kühle gebessert wird. Warme Anwendungen führen zu vermehrten Beschwerden.

Kreosot.: Neigung zu feuchter Gangrän (häufiger bewährtes Mittel). Erbrechen, bes. erst mehrere Stunden nach dem Essen. Blutungen. Polyurie. Reizung der Vasomotoren mit Wallungen. Der Kreosot-Fall wird durch Wärmeanwendung gebessert. Ruhe verschlechtert. Leitend in vielen Fällen sind Kachexie und Appetitlosigkeit. Diabetische Stoffwechsellage.

Agaricus: Beeinflussung der Funktion der terminalen Strombahn. Rötung der Haut, bes. auch an den Akren. Spasmen der glatten Muskulatur. Parästhesien, Tremor. Verschlechterung durch Kälte, im Winter und zur Zeit der Menses. Ein Klumpengefühl im Epigastrium wird als Leitsymptom genannt.

Cuprum arsenicosum: Allgemeine Krampfneigung, bes. auch Krämpfe der glatten Muskulatur. Cyanotische Verfärbung. Koliken, Erbrechen, Diarrhoe. Auch bei diabetischer Stoffwechsellage. Klinisch bei Durchblutungsstörungen der Extremitäten öfters als wirkungsvoll befunden.

Modalitäten und Typisches

Secale: Inneres Brennen. Besserung durch Kühle.

Kreosot.: Scharfe, ätzende Sekrete. Neigung zu Zahnverfall.

Agaricus: Eisnadelgefühl.

Cuprum arsenicosum: Cyanose, Krämpfe, Kollaps.

Sonstige Mittel

Ledum D 3 Dil.: Kapillarotropes Mittel. Kühleanwendung bessert.

Lachesis D 8—**D 12**—C 30 Tabl. und Dil.: Bes. im Klimakterium. Jede leise Berührung verschlimmert. Cyanotische Verfärbung.

Carbo vegetabilis D 6—C 30 Tabl. und Dil.: Mangelnde Sauerstoffausnutzung im Gewebe. Cyanose. Verlangt das Zufächeln von Luft.

Pulsatilla D 4 Dil.: Akrocyanose infolge venöser Stasen. Hypophysäre Insuffizienz. Akrocyanosis puellarum.

Abrotanum D 1 Dil.: Akrocyanose infolge von Frostschäden.

Tuberculinum in Hochpotenz und seltenen Gaben öfters wertvoll.

Weitere Maßnahmen

Rauchverbot. Kochsalz- und fleischfreie Kost. Vitamin E.

Frischzellenimplantation nach *Niehans**).

Beseitigung von Autointoxikationszuständen.

Focus-Sanierung. Sinngemäße Behandlung Headscher Zonen (z. B. Luftemphysem setzen).

Blutegel möglichst distal am kranken Glied.

---

*) Beziehbar von S. Hoeft, Stuttgart-Zuffenhausen, Gemmrigheimerstr. 3.

Kurzfristige venöse Stauung (3 Minuten).
Evtl. Überwärmungsbäder.
Injektion von Keimdrüsenhormonen.
Bindegewebsmassage nach *Dicke*.
Lokal: Lichtbogen für 10 Minuten und im Wechsel damit Kohlensäurebegasung des erkrankten Gliedes für 2 Minuten.
Versuch mit Eigenurin-Injektionen.
Autoserotherapie in hohen Potenzen
Als letztes Mittel operative Eingriffe am Sympathicus.

Schlußbemerkung

Es ist dies ein Gebiet, auf dem die Homöopathie beachtliche Erfolge aufweisen kann. Es wird angegeben, daß die von Secale abgeleiteten modernen Präparate der Schulmedizin etwa 30mal weniger toxisch sind als der Urstoff. Durch die entsprechenden Manipulationen bei der Herstellung kommen diese Präparate m. E.' auf eine Konzentration, in der die homöopathisch verwertbare Umkehrphasenwirkung eintreten kann. Bevor diese Entdekkung gemacht wurde, hat die Homöopathie auf Grund des Vergiftungsbildes des Mutterkorns seit vielen Jahrzehnten bereits die therapeutische Kraft der Droge zu nutzen gewußt. Sie verfügt aber außer Secale noch über eine Reihe anderer bewährter Mittel: Vielleicht werden diese von der Forschung auch noch einmal entdeckt und sinngemäß verwendet.

Retinitis

Belladonna D 4—D 6 Tabl. oder Dil., **Lachesis** D 8—**D 12**—C 30 Tabl. und Dil., **Nux vomica D 4**—D 6 Tabl. oder Dil., **Phosphorus D 12**—D 6 Dil.

Organo- und Histotropie

Die Mittel wirken auf das Nerven- und das Gefäßsystem.

Funktiotropie

Bellad.: Akute Hyperämie der Papille mit Gefäßerweiterung. Fundusödem. Lichtscheu. Kopfkongestion. Überempfindlichkeit aller Sinne. Trockene Schleimhäute. Erkrankung und Schmerzen plötzlich beginnend.

Lachesis: Haemorrhagisch und embolisch bedingte Prozesse. Hitze wird schlecht ertragen. Schlechter durch leise Berührung und nach Schlaf. In der Regel infektiöse Ätiologie des Leidens.

Nux vom.: Toxische Ätiologie, z. B. Alkohol, Tabakamblyopie. Retrobulbäre Neuritis.

Phosphor.: Stauung und Entzündung der tieferen Gebilde des Auges. Verschwommenes Sehen. Mouches volantes. Grüner Hof um die Gegenstände. Rotsehen. Retinitis albuminurica und haemorrhagica. Es wird auch als Mittel bei Retinitis pigmentosa angegeben (Lycopodium, Nux vomica).

Modalitäten und Typisches

Bellad.: Akuter Entzündungszustand.
Lachesis: Wärmeintoleranz.
Nux vom.: Reflexübererregbarkeit.
Phosphor.: Blutungsneigung.

Sonstige Mittel

Kalium phosphoricum D 6 Tabl.: Bei Retinitis albuminurica empfohlen.

Arnica D 3 Tabl.: Haemorrhagische Form (Crotalus, Lachesis, Phosphorus). Roter Hochdruck.

Hamamelis Ø—D 2 Dil.: Blutungsmittel, bes. bei venösen Blutungen.

Apis D 3 Tabl.: Ödematöse Schwellungen.

Glonoinum D 3—D 4 Dil.: Gefäßkrisen. Auch bei Retinitis albuminurica.

Aurum jodatum D 3 Tabl., **Strychninum phosphoricum** D 6 Tabl. oder Dil., **Gelsemium** D 3—**D** 4 Dil., **Mercurius solubilis D 4**—D 6 Tabl.

Weitere Maßnahmen

Nach ophthalmologischen Grundsätzen.

Behandlung des Grundleidens.

Bei Netzhautablösung vergesse man nicht, den Patienten dursten zu lassen.

Rhinitis

Ein akuter Schnupfen heilt in der Regel so oder so ab. Es gibt aber eine Reihe von Mitteln, die seinen Verlauf abkürzen und die begleitenden Beschwerden erheblich lindern können. Mit **Nux vomica** D 4—D 6 Dil. und **Aconitum** D 3—D 4 Dil. kann man einen akuten und noch trockenen Schnupfen gelegentlich kupieren, wenn man diese Mittel in kumulativer Form nehmen läßt. Aber auch andere Mittel stehen dafür zur Verfügung. Eine öfters wirksame Arznei ist z. B. **Camphora Rubini** in der Dosierung von 3 Tropfen auf Zucker, häufig wiederholt; namentlich dann angebracht, wenn der Patient fröstelt. Klagt er aber über Frösteln und gleichzeitig über lästige Schweiße, dann tritt **Mercurius solubilis** D 4—D 6 Tabl. in die erste Reihe. Die *Bier*sche Jodbehandlung sei ebenfalls erwähnt. Sie ist durchaus homöopathisch, hilft jedoch nur bei einem Bruchteil der Fälle, der sich aber dann bei späteren Erkrankungen derselben Art ganz gut darauf verlassen kann.

Bei der Behandlung des chronischen Schnupfens ist eine der Hauptüberlegungen, welches Organ im Körper nicht in Ordnung ist; denn eine derartige Affektion findet sich häufig dann, wenn der Körper ein Ventil braucht, um gewisse belastende Stoffe loszuwerden. Es ist hier dasselbe Phänomen, das man auch bei manchem Fluor und bei der chronischen Pharyngitis beachten muß. Zum Schluß sei noch auf die nicht immer genügend bekannte Tatsache hingewiesen, daß man den Schnupfen oft am besten an den Beinen behandelt. Wer an chronischem Kaltfuß leidet, wird seinen Schnupfen sobald nicht los.

Ammonium carbonicum D 3 Dil., **Hydrastis** D 3 Dil., **Kalium bichromicum** D 4 Tabl., **Kalium jodatum** D 2 Tabl., **Pulsatilla** D 4 Dil.

Organo- und Histotropie

Sämtliche Mittel wirken stark auf die Schleimhäute.

Funktiotropie

Ammon. carb.: Akute Rhinitis. Wäßrige, scharfe Sekrete. Erstickungsanfälle beim Einschlafen. Neigung der Katarrhe zum Descendieren. Warmer Raum verschlimmert die Atmungs- und Herzerscheinungen. Neigung zu dunklen Blutungen.

Hydrastis: Mehr subakute und chronische Form des Schnupfens. Erst dünne, scharfe, dann dicke, gelbe, zähe, unter Umständen auch blutige Sekretionen. Neigung zu Ulceration der Schleimhäute. Nebenhöhlenbefall.

Kal. bichrom.: Weiter fortgeschrittene Rhinitis subakuter und besonders chronischer Art. Zähe fadenziehende Sekrete. Neigung zu perforierenden Geschwüren und Membranbildung. Nebenhöhlenbefall. Kälte verschlimmert. Höhere Potenzen gibt man bei reichlicher Sekretion, tiefere zur Förderung der Sekretion (ebenso Hydrastis).

Kal. jod.: Wirkung nach Art des *Bier*schen Jodtropfens. Wundmachende Sekrete. Rote und geschwollene Nase. Der Schnupfen bessert sich nicht durch Kälte.

Pulsat.: Ein Hauptmittel bei Schleimhautleiden. Reifer Katarrh. Dicker, milder Schleim. Reichlicher Tränenfluß. Allgemeine Venosität. Besserung durch Kühle. Geruchs- und Geschmacksverlust. Wirkt bei der akuten Rhinitis der Kinder nicht selten sehr wohltätig.

Modalitäten und Typisches

Ammon. carb.: Dunkles Nasenbluten, bes. morgens.

Hydrastis: Der Charakter der Sekretionen.

Kal. bichrom.: dgl.

Kal. jod.: Trotz großer Erkältlichkeit Intoleranz von Hitze (bezüglich des Allgemeinbefindens).

Pulsat.: Dicker, milder, gelber Schleim.

Sonstige Mittel

Euphorbium D 4 Dil.: Starker Niesreiz.

Arsenicum D 15—C 30 Dil.: Dünne, scharfe, brennende Sekrete.

Mercurius solubilis D 4—**D 6** Tabl.: Meist erst im weiteren Verlauf des Schnupfens angezeigt.

Sambucus nigra D 2—**D 3** Dil.: Akuter Schnupfen der Säuglinge neben **Belladonna** D 6 und nach **Chamomilla.**

Cocculus D 4—D 6 Dil.: Häufiger Seitenwechsel des Schnupfens.

Arsenum jodatum D 12 Dil.: Allergischer Schnupfen.

Sulfur jodatum D 3—**D** 4 Tabl.: Bei chronischen Formen manchmal recht wirksam.

Cyclamen D 15 **i. W.** mit **Sulfur** D 15 und **Hedera helix** D 15 Dil.: Bei Rhinitis vasomotoria. (Langfristig zu nehmen.)

Cepa D 3 Dil., **Sanguinaria** D 3 Dil., **Hepar sulfuris** D 4 Tabl., **Sabadilla** D 3 Dil.

Weitere Maßnahmen

Bei Rhinitis vasomotoria **Eigenurin-Injektionen** 0,5 ccm in Lösung.

Akute Rhinitis: Besser als das Wärmen der Nase ist eine Wärmebestrahlung des Hinterkopfes.

Schwitzen. Ansteigendes Fußbad. Dursten bei starker Sekretion.

Influvit, stündlich 1 Tabl.: Wertvoll bei akuter Rhinitis.

Spenglersan G (evtl. als Spray). Biostreptosan N.

Rhinitis chronica: **Unguentum Aristolochiae** (10 %ig), erbsengroßes Stück täglich in die Nase.

Bei chronischer roter Nase haben Eigenbluteinspritzungen (etwa 10- bis 12mal) geholfen.

Ein Hauptpunkt für die **Akupunktur**behandlung, der meist mit Gold punktiert wird, liegt im proximalen Winkel zwischen dem 1. und 2. Metarcarpale.

Röntgenschäden

Acidum hydrofluoricum D 6 Dil.: Soll nach Angaben der englischen Literatur besonders angezeigt sein.

Versuchen kann man weiterhin: **Radium bromatum** D 12—D 15 Dil.

Sonstiges

Follikelhormon-Puder.

Bei Röntgenkater: **Avena sativa** ⌀ und **Nux vomica** D 4 Tabl.

Rubeolae

Bei dieser leichten Erkrankung erübrigt sich in der Regel eine arzneiliche Behandlung. Man kann jedoch **Aconitum D 3**—D 6 Tabl. oder Dil., **Ferrum phosphoricum** D 6 Tabl. und **Belladonna D 4**—D 6 Tabl. oder Dil. gemäß den bei anderen Infektionskrankheiten angegebenen Richtlinien anwenden.

Salivatio

Mercurius corrosivus D 6 Dil., **Acidum nitricum** D 4 Dil., **Natrium muriaticum** D 6 Tabl.

Organo- und Histotropie

Merc. corr. und Natr. mur. sind durch Drüsen- und Schleimhautwirkung, Acid. nitr. besonders durch Schleimhautwirkung ausgezeichnet.

Funktiotropie

Merc. corr.: Starker, auch übelriechender, oft infektionsbedingter Speichelfluß. Stomatitis mit Brennen und Wundheitsgefühl. Tonsillitis, Lymphangitis, Lymphadenitis. Schweiße mit Frösteln. Mehr Durchfallneigung.

Acid. nitr.: Scharfer, blutiger, stinkender Speichelfluß. Rhagadenbildung der Mundecken, Geschwüre, Splitterschmerz.

Natr. mur.: Sekretionsanomalien. Trockenheit des Mundes und zäher, schaumiger Speichel können vorhanden sein. Rhagadenbildung in der Mitte der oberen Lippe, durch osmotische Gewebsalterationen bedingt. Großer Durst, Obstipation. Infektätiologie tritt mehr in den Hintergrund.

Modalitäten und Typisches

Merc. corr.: Schweiße, Frostschauer, Drüsenschwellung.

Acid. nitr.: Stinken und Bluten.

Natr. mur.: Viel zäher klarer Schleim, kleinblasig.

Sonstige Mittel

Iris D 3—D 6 Dil.: Hyperacidität.

Kreosotum D 4 Dil.: Zahnerkrankungen.

Kalium chloricum D 3 Dil.: Ähnlich Mercur., saurer Speichel.
Lobelia D 2—D 3 Dil.: Bei Vagusreizzuständen.
Plumbum D 6 Tabl.: Bei organischen Nervenkrankheiten.
Helonias D 2 Dil.: Öfters bei Schwangeren bewährt.
Jodum D 4 Dil.: dgl.
Prionurus australis D 12—D 15 Dil., **Jaborandi** D 3 Dil.
In manchen Fällen kann es vorteilhaft sein, am ersten Tage der Behandlung 3mal täglich 0,5 mg **Atropin** zu geben und dann homöopathisch weiterzubehandeln.

Satyriasis

In Frage kommen vor allem die bei Onanie genannten vier Hauptmittel, deren Anwendung eine Beruhigung des Geschlechtstriebes zu folgen pflegt.

Weitere homöopathische Mittel sind: **Stramonium** D 3—D 6 Dil., **Hyoscyamus** D 3—D 6 Dil., **Cantharis** D 6 Tabl.

Scarlatina

Beim Scharlach sind sich die homöopathischen Ärzte über den Wert einzelner Mittel nicht ganz einig gewesen, wenigstens was eine Standardbehandlung anbetrifft. Am deutlichsten wird dies bei der Empfehlung von Belladonna auf der einen Seite und der Ablehnung auf der anderen. Belladonna komme nur bei glattem Scharlach in Betracht, heißt es. Diese Ansicht ist meines Erachtens ungerechtfertigt, denn die Mittelwahl wird nicht auf Grund eines einzigen Symptoms getroffen. Belladonna gebe man daher, wenn das Gesamtbild der Erkrankung einer Belladonna-Vergiftung ähnlich ist, und dies wird beim Scharlach nicht selten der Fall sein. Als Befürworter mancher Wechselmittel rate ich jedoch, nicht Belladonna allein zu geben, sondern es auch in unkomplizierten Fällen im Wechsel mit einem Mercursalz (Mercurius solubilis, corrosivus usw.) zu verabfolgen. Meinen Fällen habe ich damit immer gut gedient. Es mag dies auch damit zusammenhängen, daß bei akuten Exanthemkrankheiten stets einige Gaben **Sulfur** (meist in Hochpotenz, C 30) interponiert wurden, um eine Toxinausscheidung zu begünstigen. Komplikationen schwerer Art kamen bei dieser Behandlungsart nicht vor.

Belladonna D 4—D 6 Dil. oder Tabl., **Apis D 3**—D 6 Tabl. oder Dil., **Mercurius solubilis** D 4—**D 6** Tabl.

Organo- und Histotropie

Bellad.: Gefäße, Nervensystem, Schleimhäute, Rachenorgane.
Merc. sol.: Drüsen, Schleimhäute, Nieren, Haut, Rachenorgane, Leber.
Apis: Niere, „Vorniere", Schleimhäute, Haut, Rachenorgane, Meningen.

Funktiotropie

Bellad.: Akuter febriler Zustand mit feuchter, roter und gedunsener Haut. Kopfkongestion mit pulsierenden Kopfschmerzen und cerebralen Reizerscheinungen. Delirien, Krämpfe. Nächtliche und abendliche Verschlimmerung. Starke Rötung der Rachenorgane mit Trockenheit. Entspricht dem ersten Entzündungsstadium mit Calor, Rubor, Dolor.

Apis: Entspricht dem Stadium einer exsudativen Entzündung mit Ödemnei-

gung und Oligurie. Haut rosarot, leicht rauh und ödemgeneigt. Auch Ödem der Rachenorgane. Nierenreizung und Entzündung. Meningitische Reizzustände und Entzündungen seröser Häute überhaupt. Wärme wird schlecht toleriert.
Merc. sol.: Erhebliche anginöse Symptome mit Lymphangitis und Lymphadenitis. Speichelfluß, übler Mundgeruch. Hals-, Haut-, Nieren- und Ohrensymptome. Nicht erleichternde, übelriechende Schweiße unterstreichen die Indikation für dieses Mittel.

Modalitäten und Typisches

Bellad.: Cerebrale Symptome; heißes rotes Gesicht mit klopfenden Carotiden.
Apis: Ödemneigung.
Merc. sol.: Befall des lymphatischen Gewebes.

Sonstige Mittel

Ferrum phosphoricum D 6 Tabl.: Bei Infekten manchmal besser als Belladonna. Weicher, voller Puls.
Lachesis D 8—**D 12**—C 30 Tabl. und Dil.: Malignität, Cyanose, starke Empfindlichkeit gegen leise Berührung. (Auch als Injektion.)
Ailanthus D 3 Dil.: Malignität, Stupor, Lividität. Wird von manchen bereits für den Anfang der Krankheit empfohlen (von anderen abgelehnt).
Stramonium D 3 Dil.: Hirnreizerscheinungen. „Will Licht".
Serum anguillae D 6 Dil.: Bei Nephritis.
Hepar sulfuris kalinum D 4 Tabl. oder Trit.: ebenso.

Weitere Maßnahmen

Bei Beginn Salzhemd (30° C) zur Förderung des Exanthems.
Allgemeinbehandlung wie bei allen Infektionskrankheiten fieberhafter Art.
Evtl. Rekonvalescentenblut. Biostreptosan G (2 stdl. 40 Tropfen in 1/4 Weinglas Wasser).
Scharlachserum wäre in schweren Fällen in Erwägung zu ziehen.
Penicillin wird in letzter Zeit gelobt, dabei aber häufig Rückfälle, da es nicht zur Ausbildung einer Immunität kommt.
Französische Homöopathen raten an, bei chronischen Krankheiten, wenn in der Anamnese ein Scharlach angegeben wird, gelegentlich Zwischengaben von **Syphilitinum** in Hochpotenz zu geben.

Seborrhoe

Natrium muriaticum D 4—**D 6**—C 30 Tabl. und Dil., **Selenium** D 6 Tabl., **Thuja** D 2—**D 4**—C 30 Dil.

Organo- und Histotropie

Natr. mur.: Haut, Schleimhäute, Hypophyse, Schilddrüse, Nebenniere, Keimdrüsen.
Selen.: Nervensystem, Haut, Keimdrüsen, bes. männliche.
Thuja: Diencephalon. Schleimhäute, Haut.

Funktiotropie

Natr. mur.: Beeinflussung des gesamten endokrinen Apparates. Oft hyperthyreoid und cortininsuffizient. Gesteigerter Grundumsatz mit Heißhunger, Durst und Abmagerung (bes. am Halse). Schwache Menses. Obstipation. Depressive, gereizte Stimmungslage. Neigung zu fortschreitender Anämisierung. Die Erscheinungen neigen zur Intermittenz. Seborrhoe der Kopfhaut, des Nasenrückens und der Nasenwurzel.

Selen.: Sexuelle Schwäche. Kühle, schlecht durchblutete Haut. Nervöse Reizbarkeit. Allgemeine Verschlimmerung durch warmes Wetter. Seborrhoea sicca und seborrhoisches Ekzem, bes. an Handflächen und Fußsohlen.

Thuja: Thyreoid-ovarielle Insuffizienz. Schweiße bes. an unbedeckten Körperteilen. Gesichtshaut wie mit Vaseline eingeschmiert. Diencephale Bedingtheit. Allgemein schlechter nachts und in der Bettwärme.

Modalitäten und Typisches

Natr. mur.: Speichelfluß. Obstipation. Intermittenz.

Selen.: Sexuelle Neurasthenie.

Thuja: Schweiße nur an unbedeckten Körperteilen.

Sonstige Mittel

Sulfur D 15—C 30 Dil., **Psorinum** D 15—C 30 Dil., **Silicea D 15**—C 30 Dil., **Graphites D 15**—C 30 Dil. (Schinnen) — **Antimonium crudum D 15**—C 30 Dil.

Weitere Maßnahmen

Acidum formicicum D 12 Injektionen, bes. bei seborrhoischen Ekzemen des behaarten Kopfes.

Nach dermatologischen Grundsätzen.

Fettiges Haar mit leichtem Rosmarintee waschen; das letzte Spülwasser mit etwas Essig und mit einem Teelöffel Pottasche versetzen.

Bei Schuppenbildung dem Kopfwaschwasser etwas Kochsalz zufügen (einen Eßlöffel auf einen Liter).

Seekrankheit

und ähnliche Zustände

Empfehlenswert sind Mittel wie:

Cocculus D 4 Dil. oder Tabl., **Ipecacuanha** D 4 Tabl. oder Dil. und **Petroleum** D 4 Dil.

Auch eine Mischung dieser drei Mittel brachte Erfolg.

Gelobt wird ferner **Hyoscyamus** D 4 Dil.

Sepsis und septiforme Zustände

Lachesis D 6—**D 12**—C 30 Tabl. oder Dil., **Pyrogenium D 12**—C 30 Dil., **Echinacea** ϕ, **Arsenicum D 6—C 30** Dil.

Organo- und Histotropie

Lachesis: Blut, Nebennieren, vegetative Nerven, Endothelien.

Pyrogen.: Wärmeregulationszentren und Orte der Infektabwehr.

Echinacea: Blut, Gewebe, Reticuloendothel.

Arsen.: Parenchymatöse Organe, Endothelien, Schleimhäute, Nerven.

Funktiotropie

Lachesis: Schlechter durch Wärme jeder Art und durch Berührung sowie beim Erwachen. Cyanotische Verfärbung von einzelnen Teilen. Neigung zu Blutungen sowie blutigen und stinkenden Se- und Exkretionen. Hirnerregung mit Geschwätzigkeit und Delirien. Besserung durch Eintreten einer Sekretion. Thrombotische und embolische Prozesse. Typus inversus der Temperatur. Insuffizienz der Nebennierenrinde. Plötzlich auftretende Kreislaufschwäche.

Pyrogen.: Temperatur stimmt nicht mit dem Puls überein. Ruhelosigkeit und Zerschlagenheitsgefühl. Stinkende Se- und Exkrete. Wärme bessert. Trockene Hitze kann jedoch verschlimmern. Bewährt i. W. mit **Chininum arsenicosum** D 4 Tabl.

Echinacea: Frostgefühl. Kopfkongestion. Bewirkt das Ansteigen des Eisengehaltes des Blutserums. Wahrscheinlich Nebennierenwirkung; auch als Injektion verwendbar.

Arsen.: Durst, Erschöpfung, Angst und Unruhe. Vagotonische Einstellung in der Nacht wird schlecht vertragen. Verschlimmerung um Mitternacht. Wärme bessert. Periodizität der Erscheinungen und Beschwerden. Dünne, scharfe, wundmachende Sekrete. Brennschmerz. — Am besten war die Wirkung der Hochpotenzen.

Modalitäten und Typisches

Lachesis: Schlechter nach Schlaf.

Pyrogen: Temperatur nicht konform mit Puls.

Echinacea: Frostgefühl.

Arsen.: Brennschmerz.

Sonstige Mittel

s. bei Febris puerperalis.

Weitere Maßnahmen

Bluttransfusion. Penicillin o. ä.

Evtl. chirurgische Maßnahmen.

Im übrigen vergleiche man die Angaben bei Febris puerperalis.

Singultus

Bei Singultus versuche man erst **Belladonna** D 3 Dil. Falls es versagt, gehe man auf **Hyoscyamus** D 1—D 3 Dil. über, das nach Versagen von Belladonna bes. auch nach Operationen angezeigt ist.

Ein Mittelpaar, das sich öfters bewährt, ist: **Ignatia** D 4 Dil. i. W. mit **Moschus** D 3 Dil.

Ganz schwere Fälle können noch auf **Acidum hydrocyanicum** D 4 Dil. ansprechen.

Ist Singultus mit Sodbrennen vergesellschaftet, verdient **Acidum sulfuricum** D 2—**D 3** Dil. Vertrauen.
Nux vomica D 4 Dil. wird man bei toxisch bedingten Formen in Betracht ziehen.
Magnesium phosphoricum D 6 Tabl., häufige Gaben in heißem Wasser, läßt man bei gleichzeitiger spastischer Obstipation nehmen. Es kann auch mit Nux vomica alternierend verordnet werden.
Lachesis D 6—**D** 8—C 30 Tabl. und Dil., wenn bei schweren Infekten Singultus auftritt.
Veratrum album D 3 Dil.: Singultus nach warmen Getränken. Kalter Stirnschweiß, Erschöpfung.
Cuprum D 4 Tabl.: Singultus, Cyanose und Krämpfe.
Cicuta virosa D 3—**D** 4 Dil.: Hat besondere Empfehlung bei Schluckauf der Asthmatiker.

Weitere Maßnahmen

Novocain-Suprarenin-Bausch in die Nase.
Pernocton i. v. bei sonst unstillbarem Singultus.

Sinusitis

Ganz akute Nebenhöhlenkatarrhe behandelt man zweckmäßig mit **Belladonna** D 3—D 4 und **Gelsemium** D 4. Im übrigen kommen im weiteren Verlauf vor allem zwei Mittelpaare in Anwendung, deren prompte Wirkung die Patienten schon manchesmal in Staunen versetzt hat, und zwar als erstes Mittelpaar **Cinnabaris** D 3 und **Hepar sulfuris** D 4, als zweites **Hydrastis** D 3 und **Kalium bichromicum** D 4. Bei ganz chronischen Sinusitiden ist auch noch ein Versuch mit **Thuja** anzuraten, namentlich wenn große Empfindlichkeit gegenüber nasser Kälte besteht. Thuja kombiniert man in derartigen Fällen gern mit **Silicea**. Im ganzen hat man also damit vier bewährte Kombinationen zur Verfügung, die arzneilich das Mögliche leisten werden und mit denen man auskommen wird, soweit nicht unbedingt spezialistische Hilfe erforderlich ist. Eine derartige, sich potenzierende Wirkung zweier Arzneien, die man im Wechsel gibt, findet sich in der Homöopathie öfter; sie bedeutet für die Praxis eine große Erleichterung.

Cinnabaris D 3 Tabl., **Hepar sulfuris** D 4 Tabl., **Kalium bichromicum** D 4 Tabl., **Hydrastis** D 3 Dil.

Organo- und Histotropie

Sämtliche Mittel haben ausgesprochene Beziehungen zu den Schleimhäuten und ihrer Funktion.

Funktiotropie

Cinnabaris: Das beste Mercurmittel bei Nebenhöhlenentzündung. Im Wechsel mit Hepar ist es sehr bewährt und wirkt oft schnell, selbst bei chronischen Prozessen. Druckgefühl an der Nasenwurzel und neuralgiforme Beschwerden. Verschlimmerung nachts und durch Bettwärme. Rotes, um die Nase herum verschwollenes Gesicht. Schweiß, bes. der Nase.
Hepar sulf.: Schweißneigung. Schmerzen haben gern stechenden und klop-

fenden Charakter. Eiterbildung. Besserung durch feuchtwarmes Wetter. Wärme bessert meist. Am Kopf erleidet diese allgemeine Regel jedoch gelegentlich eine Ausnahme.

Kal. bichrom.: Zäher fadenziehender Schleim. Neigung zu tiefgehenden Schleimhautulcerationen. Feuchtwarmes Wetter bessert.

Hydrastis: Ein Hauptschleimhautmittel der Homöopathie. Subakute und chronische Prozesse. Hitze wird nicht besonders gut vertragen. Im Wechsel mit Kalium bichromicum ebenfalls vielfach bewährt.

Modalitäten und Typisches

Cinnabaris: Druck an der Nasenwurzel wie von schwerer Brille.

Hepar sulf.: Eitriger Katarrh.

Kal. bichrom.: Die Sekretform.

Hydrastis: dgl.

Sonstige Mittel

Silicea D 4—**D 6** Tabl. i. W. mit **Thuja** D 2—**D 6** Dil.: Ganz chronische Formen von Nebenhöhlenentzündungen.

Cedron D 2 Dil.: Begleitende neuralgiforme Beschwerden, bes. mit periodischem Auftreten.

Stannum D 4—D 6 Tabl.: Schmerzen langsam steigend und fallend

Stannum jodatum D 3—D 4 Tabl.: Gilt als wertvolles Mittel.

Sulfur jodatum D 3—D 4 Tabl.: Resorptionsmittel.

Weitere Maßnahmen

Evtl. chirurgische Behandlung.

Spülung mit Penicillin.

Kurzwellendurchflutung.

Die **Akupunktur** leistet gute Dienste. Man informiere sich darüber in der Spezialliteratur. Senfmehlpackung der Waden. Biostreptosan N oder J.

Sklerodermie

Man versuche **Abrotanum** D 1 Dil.

Skoliose

Zur arzneilichen Behandlung eignen sich
Silicea D 6 Tabl., **Calcium phosphoricum** D 3—D 6 Tabl. und **Ferrum phosphoricum** D 6 Tabl.

Bei Demineralisationsprozessen sind gelegentliche Zwischengaben von **Natrium muriaticum** in hoher Potenz angebracht.

Bei skoliotisch bedingten Schmerzen leisten Plenosol 0 (1 : 10 verdünnt) und intracutane Injektionen von **Acidum sulfuricum** D 12—D 8 manchmal recht gute Dienste. Dabei Berücksichtigung hyperalgetischer Punkte.

Auch die lokale Akupunktur und Injektionen von Formicain sind nützlich.

Skrofulose

(vgl. auch Exsudative Diathese)

Tuberculinum D 12—**C 30** Dil., **Calcium carbonicum** D 3—**D 6**—**C 30** Tabl. oder Dil., **Baryum carbonicum D 4**—C 30 Tabl. und Dil., **Graphites D 4**—**C 30** Tabl. und Dil., **Sulfur D 4**—**C 30** Dil., **Phosphorus D 6**—**C 30** Dil., **Silicea** D 3—**D 6**—**C 30** Tabl. und Dil., **Mercurius solubilis** D 4—**D 6** Tabl.

Organo- und Histotropie

Sämtliche Mittel wirken auf Drüsen, Schleimhäute und Haut.
Knochenwirkung tritt bei Graphites und Baryum in den Hintergrund. Silicea hat eine bemerkenswerte Einwirkung auf das Stützgewebe.

Funktiotropie

Tuberculin.: Wirkt besonders auf den tuberkulös sensibilisierten Organismus. Bewirkt Stoffwechselsteigerung. Befinden schlechter durch Wetterwechsel. Neigung zu Katarrhen, zu Schweißen, zu Enuresis. Schwacher Appetit. Erdbeerzunge. Periodisch sich verschlimmernde Hautaffektionen.
Calc. carb.: Stoffwechselregulans über Zwischenhirn und Epithelkörperchen. Saure Teilschweiße. Feuchte, kalte Extremitäten. Generelle Kälteverschlimmerung. Drüsenschwellung. Pastöses Gewebe. Ekzemneigung. Saure Durchfälle.
Bar. carb.: Inkretorisch wirksam. Es ist eine Hypophysen-, eine Nebennieren- und eine Schilddrüsenwirkung anzunehmen. Zurückbleiben in der geistigen und körperlichen Entwicklung. Störungen des assoziativen Ablaufes. Stumpfes, ablehnendes Wesen. Weniger Darmstörungen als Calc. carb.; dafür treten die Störungen am lymphatischen Apparat noch mehr hervor.
Graphit.: Hypothyreoid. Verlangsamter Stoffwechsel und schlechte Oxydation. Obstipation. Haut trocken, aber auch stinkende Teilschweiße. Neigung zu Rhagadenbildung und zu Ekzemen mit klebrigen Sekreten. Lidrandkatarrhe.
Sulfur: Wechselbeziehungen zwischen Haut und Schleimhaut. Venös-arterielle Kongestionen. Brennende Trockenheit der Haut mit Entblößungsneigung. Rötung der Ohrmuscheln und der Orificien. Besonders bei torpider Skrofulose angezeigt (C 30). Morgendiarrhöen oder Verstopfung.
Phosphor.: Besonders bei der erethischen Form der Skrofulose angezeigt. Beziehungen zum Kalkstoffwechsel. Inkretorische Wirksamkeit. Schweiße, Blutungen, halbseitiger Zungenbelag. Bei sehr mageren Jugendlichen durch **Calc. phos.** zu ersetzen.
Silicea: Widerlich stinkende Teilschweiße, Drüsenschwellungen. Insuffizienz des Stützgewebes. Geschwüre. Fisteln. Obstipation mit zurückschlüpfendem Stuhl. Stinkende Se- und Exkrete. Ausgesprochene Besserung durch Wärme. Indurationsneigung.
Merc. sol.: Feuchte Ausschläge, Nachtschweiße, Drüsenschwellungen. Rundzelleninfiltration. Knochenschmerzen, bes. nachts. Durchfälle, Katarrhe, Ophthalmien. Stomatitis mit Speichelfluß.

Modalitäten und Typisches

Tuberculin.: Wetterwechsel verschlimmert auffallend.
Calc. carb.: Feuchte, kalte Extremitäten; Dickbauch.
Bar. carb.: Stumpfes, ablehnendes Wesen.
Graph.: Rhagaden, klebrige Hautausschläge.
Sulfur: Brennende Trockenheit der Haut mit Entblößungsneigung.
Phosphor.: Schmerzloses leeres Poltern im Leib.
Silicea: Magerkeit mit dickem Bauch. Sehr frostig.
Merc. sol.: Stinkende Schweiße, bes. nachts.

Sonstige Mittel

Natrium muriaticum D 6—**C 30** Tabl. und Dil., **Arsenicum D 6**—C 30 Dil., **Hepar sulfuris D 4**—C 30 Tabl. und Dil., **Calcium phosphoricum** D 3—**D 6** Tabl., **Thuja** D 2—**D 4**—C 30 Dil., **Magnesium muriaticum** D 4—**D 6** Tabl., **Oleander** D 3—**D 4** Dil., **Acidum formicicum** D 6—**D 12** (Injektion).

Weitere Maßnahmen

Ponndorfimpfung. Salzhemden, Heuhemden.
Spenglersan T und **K.**
Meerwasser-Trinkkur (z. B. Biomaris).

Soor

In Frage kommen: **Mercurius corrosivus** D 6 Tabl., **Acidum sulfuricum** D 3 Dil., **Kalium chloratum** D 3 Tabl., **Borax** D 3 Dil.

Ferner 20% Boraxglyzerin (zur lokalen Anwendung).

Spasmus glottidis

Calcium carbonicum D 12—C 30 Dil., **Ignatia** C 30 Dil., **Belladonna** D 4 Tabl. und **Sambucus nigra** D 3—D 6 Dil. sind Hauptmittel.

Spastische Spinalparalyse

Viel Hoffnung wird man sich bei einer Behandlung nicht machen dürfen.

Lathyrus sativus D 3—D 6 Dil., **Phosphorus D 10**—C 30 Dil., **Mercurius solubilis** D 3—**D 4** Tabl., **Apis** D 2—**D 3** Dil.

Spezielles

Lathyrus: Typische Erscheinungen der Krankheit. Das Mittel soll jedoch enttäuscht haben.
Phosphor.: Ein Hauptmittel bei organischen Rückenmarkerkrankungen.
Merc. sol.: Meningeale Prozesse. Ätiologischer Zusammenhang mit Lues.
Apis: Bei Annahme eines exsudativ-entzündlichen und hydrocephalischen Prozesses.

Sonstige Mittel

Plumbum D 6 Tabl., **Zincum** D 6 Tabl., **Conium** D 6 Dil.

Sterilität

Sepia D 4—C 30 Tabl. und Dil., **Pulsatilla D 4—C 30** Dil., **Sulfur jodatum D 3—** D 4 Tabl., **Aristolochia D 2**—D 3 Dil., **Borax** D 3 Dil.

Die Behandlung der Sterilität der Frau verlangt vor allem die Beseitigung von Krankheitserscheinungen des weiblichen Genitales. Die Therapie ist also zuerst nach dieser Richtung hin zu orientieren. Darüber hinaus werden Mittel angewandt, die auf die hormonale Funktion einen günstigen Einfluß ausüben.

Organo- und Histotropie

Sepia: Uterus, Ovarien, Beckenbindegewebe, Venenplexus, Schleimhäute.
Pulsat.: Venensystem, Uterus, Ovarien, Schleimhäute, Hypophyse.
Sulf. jod.: Zellgewebe, Drüsen, Haut, Inkretionsorgane.
Aristolochia: Ovarien, Hypophyse, Uterus, Harnorgane.
Borax: Schleimhäute, Nervensystem, Harnwege.

Funktiotropie

Sepia: Stauung im kleinen Becken und Pfortadergebiet. Funktionelle und strukturelle Schwäche des Beckenbindegewebes mit dem Gefühl des Prolapses. Schwäche der Nebennieren- und Ovarialfunktion. Metritische und parametritische Prozesse sind häufig die Ursache. Heiße, brennende Vagina. Fluor scharf, grünlich und übelriechend. Menses nachts stärker fließend, in der Regel aber schwach.
Pulsat.: Schwache und aussetzende Menses infolge Hypophysenfunktionsschwäche. Venöse Stauungen. Milder, dicker Fluor (hier aber auch Ausnahmen). Bewegung und Kühle bessert das Allgemeinbefinden.
Sulf. jod.: Wirkt auf das Endokrinium wegen seiner beiden Komponenten. Wechsel von Obstipation und Durchfall. Schmerzhafte Myome. Neigung zu Inflammation. Wirkt als Resorptionsmittel auf Exsudate und erhöht die unspezifische Abwehr gegen Infektionen.
Aristolochia: Sterilität infolge hormonaler Schwäche, Hypo- und Amenorrhoe.
Borax: Sehr reichlicher, kleistriger Fluor. Dysmenorrhoea mebranacea. Reichliche, zu frühe, zu lange Menses. Mittelblutung. Miktionsbeschwerden. Hitzegefühl in Vagina und Urethra. Neurotische Reaktionsweise.

Modalitäten und Typisches

Sepia: Heiße Vagina, Prolapsgefühl.
Pulsat.: Späte, schwache, aussetzende Menses.
Sulf. jod.: Foetidität von Sekretionen. Magere „Sulfurpatientinnen".
Aristolochia: Hormonale Unterfunktion. Kälteempfindlichkeit.
Borax: Angst vor Abwärtsbewegung. Sekretform.

Sonstige Mittel

Cimicifuga D 3 Dil., **Manganum aceticum** D 4 Dil., **Lilium tigrinum** D 3 Dil., **Jodum** D 4 Dil., **Graphites** D 4—D 6 Tabl.
Die französische Homöopathie empfiehlt besonders höhere Potenzen von Calcium carbonicum, Graphites und Sepia in seltenen Gaben.

Weitere Maßnahmen

Nach gynäkologischen Gesichtspunkten.

Stomatitis

Die Stomatitis eignet sich recht gut für die homöopathische Behandlung. **Belladonna** D 4 Tabl. ist als Entzündungsmittel im ersten Anfang durch Schlingbeschwerden, Trockenheitsgefühl und hellrote Schleimhäute indiziert.

Acidum nitricum D 3. Dil., **Arum triphyllum** D 3 Dil., **Borax** D 3 Dil., **Mercurius corrosivus** D 6 Dil. oder Tabl., **Pulsatilla** D 4 Dil.

Organo- und Histotropie

Acid. nitr.: Haut und Schleimhäute, bes. wo sie zusammentreffen.
Arum triph.: Schleimhäute, Nervensystem.
Borax: Nervensystem, Schleimhäute, Haut.
Pulsat.: Schleimhäute, Hypophyse, Venen.

Funktiotropie

Acid. nitr.: Neigung zu Geschwüren mit stinkenden und blutenden Sekreten; Speichelfluß; Stauungskatarrhe. Neigung zu Rhagaden. Mercurielle Stomatitis.
Arum triph.: Nasenzupfen und -bohren. Lippennagen bis zum Bluten. Begleitende Laryngitis und Neigung zu Larynxödem. Bes. bei schweren Infektionskrankheiten.
Borax: Aphthen, Soor, Leukoplakie. Durchfallneigung. Starke, frühe, schmerzhafte Menses.
Merc. corr.: Livide Verfärbung; scharfe, ätzende auch blutige Sekrete. Foetor ex ore. Zahneindrücke der Zunge. Schwellung der regionären Lymphdrüsen. Fortgeschritteneres Entzündungsstadium mit Neigung zu Geschwürsbildung.
Pulsat.: Die Schleimhautfunktion allgemein beeinflussend. Katarrhalische Form. Als Wechselmittel zu Mercur. häufig bewährt.

Modalitäten und Typisches

Acid. nitr.: Stinken und Bluten. Rhagaden.
Arum triph.: Lippennagen und Nasenbohren bis zum Bluten.
Borax: Stomatitis aphthosa. Furcht vor Abwärtsbewegung.
Merc. corr.: Salivation. Lympdrüsenschwellung. Foetor.
Pulsat.: Venöse Stasen. Kühlebesserung.

Sonstige Mittel

Arsenicum D 6 Dil., **Lachesis** D 8 Tabl., **Echinacea** ⌀: Septische Tendenzen.
Kalium chloricum D 3 Dil., **Apis** D 3 Tabl., **Carbo vegetabilis** D 6 Tabl., **Kreosotum** D 4 Dil., **Staphisagria** D 4 Dil.

Weitere Maßnahmen

Kaffeekohle; Heilerde.
Calendula-Spülungen.
Biostreptosan G.

Struma

Spongia D 4—D 2 Dil., **Hepar sulfuris** D 3—**D 4** Tabl., **Calcium jodatum** D 3 Dil.

Organo- und Histotropie

Die genannten Mittel haben thyreotrope Wirkung.

Funktiotropie

Spongia: Beeinflussung der Struma parenchymatosa. Besserung durch Wärme und Hochliegen des Kopfes. Tracheitis und kruppartiger Husten. Starke Menses. Potenz allmählich senken auf D 3, D 2, D 1.

Hepar sulf.: Beeinflussung der Struma parenchymatosa. Feuchte Wärme bessert, ebenso Regenwetter. Schweißneigung. Schwache Menses. Gutes Wechselmittel mit Spongia. Wirkt erweichend auf derbere Strumen. Eiterungsneigung.

Calc. jod.: Parenchym und Bindegewebe der Struma gleich hypertrophisch. Menses meist stark.

Modalitäten und Typisches

Spongia: Zwang zum Räuspern.
Hepar sulf.: Eiterungsneigung.
Calc. jod.: Multiple Furunkel.

Sonstige Mittel

Lycopus ∅—D 3 Dil.: Hyperthyreose.
Leonurus D 2 Dil.: dgl., vegetative Störungen (Dystonie).
Hedera helix D 4—D 6 Dil.: Schwache Menses, Gallenbeschwerden, Luftröhrenkatarrhe und herzneurotische Beschwerden komplizieren.
Aqua marina D 6 Dil.: Struma der Kinder (auch tiefere und höhere Potenzen).
Calcium fluoratum D 6 Tabl.: Harte Struma.
Ammonium muriaticum: D 3 Dil.: Substernale Struma mit Speichelfluß.
Lapis albus D 3 Tabl.: Bindegewebskropf.
Hamamelis ∅—D 2 Dil.: Struma vasculosa.
Ammonium bromatum D 2—**D 4** Dil.: Struma ohne wesentliche endokrine Dysfunktion.
Ferrum jodatum D 3 Tabl.: Struma der Juvenilen.
Baryum jodatum D 3—D 4 Tabl.: Struma älterer Personen.
Manganum aceticum D 4 Dil.: Frühe, spärliche Regel. Husten besser im Liegen; begleitende rheumatische Beschwerden (Fersenschmerz). Ein nicht unwichtiges Mittel!
Calcium phosphoricum D 4—D 6 Tabl.: Kropf in der Gravidität.

Weitere Maßnahmen

Lehmumschlag täglich ½—1 Stunde.
Spenglersan K und **T.**
Meerwasser-Trinkkur (z. B. Biomaris).
Uranothorsalbe (aus Uranothor D 1 Trit. herstellen lassen).

Sycosis barbae

(und ähnliche Hauterkrankungen)

Antimonium crudum D 4 Tabl., **Hepar sulfuris** D 4 Tabl., **Cicuta virosa** D 3 Dil., **Hydrocotyle asiatica** D 3 Dil., **Quarz** (Silicea) D 12 Dil., Tabl. und als Injektion.

Spezielles

Ant. crudum: Lokalisation um den Mund herum. Pustulöse Form. Schrunden und Rhagaden. Honiggelbe Krusten. Empfindlichkeit gegen Wasseranwendungen.

Hepar sulf.: Häufiger bewährt. Eiterungsneigung der Haut. Schweiße.

Cicuta: Eiternde Pusteln, den Bart verklebend. Ebenfalls ein bewährtes Mittel.

Hydrocotyle: Wird gelobt bei hartnäckigen Formen.

Quarz (Silicea): Auch bei tiefergehenden Infiltrationen noch wirksam und wertvoll.

Sonstige Mittel

Sulfur jodatum D 3 Tabl., **Mercurius solubilis** D 4 Tabl.

Weitere Maßnahmen

Nach dermatologischen Grundsätzen.

Tabes

Argentum nitricum D 6—C 30 Dil., **Plumbum D 6**—D 12 Tabl. und Dil., **Silicea D 6**—C 30 Tabl. und Dil., **Secale D 4**—D 6 Dil.

Organo- und Histotropie

Sämtliche Mittel wirken neurotrop.

Funktiotropie

Arg. nitr.: Blitzartige Schmerzen, Band- und Vergrößerungsgefühl, Vertigo, Tremor, Schwäche der Motorik, Meteorismus. Tabische Magenkrisen. Von unten nach oben fortschreitende Abmagerung. Koordinationsstörungen. Arthralgien. Allgemein besser durch Kälte und schlechter zur Regelzeit.

Plumbum: Tabische Krisen. Abmagerung verbunden mit hypochromer Anämie. Herzbeschwerden begleiten die tabischen Erscheinungen. Tremor. Sehnervenatrophie. Krämpfe der glatten Muskulatur. Muskelatrophie. Spastische Obstipation. Blasser Hochdruck.

Silicea: Verschlimmerung durch Kälte und Frostigkeit ist leitend für die Wahl des Mittels. Allgemein gestörte Thermogenese. Parästhesien, neuralgiforme Schmerzen. Motorische Schwäche der Muskeln und Gelenke. Stinkende Teilschweiße.

Phosphor.: Krämpfe in gelähmten Gliedern. Störungen der Motorik und Koordination. Sexuelle Reizbarkeit. Nur wenige Gaben, dann aussetzen und erst die Wirkung abwarten.

Secale: Kriebeln, Taubheitsgefühl. Tonische Krämpfe. Lähmungen. Periphere

Durchblutungsstörungen. Störungen der Trophik. Wärme wird im allgemeinen schlecht vertragen. Neigung zu passiven Blutungen. Brenngefühl.

Modalitäten und Typisches

Arg. nitr.: Band- und Vergrößerungsgefühl, Meteorismus.
Plumbum: Spastische Obstipation mit Kahnbauch.
Silicea: Hinterkopfschmerz, Frostigkeit.
Phosphor.: Krämpfe in gelähmten Gliedern.
Secale: Durchblutungsstörungen mit Parästhesien.

Sonstige Mittel

Kalmia D 4—D 6 Dil., Tabische Schmerzen.
Causticum D 12 Dil., **Agaricus** D 6 Dil., **Zincum** D 6 Tabl., **Conium** D 6 Dil., **Alumina** D 6 Tabl., **Thuja D 12**—C 30 Dil., **Nux vomica D 12**—C 30 Dil.

Weitere Maßnahmen

Überwärmungsbäder werden empfohlen bei Fällen, die mit Schmerzen einhergehen.
Spenglersan E.
Die französischen homöopathischen Ärzte nennen als Grundmittel **Thuja, Syphilitinum, Sulfur, Ignatia** und **Nux vomica,** die in hohen Potenzen gegeben werden.

Tachycardie

s. Neurosis cordis, Paroxysmale Tachycardie und sonstige Herzkrankheiten.

Tendovaginitis

Arnica D 3 Tabl. oder Dil., **Rhus toxicodendron** D 4 Dil., **Sulfur jodatum D 3**—**D 6** Tabl.

Organo- und Histotropie

Arnica: Kapillaren, Venen, Arterien, Muskulatur.
Rhus tox.: Sehnen, Bänder, Fascien.
Sulf. jod.: Drüsen, Schleimhäute, Haut, Zellgewebe.

Funktiotropie

Arnica: Verschlimmerung durch Bewegung. Neigung zu Blutungen. **Anti**infektiöse und gewebsregenerierende Wirkung. Traumatische Genese.
Rhus tox.: Beschwerden treten bes. beim Anfang der Bewegung in Erscheinung; bei fortgesetzter Bewegung kann Besserung eintreten. Rheumatische und traumatische Form.
Sulf. jod.: Erhöhung der unspezifischen Resistenz. Anregung der Resorption. Sowohl bei akut inflammatorischer Form als auch bei chronischer brauchbar.

Sonstige Mittel

Ihre Wahl richtet sich nach der Natur der Erkrankung. Bei akuten Entzündungsprozessen und Gefahr der Phlegmone wird man andere Mittel wählen als etwa bei einer Erkrankung, bei der die gichtische Grundlage offensichtlich ist.

Weitere Maßnahmen

Arnica-Kompressen, Ruhigstellung. Später Massage mit Arnica-Salbe.
Evtl. chirurgische Behandlung.
Blutegel.
Rohe Zwiebelauflagen *(Heisler).*
Lokale **Akupunktur** mit Silbernadeln.

Tetanie

Calcium carbonicum D 12—**C 30** Dil., **Belladonna** D 4 Tabl. sind Hauptmittel. **Veratrum album** D 3 Dil. oder Tabl. wurde bei latenter Tetanie empfohlen.

Hypericum S. V. Schwabe.

Weitere Maßnahmen

Nach allgemeinen Richtlinien.
Spenglersan K und **G.**

Thrombose

s. Phlebitis.

Tic convulsiv

Als Hauptmittel können gelten:
Tarantula hispanica D 6—D 12 Dil. sowie **Lycopodium** D 6—D 12—**C 30** Tabl. und Dil.

In Betracht kommen ferner: Codeinum phosphoricum D 4 Dil., Magnesium phosphoricum D 6 Tabl., Agaricus D 6 Dil., Zincum D 6 Tabl., Crocus D 3 Dil.

Trachom

Nach der Literatur hat sich in Ägypten besonders **Apis** bewährt. Es wurde in höherer Potenz gegeben. Im Zeitalter der Antibiotica dürfte die Empfehlung wohl mehr historischen Charakter tragen (Terramycin).

Tremor

Das Symptom des Tremors kann die verschiedensten Gründe haben. Man wird sie möglichst bei der Wahl des homöopathischen Mittels berücksichtigen. Drei Mittel seien kurz charakterisiert:

Agaricus D 4—D 6 Dil., **Gelsemium D 4**—D 6 Dil., **Mercurius solubilis** D 6 Tabl.

Organo- und Histotropie

Die Mittel sind neurotrop.

Funktiotropie

Agaricus: Mehr funktioneller Tremor besonders nach geistigen und sexuellen

Exzessen. Schlechter durch Alkohol und zur Regelzeit. Motorische Tics, Parästhesien. Kälte verschlimmert den Agaricusfall.
Gelsem.: Unwillkürlicher, aber kein Intentionstremor. Folgen von Emotionen. Vasomotorische Störungen. Infektiöse Genese.
Merc. sol.: Anscheinend cerebral bedingter Tremor. Psychischer Erethismus, der von bleierner Müdigkeit und Kraftlosigkeit sowie von Gedächtnisschwäche gefolgt ist. Zwangsbewegungen. Schweißneigung. Nächtliche Verschlimmerung.

Modalitäten und Typisches

Agaricus: Eisnadelgefühl.
Gelsem.: Zerschlagenheitsgefühl.
Merc. sol.: Psychischer Erethismus gefolgt von Schwäche.

Sonstige Mittel

Belladonna e radice Ø: Familiärer Tremor.
Causticum D 4—D 12 Dil.: Chronische Form.
Baryum carbonicum D 4—D 6 Tabl.: Cerebralsklerotisch bedingter Tremor.
Coffea D 3—**D 6**—C 30 Dil.: Begleittremor bei Hypersympathicotonie. Bes. Zittern der Hände.
Conium D 4—C 30 Dil.: Bes. Beine. Alterstremor. Kühle, schweißige Haut.
Argentum nitricum D 4—C 30 Dil.: Neurotiker. Medullär bedingt.
Cocculus D 4—D 6 Dil.: Funktioneller Tremor, bes. der Arme. Hypotonie.
Acidum sulfuricum D 2—D 3 Dil.: Mehr innerlich empfundenes Zittern, bes. bei Säufern und alten Leuten.
Racemephedrin D 4 Dil.: Zittern und Beben (Basedow).

Tympanie

s. Meteorismus.

Typhus abdominalis

(bzw. zum Status typhosus führende Erkrankungen)

Die Behandlung des Typhus durch die modernen Antibiotica ist sicherlich ein großer Fortschritt, den sich auch der homöopathische Arzt zunutze machen wird, wenn er Gelegenheit hat, einen Typhus zu behandeln, zumal es sich um eine biologische Methode handelt, die seiner ganzen Mentalität mehr zusagt als manche andere. Wie immer in diesen Fällen wird er aber seine, die speziellen Reaktionen des Kranken berücksichtigenden Mittel nicht missen wollen. Sie kommen auch dann in Betracht — und hier liegt für den Praktiker das Hauptgewicht —, wenn sich bei anderweitigen Erkrankungen typhöse Symptome einstellen. Man vergleiche deshalb auch dort (Grippe, Puerperalfieber usw.). Er ist so in der Lage, manchen sich anbahnenden Komplikationen schon im Beginn entgegenzuarbeiten, ehe sie zu schweren Störungen führen. Dem beobachteten funktionellen Zustand stellt man dann nach homöopathischer Art ein Mittel entgegen, das einen ähnlichen Zustand im Arzneiversuch oder bei Intoxikation hervorruft. Schematisch darf man allerdings nicht behandeln, da man sonst den Patienten gefährdet. Dagegen wirkt das richtig gewählte Mittel oft überraschend günstig.

Ferrum phosphoricum D 3—**D 6** Tabl., **Chininum arsenicosum** D 4 Tabl., **Lachesis** D 8—**D 12**—C 30 Tabl. und Dil.

Funktiotropie

Ferr. phos.: Fieber mit Blutungs- und Durchfallsneigung. Hypotonie, mit etwas weichem und vollem Puls. Durst, Schweiße. Das Mittel verbessert die Infektabwehr.

Chinin. ars.: Hohes Fieber, stinkende Diarrhoe. Meteorismus. Störungen der Gallenabsonderung. Eisigkalte Haut. Herzklopfen. Blutungen. Starke Schweiße. Das Mittel gilt als klinisch bewährt.

Lachesis: Verschlimmerung durch Schlaf und jede Wärmeanwendung. Überempfindlichkeit gegen leiseste Berührung, bes. am Halse (Vagus). Cyanose. Stinkende Stühle. Blutungen und Kollapsneigung. Der Eintritt einer Sekretion kann auffallend bessern. Cerebrale Symptome mit geschwätzigen Delirien. Die Infektabwehr droht völlig zu versagen.

Modalitäten und Typisches

Ferr. phos.: Ruhigliegen im Fieber.

Chinin. ars.: Periodizität von Erscheinungen.

Lachesis: Schlechter nach Schlaf und durch Wärme.

Sonstige Mittel

Pyrogenium D 12—C 30 Dil.: Gilt als sehr bewährt (auch Injektion).

Baptisia D 3 Dil., **Ailanthus** D 4 Dil., **Acidum phosphoricum** D 2 Dil., **Rhus toxicodendron** D 4 Dil., **Arsenicum album** D 4 Dil., **Echinacea** ⌀, **Arnica** D 3 Dil., **Gelsemium** D 4 Dil., **Opium** D 6 Dil., **Hyocsyamus** D 2—**D 3** Dil.

Weitere Maßnahmen

Hydrotherapeutische Maßnahmen.

Antibiotica (Chloromycetin).

Pyrifer (in der 2. Woche). Relativ kleine Dosen.

Ulcus cruris

Trotz aller ausgeklügelten Methoden seiner Behandlung gilt das Ulcus cruris immer noch als eine crux medicorum. Einfach mit Salben läßt es sich schwer behandeln, wenn auch manche Fälle damit zur Abheilung kommen. Ob aber dem Patienten immer damit gedient ist, ist eine zweite Frage. Offensichtlich wird das Ulcus nicht selten als Ventil für irgendwelche Toxine benutzt. Einige der sonstigen erfolgversprechenden Maßnahmen werden am Schluß genannt, selbstverständlich ohne irgendwelche Vollständigkeit beanspruchen zu wollen. Wenn sie vertragen wird, leistet die *Heisler*sche Kaffeekohle recht gute Dienste. Mit Calendula-Kompressen lokal im Wechsel und mit Injektionen von Pyrogenium waren ebenfalls auffallende Erfolge zu erzielen. Frischluftbehandlung, Güsse und manche andere Maßnahmen müssen die Zirkulation anregen. Das eine Ulcus reagiert besser auf die eine, das andere auf eine andere Behandlungsart. Neben aller äußeren Behandlung schätzt der homöopathische Arzt seine Arzneien, die die Heilung wesentlich unterstützen können. Als recht zweckmäßig hat es sich erwiesen, die Behandlung mit einer hohen Potenz von **Sulfur** zu beginnen.

Arnica D 3 Tabl. oder Dil., **Carbo vegetabilis D 6**—C 30 Tabl. und Dil., **Arsenicum D 6**—C 30 Dil., **Carduus marianus** Φ—D 2 Dil., **Lachesis** D 8—**D 12**—**C** 30 Tabl. und Dil.

Organo- und Histotropie

Arnica: Venen, Kapillaren, Arterien, Muskulatur.
Carbo veg.: Venen, Magen-Darm.
Arsen.: Endothelien, Haut, Nerven.
Card. mar.: Leber, Pfortader, Gefäße.
Lachesis: Endothelien, Blut, Gefäße, vegetative Nerven, Ovarien, Nebennieren.

Funktiotropie

Arnica: Gewebsregenerierend und entzündungswidrig. Blutungsneigung. In der Ätiologie des Arnica-Falles spielt das Trauma eine sehr wichtige Rolle.
Carbo veg.: Behebt die Stauung durch Anregung des Gasaustausches und der Reaktion. Neigung zu Cyanose und Meteorismus sind typisch. Eisige Kälte, bes. der Knie. Verlangen nach frischer Luft. Brennende Schmerzen. Wärme, bes. feuchte, verschlimmert wegen weiterer Behinderung der Zirkulation. Flache, bläuliche Geschwüre mit stinkenden Sekreten und Blutungsneigung.
Arsen.: Kälte verschlimmert, Wärme bessert. Periodisch, bes. nachts auftretende brennende Schmerzen, die zur Erschöpfung führen. Selbst kleine Geschwüre machen unerträgliche (neuritisch bedingte) Schmerzen. Hier oft besser in Hochpotenz.
Card. mar.: Pfortaderstauung. Hämorrhoiden. Leberfunktionsstörung.
Lachesis: Cyanotische Verfärbung. Schlechter durch leiseste Berührung. Warme Anwendungen werden schlecht vertragen und können Kollaps machen.

Modalitäten und Typisches

Arnica: Zerschlagenheitsgefühl.
Carbo veg.: Cyanose, Meteorismus.
Arsen.: Periodizität der Schmerzen.
Card. mar.: Begleitende Leberschädigung.
Lachesis: Klimakterisches Alter.

Sonstige Mittel

Apis D 3—D 6 Tabl.: Entzündlichkeit und Ödem.
Echinacea Φ—D 2 Dil.: Gewebsregenerierend. Auch lokal 1 : 20—30.
Hamamelis Φ—D 2 Dil.: Venenmittel.
Calcium fluoratum D 6 Tabl.: dgl.
Sulfur jodatum D 4—D 6 Tabl.: Umgebung des Geschwürs meist bräunlich; i. W. mit **Berberis** D 3 Dil. eins der bewährtesten Mittel.
Acidum nitricum D 4 Dil.: Stinken und Bluten.
Lycopodium D 6 Tabl.: Begleitende Hepatopathie.
Pulsatilla D 3—D 6, **Aristolochia** D 2—**D 3** Dil.: Bei schwachen Regeln.
Abrotanum D 1 Dil.: Ulcus mit bläulichem Rand.
Asa foetida D 4 Dil.: Ähnlich. Überempfindlich gegen Verband.
Cuprum formicicum D 5 (Injektion): Subkutan mit 0,2 beginnen, jedesmal steigern

um 0,2 bis 1 ccm. Intramuskulär mit Eigenblut. Bei guter Verträglichkeit auch i. v. **Pyrogenium** D 15—C 30 (Injektion): Alle 3 Tage 0,5—1 ccm injizieren. Beginn mit höheren Potenzen.

Weitere Maßnahmen

Eigenblut 2 ccm.

Milchinjektion.

Blutegel: oft ausgezeichnet; wirken auch auf den Wundschmerz.

Ansteigende Fußbäder mit Zinnkrautabkochung (Herb. Equiseti). Kniegüsse.

Milchsäure lokal (Sauerkrautumschlag, Lactisol).

Follikelhormon-Puder. Hirudoid-Salbe.

Spenglersan K, Ponndorf B.

Lehmbreiverband.

Verödung der Varicen. Entsprechende Verbände.

Kaffeekohle lokal, evtl. mit Puderzucker und defibriniertem Eigenblut zu dickem Brei gemischt. Darüber Salbenverband.

Feuchte Kompressen mit Calendula-, Hamamelis-, Echinacea-, Aristolochia-Lösungen.

Ulcusekzem: Lokal verdünnte Jodtinktur.

Vitamin F.

Medicrucin (teuer, aber gut).

Ulcus duodeni

Die Behandlung des Ulcus duodeni bzw. seiner Vorstadien gehört zu den Stärken der Homöopathie. Mit anderen Methoden nicht beeinflußbare Fälle besserten sich in kurzer Zeit. Die beiden Hauptmittel sind wohl **Anacardium orientale** und **Robinia.** Ihnen schließt sich manchmal **Ignatia** an. Tiefe Potenzen von **Anacardium** machen jedoch manchmal Erstverschlimmerung; es ist deshalb anzuraten, die Behandlung mit höheren Potenzen zu beginnen. Es mag allerdings auch Fälle geben, die tiefe Potenzen brauchen. Im übrigen kommen die bei Ulcus ventriculi, Hyperacidität usw. genannten Mittel in Betracht.

Anacardium D 8—C 30 Dil., **Robinia pseudacacia** D 3 Dil., **Kalium bichromicum** D 4 Tabl., **Uranium nitricum** D 4 Tabl.

Organo- und Histotropie

Alle angegebenen Mittel wirken organotrop auf das Duodenum.

Funktiotropie

Anacardium: Die Besserung fast aller Beschwerden durch Nahrungsaufnahme ist das leitende Symptom. Übelkeit und Schwäche, bes. morgens. Spätschmerz längere Zeit nach dem Essen auftretend. Obstipation. Pflockgefühl. Hochgradige nervöse Reizbarkeit, dabei Gedächtnisschwäche. Verschlimmerung durch Affekte. Mydriasis.

Robinia: Spätacidität mit hoher Kletterkurve. Meist Obstipation.

Kal. bichrom.: Mehr klinische Indikationen. Durchfallneigung wiegt vor. Intoleranz von Bier und Fleisch.

Uran. nitr.: Gastroduodenales, albuminurisches und diabetisches Syndrom. Heißhunger, Meteorismus. Abneigung gegen Fleisch. Obstipationsneigung.

Modalitäten und Typisches

Anacardium: Besserung durch Essen.
Robinia: Erst spät einsetzende Übersäurung.
Kal. bichrom.: Zähe, fadenziehende Schleimhautsekrete.
Uran. nitr.: Urin riecht nach Fischen.

Sonstige Mittel

Ignatia D 4—D 12—C 30 Dil.: Bes. bei funktioneller Überlagerung.

Weitere Maßnahmen

Spenglersan T.
Segmenttherapie mit Impletol oder Formicain.

Ulcus ventriculi

Arsenicum D 4—C 30 Dil., **Belladonna D 3**—D 6 Dil. (oder **Atropinum sulfuricum** D 4 Dil.), **Argentum nitricum** D 4—**D 6** Dil., **Nux vomica D 4**—C 30 Dil.

Spezielles

Arsen.: Im Wechsel mit Nux vomica gegeben von unbestreitbarer und oft schneller Wirkung. Ein herabgesetzter Ernährungszustand, Brennschmerz, gastroenteritische Symptome, starkes Durstgefühl und das periodische Auftreten von Beschwerden stützen die Wahl des Mittels.

Bellad.: Ein intermittierender Krampfschmerz, hohe Empfindlichkeit gegen Berührung und Trockenheit der Schleimhäute weisen auf das Mittel hin. Mit Arsenicum i. W. nach den Erfahrungen von *Stauffer* und nach meinen eigenen sehr wirkungsvoll bei „Magenkrämpfen anämischer Mädchen". Atropin gibt man besonders dann, wenn Belladonna trotz guter Indikation zu versagen scheint.

Arg. nitr.: Ist vor allem bei schleichend verlaufendem Ulcus ventriculi von Wert. Man kann es gut mit Atropinum D 4 kombinieren. Das Verlangen nach Zucker, aber auch die Unverträglichkeit, ist wohl das Hauptleitsymptom beim Ulcus. Besonders paßt es für abgemagerte, „eingetrocknete Neurotiker". Bei Blutungen und ganz akuten Zuständen ist es weniger angezeigt.

Nux vom.: Die der Ulcuskrankheit zugrundeliegende Dystonie des vegetativen Geschehens findet in Nux vomica ein sehr brauchbares Therapeuticum. Besonders angezeigt ist es bei Stubenhockern, Haemorrhoidariern und bei den Folgen von unzweckmäßiger Lebensweise. Die drei Stichworte: Erethismus, Gastrizismus und Morgenverschlimmerung des Allgemeinbefindens charakterisieren das Mittel genauer. Mit Graphites D 4—D 6 Tabl. i. W. sehr geeignet für die chronischen Fälle. Mit Kreosotum D 4—D 6 Dil. i. W. bei starkem Erbrechen bewährt.

Organo- und Histotropie

Arsen.: Magenschleimhaut, parenchymatöse Organe, Endothelien, Nervensystem.

Bellad.: Glatte Muskulatur, Nervensystem. Schleimhäute, Drüsen.

Arg. nitr.: Zentralnervensystem, Schleimhäute.
Nux vom.: Zwischenhirn. Medulla. Schaltneurone, Darmplexus.

Funktiotropie

Arsen.: Kälte verschlimmert, Wärme bessert. Brennschmerz, Durst, Unruhe, Angst, Erbrechen, Prostration. Hauptmittel neben Nux vomica.

Arg. nitr.: Explosives Aufstoßen. Verlangen nach Süßem, das aber schlecht bekommt. Kühle Nahrung bessert. Erst spät einsetzende Acidität. Wirkt sowohl als Schleimhautmittel als auch über das Zwischenhirn. Bes. bei schleichend verlaufendem Ulcus i. W. mit Atropinum sulfuricum.

Bellad.: Spasmen der glatten Muskulatur. Absatzweises Auftreten der Schmerzen. Berührung verschlimmert. Rückwärtsbeugen bessert. Mehr Neigung zu Obstipation. Kopfkongestionen.

Nux vom.: Neurovegetative Dysregulation. Spastische Stühle, vergeblicher Stuhldrang. Neigung zum Erbrechen. Psychischer Erethismus. Krampfartige Schmerzen, bes. frühmorgens und eine halbe Stunde nach dem Essen. Warme Getränke bessern. Leichter Druck auf den Magen wird schlechter vertragen als starker; muß daher die Kleider öffnen. Saurer und bitterer Geschmack. Zunge bes. im hinteren Abschnitt belegt. Verlangen nach Fetten. Als Begleit- und Wechselmittel zu einem anderen passenden Mittel bestens bewährt.

Modalitäten und Typisches

Arsen.: Gastritische Symptome. Wärmebesserung.
Bellad.: Krampfschmerzen absatzweise auftretend.
Arg. nitr.: Verlangen nach Süßigkeiten.
Nux vom.: Vergeblicher Stuhldrang. Morgenverschlimmerung.

Sonstige Mittel

Kreosotum D 4—D 6 Dil., **Graphites D** 4—D 6 Tabl., **Acidum nitricum D** 3—D 4 Dil., **Fel tauri** D 2 Trit., **Kalium bichromicum D** 4—D 6 Tabl., **Phosphorus** D 5 Dil., **Hydrastis** D 3 Dil., **Bismutum subnitricum** D 4 Tabl. (Ulcus der kleinen Kurvatur), **Jodum** D 4 Dil., **Capsicum** D 4 Dil., **Robinia** D 3 Dil., **Natrium muriaticum** D 6 Tabl., **Ignatia D** 4—C 30 Dil. (funktionelle Überlagerung).

Weitere Maßnahmen

Kühle Nahrung (nicht unter 15°, nicht über 45° C). Kochsalz- und Flüssigkeitsbeschränkung. Diät und sonstiges Verhalten wie üblich; Vorsicht aber wegen Mangelernährung, daher sobald wie möglich gehaltvolle Kost.
Psychische Behandlung. Seelische Konflikte, Sorgen, Kummer können die Heilung verhindern.
Injektionen von **Acidum formicicum** D 6—D 12 in die Headschen Zonen, resp. Formicain.
Bei heftigen Schmerzen 10—15 ccm **Novocain**lösung ventral subcutan.
Spenglersan T. Sorge für Stuhl, am besten durch Leinsamen (Präparat Linusit).
Bei Blutung: Heiße Packung der unteren Extremitäten; weiteres s. Haematemesis.
Akupunktur. Injektion von Mistelpräparaten z. B. Iscador Q einmal wöchentlich (bewährt sich bei sonst schwer beeinflußbaren Fällen).
Man kann die homöopathischen Mittel auch an gut ausgemachte hyperalgetische und segmentbezogene Punkte injizieren.

Uraemie

Zu versuchen sind: **Cuprum arsenicosum** D 4 Tabl., **Glonoinum** D 3 Dil., **Opium** D 3 Dil., **Ammonium carbonicum** D 3 Dil.

Kurze Anzeigen

Cupr. ars.: Durchfälle, Krämpfe, Cyanose, Erbrechen.
Glonoin.: Retinitis albuminurica.
Opium: Wenn der Kranke das Bild eines Narkotisierten bietet.
Amm. carb.: Vasomotorisches Versagen. Depression, Erschöpfung, dunkle Blutungen.

Weitere Maßnahmen

Aderlaß. Bluttransfusion. Ev. Lumbalpunktion.
Die Franzosen empfehlen als Grundmittel **Phosphorus** in hohen Potenzen und geben daneben **Apis** D 6 und tiefe Potenzen von **Natrium muriaticum** (D 3).

Urethritis

Die Hauptquelle, aus der die Urethritiden hervorgehen, die Gonorrhoe, ist durch die schnelle und sichere Wirkung der Antibiotica, Penicillin u. ä., leicht zu stopfen. Doch gibt es eine Menge unspezifischer Urethritiden, bei denen die früher von der Homöopathie bei Tripper angewandten Medikamente infolge ihrer organotropen Beziehung zur Harnröhre eine wertvolle Hilfe bedeuten können.

Cannabis sativa D 4—D 6 Dil., **Cantharis** D 6 Dil. oder Tabl., **Mercurius corrosivus** D 6 Dil. oder Tabl., **Thuja D 3**—C 30 Dil., **Selenium** D 6 Tabl., **Pulsatilla** D 4 Dil.

Spezielles

Cannabis sat.: Harndrang. Erektionen. Schleimig-eitriger Ausfluß. Breitspuriger Gang. Urethra sehr druckempfindlich.
Cantharis: Ausgesprochener Brennschmerz. Tenesmus. Die Schmerzen halten nach der Miktion an. Tropfenweise Harnentleerung. Hämaturie. Besserung durch Wärme und Ruhe.
Merc. corr.: Tenesmen. Brennschmerz. Nächtliche Verschlimmerung. Erektionen schmerzhaft. Grüne, eitrige, schleimige Sekrete. Akute und chronische Erkrankungen.
Thuja: Besonders bei chronischen Urethraerkrankungen und Tripperfolgen. Ruft ausgebliebene Sekretionen wieder hervor. Frösteln beim Urinlassen. Harnstrahl öfter unterbrochen. Dünne, grüne Sekrete mit Brennen. Condylombildung.
Selen.: Fadentripper. Prostatorrhoe. Allgemeinbefinden schlechter durch heißes Wetter und durch Weingenuß. Neurasthenische Reaktionsweise.
Pulsat.: Dicker, gelber Schleimfluß. Kühle bessert im allgemeinen. Tripperrheumatismus. Übergang auf Hoden und Nebenhoden.

Modalitäten und Typisches

Cannabis sat.: Erotische Phantasie. Breitspuriger Gang.

Cantharis: Am charakteristischsten ist der Brennschmerz.
Merc. corr.: Tenesmus noch ausgeprägter als Brennschmerz.
Thuja: Mehr chronische Fälle, weniger akute. Schweiße an unbedeckten Körperteilen. Besserung durch heiße Kataplasmen. Starke Frostigkeit.
Selen.: Sexuelle Schwäche. Nervöses, linksseitiges Kopfweh.
Pulsat.: Frösteln bei Schmerzen. Das Milde der Sekrete.

Sonstige Mittel
Acidum nitricum D 4 Dil.: Blutige Sekrete. Hohe Reizbarkeit, Splitterschmerz.
Aristolochia D 3. Dil.: Empfindlichkeit gegen Kälte.
Natrium muriaticum **D 4**—D 18 Dil.: Glasiger Ausfluß.
Echinacea ∅: i. v. 0,2—0,5—2,0 ccm, je nach Reaktion.
Cubeba D 2—D 3 Dil., **Oleum Santali** D 2 Dil., **Cinnabaris** D 3—**D 4** Tabl., **Argentum nitricum** D 4 Dil., **Balsamum peruvianum** D 2 Dil.

Weitere Maßnahmen
Eigenblut alle 3—4 Tage.
Antibiotica falls erforderlich.

Urticaria

Bei der Urticaria kommt man mit einer Standardtherapie, die Acidum formicicum D 6, Apis D 6 und Calcium carbonicum D 6 verwendet, in der Regel recht weit. Auch mit Belladonna D 4—D 6, Apis D 6 und Urtica urens D 3 sind gute Erfolge zu erzielen. Von den rein smptomatisch wirkenden Mitteln braucht man im allgemeinen keinen Gebrauch zu machen.

Acidum formicicum D 6 (Injektion), **Apis** D 6 Tabl. oder Dil., **Calcium carbonicum** D 3—**D 6** Tabl. (oder das Kalkpräparat **Cancer fluviatilis** **D** 4—D 6 Tabl.).

Organo- und Histotropie
Alle drei Mittel haben organotrope Beziehungen zur Haut.

Funktiotropie
Alle drei Mittel haben Beziehungen zu Erkrankungsformen mit allergischer Reaktionsweise.

Modalitäten und Typisches
Acid. form.: Blonde Personen, die leicht schwitzen, scheinen besonders gut zu reagieren. Ekzematiker, Rheumatiker.
Apis: Besserung durch Kühle. Oligurie. Stechende und brennende Schmerzen. Bes. im klimakterischen Alter.
Calc. carb.: Feuchte, kalte Extremitäten.

Sonstige Mittel
Belladonna D 3—D 6 Tabl.: Beim akuten Schub oft bewährt und schnell lindernd.
Urtica urens D 3 Dil.: Heftiger Juckreiz. Begleitende Verdauungsstörungen. — Auch äußerlich als Brennesseltee-Abwaschung.
Echinacea ∅—D 2 Dil.: Eingewurzelte, sehr hartnäckige Form.
Dulcamara D 3 Dil. Kälteallergisch bedingte Urticaria.

Antimonium crudum D 4—D 6 Tabl.: Lichturticaria und gastrisch bedingte Form.
Rumex D 3 Dil.: Urticaria nach Fleischgenuß.
Natrium muriaticum D 6—C 30 Tabl. und Dil.: Chronische Form, Neigung zu Rezidiven.
Antipyrinum D 3 Dil., **Rhus toxicodendron** D 6—C 30 Dil.
Medusa D 3 Dil.: Begleitende Nierenreizung.
Arsenicum D 6 Tabl.: Brennende Schmerzen, schlimmer nachts.
Anacardium D 6 Dil., **Staphisagria** D 6 Dil.: Psychogene Urticaria.
Aethiops antimonialis D 6–D 12 Trit. und Dil.: Chronische Formen. Öfters bewährt.

Weitere Maßnahmen

Eigenurin-Injektionen (0,5).
Lehmwickel. Waschungen mit Essigwasser oder starkem Salzwasser.
Cuprum formicicum D 5—D 6 (Injektion) mit Eigenblut, 2mal wöchentlich, mit 0,2 beginnend und langsam steigend.
Antihistaminica, falls nicht zu umgehen. Rutinpräparate.

Vaginismus

Neben der sonstigen Behandlung, die oft Sache des Nervenarztes ist, finden homöopathische Mittel ihre Indikation.

Ignatia und **Nux vomica** in hohen Potenzen sind die Grundmittel.

Weitere Mittel sind: **Belladonna D 3**—D 4 Dil. oder Tabl., **Cantharis D 4**—D 6 Tabl. oder Dil., **Platinum** D 6 Tabl., **Sepia D 4**—C 30 Tabl. und Dil.

Vaginitis

Belladonna D 4—D 6 Tabl. oder Dil., **Apis D 3**—D 6 Tabl. oder Dil., **Cinnabaris** D 3—**D 4** Tabl., **Acidum nitricum D 3**—D 4 Dil.

Organo- und Histotropie

Die Mittel wirken auf Schleimhäute, Gefäße und Zellgewebe.

Funktiotropie

Bellad.: Akuter Entzündungszustand. Trockenheit und Hitze der Schleimhaut. Hyperergische Reaktionen. Vasculäre Labilität.
Apis: Entzündungsprozeß weiter fortgeschritten. Ödematöse Durchtränkung des Gewebes. Stechender und brennender Schmerz. Allergische Reaktionsweise.
Cinnabaris: Vertritt die Mercurgruppe. Eitriger Katarrh. Schwellung und Entzündung der abhängigen Lymphwege und Lymphdrüsen. Bes. bei Vaginitis granularis von Wert.
Acid. nitr.: Stärkere Gewebsschädigung. Neigung zu Blutungen; putride Absonderungen. Geschwür- und Rhagadenbildung. Splitterartige Schmerzen.

Modalitäten und Typisches

Bellad.: Plethorischer, fetter, dunkelhaariger Typ (aber nicht durchgehend).
Apis: Kälte bessert im allgemeinen die Beschwerden.

Cinnabaris: Verschlimmerung nachts und in Bettwärme.
Acid. nitr.: Stinken und Bluten. Magerer Typ.

Sonstige Mittel
Kalium bichromicum D 4 Tabl., **Hydrastis** D 3 Dil., **Cantharis** D 4 Dil. oder Tabl., **Pulsatilla** D 4 Dil.
Radium bromatum D 12 Dil., **Psorinum** D 15—C 30 Dil. und **Alumina** C 30 Dil.: Zu versuchen bei Kraurosis vulvae.

Weitere Maßnahmen
Milchsäure lokal (verdünnt).
Kaffeekohle lokal.
Dextrovagin bei Colpitis senilis.

Varicen

Arnica D 3—C 30 Dil., **Calcium fluoratum D 6** Tabl., **Hamamelis** Ø—D 2 Dil., **Carduus marianus** Ø—D 2 Dil.

Organo- und Histotropie
Allen Mitteln kommt Gefäßwirkung zu.

Funktiotropie
Arnica: Tonisiert die Gefäßwände. Bewährt bei Dauergebrauch.
Calc. fluor.: Beeinflußt die Funktion der elastischen Fasern. Kühle bessert. Bewährt i. W. mit Arnica.
Hamamelis: Beeinflussung der Venenwände. Neigung zu passiven Blutungen. Feuchte Hitze wird schlecht vertragen.
Card. mar.: Hepatopathie und Pfortaderstauung wirken mit beim Zustandekommen des varicösen Symptomenkomplexes.

Modalitäten und Typisches
Arnica: Zerschlagenheitsgefühl.
Calc. fluor.: „Akrobatengelenke". Stechende Schmerzen.
Hamamelis: Dumpfes Wehtun.
Card. mar.: Hepatopathie.

Sonstige Mittel
Apis D 4—D 6 Tabl. oder Dil.: Entzündlichkeit. Ödematöse Verschwellung.
Aesculus D 3 Tabl.: Schwangerschaftsvaricen.
Sulfur D 4—C 30 Dil.: Autointoxikationsprozesse.
Pulsatilla D 4 Dil., **Aristolochia** D 4 Dil.: Ovarielle Insuffizienz.
Acidum hydrofluoricum D 4—**D 6** Dil.: Wirkung auf die elastischen Fasern.
Carbo vegetabilis D 6—**D 12**—C 30 Dil.: Cyanose.
Lycopodium D 6 Tabl.: Primäre Hepatopathie.
Tuberculinum in Hochpotenzen als Zwischengabe.
Bei brauner Verfärbung denke man vor allem an **Sulfur jodatum** D 6 Tabl. und **Berberis vulgaris** D 3 Tabl.

Weitere Maßnahmen

Entsprechende Verbände.
Evtl. Verödung.
Spenglersan K, R und **G.**

Vegetative Dystonie

Diese moderne Nomenklatur darf nicht zu dem Schluß führen, daß es derartige Störungen nicht schon immer gegeben hätte. Sie wurden nur früher anders benannt. Man überlege sich einmal, auf welchem Wege eine chronische Krankheit oft „geboren" wird. Zuerst handelt es sich um fast undefinierbare Änderungen der Gemütsstimmung. Der Patient — oder auch manchmal seine Umgebung — empfindet, daß er anders ist als früher. Allmählich stellen sich dann allerhand funktionelle Störungen ein, die als „nervös" oder auch als endokrin bedingt angesehen werden. Eine anatomische Schädigung ist trotz aller Untersuchungen nicht faßbar. Dauernde Erfolge werden durch die meist eingeleitete Behandlung mit Luminal und endokrinen Substanzen meist nicht erzielt. Nach kürzerer oder längerer Zeit wird dann der Patient zu einem Fall der wohlbekannten Krankheiten und es stellen sich auch die anatomischen Schäden ein. Die vegetativen Zeichen verlieren dann ihre Intensität und treten hinter den Erscheinungen eines Erlahmens der Organfunktionen zurück. Solange rein funktionelle Störungen bestehen, ist völlige Genesung möglich. Dieser Zeitabschnitt kann aber meist nicht ausgenutzt werden, weil es in der allgemeinen Medizin so rechte Hilfen dagegen nicht gibt. Hier ist die Homöopathie wohl unübertrefflich. In ihren Arzneimittelbildern finden wir die Gegenstücke zu den hier angedeuteten Entwicklungen. Auch bei den Arzneiprüfungen gehen die festzustellenden Leistungsänderungen etwaigen anatomischen Schäden voran. Es liegt im Erfahrungsschatz der Homöopathie eine große Anzahl neuropathologisch desensibilisierender Medikamente bereit, mit denen man die jeweilige Funktionsstörung recht sicher wieder normalisieren kann. Sie entfalten hier eine ordnungschaffende Wirkung. Da wird z. B. nicht das organgebundene Ulcus ventriculi direkt bekämpft, sondern der neuropathologische Ursachenprozeß. Jeder verschiedenen Ausgangslage kann Rechnung getragen werden. Voraussetzung ist freilich, daß man auch die sekundäre und entspannende Phase der Mittelwirkung nutzen lernt und nicht nur im zellularpathologischen und mechanistischen Denken verharrt. Man muß wissen, daß ein sensibilisierter Organismus auf schwächste Reize reagieren kann, wenn sie auf ein Beziehungssystem treffen, daß sie in katalytischem Sinne erfassen können. Bei kunstgerechter Behandlung hat man große Freude an der Behandlung derartiger Fälle. Dazu ist auch vielfach keine der üblichen Laboratoriumsforschungen nötig, die nur zu oft zur Vernachlässigung dessen, was man mit seinen fünf Sinnen erfassen kann, verleiten und zu therapeutischem Nihilismus führen. Selbstverständlich kann hier nicht das ganze Gebiet der vegetativen Dystonie behandelt werden. Es sind deshalb nur einige der wichtigsten Mittel herausgehoben.

Aconitum D 12—C 30 Dil., **Calcium carbonicum** D 12—**C 30** Dil., **Lachesis** D 8—D 15—**C 30** Tabl. und Dil., **Strychninum phosphoricum** D 8—**D 12** Dil.

Organo- und Histotropie

Aconit.: Nervensystem, Gefäße, Herz.
Calc. carb.: Nervensystem, bes. subcorticale Zentren; Nebenschilddrüse.

Lachesis: Vegetative Nerven, Endothelien, Blut, Inkretionsorgane.
Strychnin. phos.: Medulla, vegetative Nerven, Cerebrum.

Funktiotropie

Aconit.: Sympathicotonische Funktionslage; neurocirkulatorische Dystonie. Cardiale Angst- und Erregungszustände (infolge Veränderung der Permeabilität innerer Membranen). Vasomotorische Paroxysmen, bes. im arteriellen Sektor. Acceleransreizung: voller harter Puls. Segmentale Parästhesien und neuralgiforme Zustände. Schlaflosigkeit, bes. nach Affekten (Schreck). Nervöse Herzstörungen, auch bei Basedow und Hypertonie.
Calc. carb.: Subcorticale Zentren entspannend. Allergische Reaktionsweise. Allgemeine Stoffwechselstörungen. Submanisches Verhalten und Schlaflosigkeit. Stimmung ängstlich, besorgt. Erregte Herzaktion mit Wallungen und Arrhythmie. Viel Träume. Hypermenorrhoe. Lokale Schweiße (sauer). Hautjucken zur Zeit der Menses. Besseres Befinden, wenn Verstopfung besteht.
Lachesis: Humorale Instabilität. Insuffizienz der Nebennierenrinde. Hypoovarielle Funktionslage, bes. im klimakterischen Alter. Sensibilisierung durch frühere schwere Infekte. Wallungen und andere Zirkulationsstörungen. Cyanose, Anoxydose. Schlechte Toleranz der vagotonischen Einstellung im Schlaf; daher Verschlimmerung nach Schlaf. Wärmeintoleranz. Hyperästhesie der Hautnerven. Oft gut i. W. mit **Aurum.**
Strychnin. phos.: Bes. klinisch bewährt bei vegetativem Hypertonus. Entspannt den Parasympathicus. Wirkt beruhigend und euphorisierend. Motorische Reizung. Zuckungen. Gastrizismus; spastische „Zwirnstühle". Das Mittel des modernen Lebens (Ignatia, Nux vomica). Am besten vormittags zu geben.

Modalitäten und Typisches

Aconit.: Gefäßerethismus. Angst, ja Todesangst.
Calc. carb.: Schlaflosigkeit mit viel Träumen.
Lachesis: Klimakterisches Alter.
Strychnin. phos.: Abgehetzte, unregelmäßig lebende und überanstrengte Menschen.

Sonstige Mittel

Lycopus ⌀—**D 2** Dil.: Hyperthyreose. Tachycardie.
Leonurus cardiaca D 2 Dil.: dgl.
Belladonna D 6—D 12 Dil.: Sympathicotonische Funktionslage.
Nux vomica D 12—C 30 Dil.: Ähnlich Strychninum phosphoricum.
Ambra grisea D 3—D 4 Dil.: Durchkreuzung vegetativer Automatismen bei jeder Erregung (Herz und Atmung geraten in Unordnung).
Phosphorus D 10—**C 30** Dil.: Nervöser Erethismus. Leichte Erschöpfung. Schwindel.
Cocculus D 4—**D 12** Dil.: Schwindel, Tympanie, Hypotonie, Parästhesien, die die Seite wechseln.
Ignatia D 6—**C 30** Dil.: Vegetative Dystonie mit widerspruchsvollen Zügen. Psychovegetative Dystonie. Flüchtigkeit und Intermittenz der Erscheinungen.
Anacardium D 6—**C 30** Dil.: Neurotische Symptome mit Pylorussyndrom.

Asa foetida D 4—**D 6** Dil.: Retrograde Peristaltik.
Argentum nitricum D 6—**C 30** Dil.: Gastrocardialer Symptomenkomplex des Asthenikers. Emotionelle Diarrhöen.
Secale D 6—C 30 Dil.: Neurodystrophische Kapillarreaktionen der Peripherie. Durchblutungsstörungen.
Hypericum S.V. Schwabe: Vegetative Dystonie mit depressiver Stimmungslage.
Coffea D 3—**C 30** Dil.: Stark sympathicotonische Einstellung. Zittern, Schlaflosigkeit, Herzklopfen, überempfindliche Sinne, heißes rotes Gesicht.
Gelsemium D 4—**C 30** Dil.: Vasomotorische Störungen. Reizleitungsstörungen; nervöse Pseudoangina. Migräne, emotionelle Diarrhöen.
Nux moschata D 3—**D 6** Dil.: Wechselnde Stimmung. Ohnmachtsneigung. Meteorismus mit Rhythmusstörungen des Herzens.

Weitere Maßnahmen

Die Lebensweise ist nach den bewährten Richtlinien einzustellen, die die Naturheilmethode bietet.
Ausschaltung von Herdinfekten.
Spenglersan K und **T.** Akupunktur.
Formicain oder Impletol als langsame i. v. Injektion oder an hyperalgetische Punkte.
Coli-Spritzvaccine und Coli-Schluckvaccine bei Dysbakterie.

Vertigo

Das so häufige Symptom Schwindel ist homöopathisch oft recht gut zu beeinflussen. Die Hauptsache ist natürlich, daß man herausbringt, worauf es beruht. Auf die Symptomatik allein darf man sich nicht stützen; sie kann aber dazu helfen, die Wahl des Mittels zu erleichtern. Die Behandung des Grundleidens wird immer an erster Stelle stehen müssen. Daneben gibt es leistungsfähige homöopathische Palliativmittel, die man dann anwenden mag, wenn man sich über die eigentliche Ursache nicht klar werden kann. Hier sind besonders **Tabacum, Cocculus** und **Granatum** zu nennen.

Argentum nitricum D 6—C 30 Dil., **Cocculus D 4**—D 6—C 30 Dil., **Conium D 4**—D 6 Dil., **Nux vomica D 4**—D 12 Dil.

Organo- und Histotropie

Sämtliche Mittel sind neurotrop.

Funktiotropie

Arg. nitr.: Cerebral bedingte Koordinationsstörungen; Tremor, Bandgefühl und Gefühl des Vergrößertseins einzelner Körperteile. Neigung zu Degeneration der Nervenbahnen. Meteorismus, oft plötzlich auftretend. Verschlimmerung zur Regelzeit. Folgen von Affekten, bes. von Schreck.
Cocculus: Hypotonieschwindel, der sich im Liegen bessert und beim Aufrichten verschlimmert. Mehr funktionelle Störungen. Aber auch bei arteriosklerotisch bedingtem Schwindel i. W. mit Baryum carbonicum D 3 Tabl. von Wert. Beim Fahren deutliche Verschlimmerung. Übelkeit. Gefühl des „Ausgehöhltseins“ einzelner Körperteile (Kopf, Bauch). Folgen von Nachtwachen, von geistiger und sexueller Überanstrengung. Hinterkopfschmerzen.

Conium: Aufsteigende Lähmungen oder allgemeines Nachlassen der Muskelkraft. Koordinationsstörungen. Neigung zu feuchter, kühler Haut. Tremor. Der Schwindel tritt schon beim Drehen des Kopfes im Bett auf. Schwindel beim Erwachen. Neigung, seitwärts zu fallen. Altersschwindel, nicht selten sklerotisch bedingt und von labilem Kreislaufverhalten begleitet. Die Conium entsprechenden Leiden entwickeln sich langsam und schleichend.
Nux vom.: Gastritischer und neurogener Schwindel; bes. Neigung, rückwärts zu fallen. Reflexübererregbarkeit. Neurovegetative Dysregulation. Dyskinetisch-spastische Obstipation. Verschlimmerung früh beim Erwachen. Folgen des modernen Lebens und von Exzessen jeder Art.

Modalitäten und Typisches

Arg. nitr.: Die linke Körperseite ist in jeder Beziehung anfällig und schwach.
Cocculus: Gefühl der Leere und des Ausgehöhltseins.
Conium: Feuchte, kühle Haut, bes. der Handteller.
Nux vom.: Spastische Stühle.

Sonstige Mittel

China D 2—D 4 Dil.: Anämischer Schwindel. Hypotonie infolge von Säfteverlusten.
Baryum carbonicum D 3—D 4 Tabl.: Arteriosklerose. Cerebrale Durchblutungsstörungen.
Secale D 2—D 3 Dil.: Schwindel bei Hypertonie und Arteriosklerose. Schwindel bei Durchblutungsstörungen des inneren Ohres.
Viscum album ∅: Hypertonieschwindel.
Sulfur D 4—C 30 Dil.: Autointoxikationsschwindel. Roter Hochdruck.
Phosphorus C 30—D 12 Dil.: Ganz hohe Potenzen bei Hypertonie mit Schwindel.
Bryonia D 3 Dil.: Schwindel bei Gallenerkrankungen; schlechter morgens.
Cyclamen D 2—D 6 Dil.: Schwindel bei Migräne. Hinterkopfschmerz.
Theridion D 8—**D 10** Dil.: Schwindel bei Geräusch.
Borax D 3—D 6 Dil.: Schwindel bei Abwärtsbewegung.
Cytisus D 3—D 6 Dil.: Schwindel nach Encephalitis und Grippe.
Pulsatilla D 4 Dil.: Schwindel vor der Regel.
Belladonna D 6 Dil., **Glonoinum** D 6 Dil.: Kongestionsschwindel.
Tabacum C 30—**D 6** Dil.: Schwindel gebessert durch Augenschließen. Blässe, Kälte und kalter Schweiß; im Wechsel mit Secale bei spastischem Schwindel.
Granatum D 3—D 6 Dil.: Nicht selten symptomatisch wirksam.
Calcium carbonicum D 6—C 30 Tabl. und Dil.: Schwindel beim Steigen oder plötzlichem Aufstehen.

Weitere Maßnahmen

Aderlaß oft angezeigt, dgl. Blutegel.
Eigenblutbehandlung bei arteriosklerotischem Schwindel (evtl. bestrahltes).
Viscratyl (bei alten Leuten).
Impletol bzw. Formicain langsam intravenös.

Verrucae

Calcium carbonicum D 3—D 6—D 12 Tabl.: Verhornte Warzen mit Juckreiz und Entzündungsneigung.

Thuja D 6 Dil.: Plane Warzen; auch weiche und konische, die zur Degeneration neigen können. Langfristig zu geben. Bewährt.
Ferrum picrinicum D 4 Tabl. Besonders bei Kindern in den Entwicklungsjahren angezeigt.
Castor equi D 3—D 6 Tabl.: Bes. an der Stirn.
Causticum D 4—D 6 Dil.: Hände und Gesicht befallen.
Antimonium crudum D 4—C 30 Tabl. und Dil. Bei fast allen Hauterkrankungen, bei denen Trockenheit, hornige Auswüchse und Schrunden bestehen.. Niedrige Potenzen öfter zu geben, hohe als gelegentliche Zwischenmedikation.
Cinnabaris D 3 Tabl.: Wird sehr gelobt bei blutenden Warzen im Gesicht.

Weitere Maßnahmen

Neben den sonst angezeigten Mitteln gebe man in wöchentlichen Abständen Einzelgaben höherer Potenzen von **Medorrhinum,, Tuberculinum, Syphilitinum** und **Sulfur.**

Lokale Anwendung von Glechoma-Essig (aus Glechoma Ø) 10%. Man befestige einen mit der Lösung getränkten Wattebausch auf der Warze.

Vitiligo

Tuberculinpräparate, bes. **Tuberculinum novum Kochii,** in höheren Potenzen und seltenen Gaben.

Dazu entsprechende Konstitutions- und Drainagemittel. wie sie bei **Phthisis pulmonum** genannt werden.

Weilsche Krankheit

Als homöopathische Hauptmittel gelten:

Mercurius corrosivus D 6 Tabl. und **Apis** D 3—D 6 Tabl.

Sonstiges

Aureomycin.

Hauptsächlichste Syndrome wichtiger Mittel

In der Homöopathie nimmt die syndromatische Betrachtungsart als Grundlage ihrer Krankenbehandlung eine sehr wichtige Stelle ein. Bei vielen Mittelbildern zeichnen sich Symptomenkomplexe ab, die sich mit Erscheinungen der pathologischen Physiologie weitgehend identisch erweisen. Hier liegt auch der Grund zu der an sich nicht vertretbaren Ansicht einer Reihe von Ärzten, daß jedes Mittel bei jeder Krankheit in Betracht kommen könne. Dies ist selbstverständlich nur in gewissen Grenzen der Fall, da bei den verschiedenartigsten Erkrankungsformen gleichartige Syndrome auftreten können, die dann als Therapeuticum das dem Syndrom entsprechende Mittel erfordern können, um den funktionellen Ablauf zu regulieren.

Ordnet man nun die Mittel nach ihren hauptsächlichsten Symptomenkomplexen, so wird man feststellen, daß die Arzneimittel-Differentialdiagnose wesentlich vereinfacht und erleichtert wird. Man braucht dann nicht mehr einen „Symptomenwust" zu überblicken, sondern verhältnismäßig einfache physiologisch-pathologische Abläufe oder Tatsachen.

Wenn es gelingt, mehrere Syndrome gleichzeitig mit einem Mittel zu erfassen, ist die Wahrscheinlichkeit, daß dieses Mittel irgendwie helfen werde, schon recht erheblich.

Man wird bei Benutzung der folgenden Aufstellungen also sein Augenmerk darauf richten, ob in einem konkreten Krankheitsfalle zwei oder mehrere Syndrome deutlich vorhanden sind. In diesem Falle wird man das Mittel auf seine spezielle Eignung genauer prüfen.

Um das Studium zu erleichtern, ist bei den einzelnen Syndromen noch eine Anzahl von Vergleichsmitteln genannt, die dasselbe oder ein ganz ähnliches Syndrom aufweisen.

In einer weiteren Spalte werden einige Diagnosen angeführt, bei denen das genannte Mittel in Betracht zu ziehen ist.

ABROTANUM-Syndrome

Ars. jod., Natr. mur., Sec.	hyponutritives	Pädatrophie; Appetitschwäche
Ferr., China, Kal. carb.	anämisches	Infektfolgen. Tuberkulose
Ant. crud., Sulf., Cimic.	gichtisch-rheumatisch-(metastatisches)	Rheuma mit sonstigen Erscheinungen wechselnd
Caps., Agar., Asa	kapillaratonisches	Erythrocyanosis, Frostschäden, Akne rosacea
Bryon., Merc. sol., Ant. tart., Sulf.	serositisches	Hydrocele. Rheumatische und tuberkulöse Pleuritis und Peritonitis

ACIDUM BENZOICUM-Syndrome

Colch., Ant. crud.	gichtisch-rheumatisch-(arthritisch)-metastatisches	Akut. Gelenkrheuma. Menière. Gichtische Nieren- und Darmerkrankungen
Acon., Ver. vir., Lycopus	arteriell-erethisches	Endocarditis. Gelenkrheuma

ACIDUM HYDROFLUORICUM-Syndrome

Alum., Sil., Arg. nitr., Lycopod.	hyponutritiv-dystrophisches	(fahles, altes Aussehen)
Carbo veg., Sep., Puls.	venöses	Varicen
Calc. carb., Calc. fluor., Sil.	Bindegewebs- und Knochenschwäche	Caries, Nekrosen. Elastische Faser
Merc. sol., Sulf. jod.	dermatitisch-ulceröses	Ulcus cruris, Pruritus, Keloide

ACIDUM NITRICUM-Syndrome

Kal. jod., Kal. bichr., Kreos., Cadm. sulf., Ars.	destruktiv-ulceröses	Ozaena, Ulcus ventriculi. Enteritis ulcerosa
Merc. aurat., Acid. carb.	dermatitisch-ulceröses	Ulcera, Fissuren
Ars., Ars. jod., Phos., Chin. ars.	kachektisch-nervöses	(Mercurialismus)
Acon., Ver. vir., Cact.	arteriell-erethisches	Arteriosklerose. Reizleitungsstörungen, Wallungen
Carbo veg., Lach.	hämorrhagisch-putrides	Blutige Diarrhöen, Cystitis

ACIDUM PHOSPHORICUM-Syndrome

Kal. phos., Selen., Phos.	neuropathisch-asthenisches	Psychische Antriebsschwäche
Kal. jod., Aur., Acid. nitr., Sil., Phos.	osteïtisches	Periostitis, Caries
China, Phos., Merc. sol.	hämorrhagisch-hyperhidrotisches	Infekte, Ikterus
Agn. cast., Lycopod., Conium	sexuell-atonisches	Impotenz
Ferr. phos., China	intestinales	nicht schwächende Diarrhöen

ACONITUM-Syndrome

Dulcamara	akut inflammatorisch-febriles-anhidrotisches (sympathicotonisch)	Pneumonie. Grippe
Adren., Cact., Aur.	arteriell-erethisch-hypertonisches	Basedow, Hypertonie, Angina pectoris (spuria)
Ars., Coloc., Magn. phos.	neuralgisches-nervös erethisches	Ischias, Neuralgie; Parästhesie. Agrypnie; Agarophobie.
Ferr. phos., Bryon., Phytol.	akut rheumatisch-katarrhalisches	Conjunctivitis, Laryngitis. Akut. Gelenkrheuma

AESCULUS-Syndrome

Card. mar., Sep., Magn. mur.	Pfortaderstauungssyndrom	Haemorrhoiden, Colitis
Sulf., Aloe, Sep.	allgemein venös-plethorisches	Cephalalgie, Varicen, Pharyngitis
Puls., Sep., Cyclam.	venös-katarrhalisch-rheumatisches	Brachialgia paraesthetica

AGARICUS-Syndrome

Abrot., Petrol.	dermatitisches	Frostschäden, Akroparästhesien
Plat., Acon., Sec., Thuja	parästhetisches	Akroparästhesien
Acon., Cimic., Lil. tigr.	cardialgisches	Angina pectoris spuria
Oleand., Carbo veg., Colch.	enteritisch-meteoristisches	Dyspraxia intestinalis
Tarant. hisp., Zinc.	nervös-hyperkinetisch-spasmodisches	Chorea, Nystagmus, Blepharospasmus

AGNUS CASTUS-Syndrome

Selen., Staph., Acid. picr.	psychasthenisch-sexuell-atonisches	Impotenz, Hypochondrie
Kal. carb., Calc. carb., Nux vom.	hypermenorrhoisches	habituelle Hypermenorrhoe

AILANTHUS-Syndrom

Lach., Acid. mur.	stuporös-cyanotisch-septisches	Sepsis, Diphtherie, Haemorrhagien

ALETRIS FARINOSA-Syndrome

Alum., Graph., Natr. mur.	anämisch-hypoperistaltisches	Anämie
Aloe, Sep., Magn. mur.	kongestiv-venös-ptotisches (im kleinen Becken)	Prolapsbeschwerden

ALOE-Syndrome

Aesc., Sep., Glechoma	venös-plethorisches	Haemorrhoiden, Prolaps, Orthostatische Albuminurie
Sulf. jod., Magn. mur.	colitisch-haemorrhoidales	Inkontinenz des Rectums

ALUMINA-Syndrome

Gels., Caust., Phos.	asthenisch-psychotisch-paretisches	Tabes, Lähmungen, fixe Ideen
Senega, Asa, Conium	chronisch katarrhalisches (trockene Katarrhe)	Blepharitis, Laryngitis
Sil., Acid. fluor., Thuja	dermatotrop-atrophisch-dystrophisches	Pruritus, Analekzem

AMBRA GRISEA-Syndrome

Phos., Zinc., Ign.	neurotisch-irritables	Schwindel, Spasmen, Anästhesien, Kopfschmerzen
Arg. nitr., Nux vom., Phos.	nervös-dyspeptisches	Aërophagie, Ructus, Dyspepsie
Bell., Acon., Cact.	cardio-vasculär-vasolabiles	Durchkreuzung des vasomotor. Automatismus
Carbo veg., Hamam., Bovista	haemorrhagisch-venöses	Nasenbluten. Hypermenorrhoe

AMMONIUM CARBONICUM-Syndrome

Lach., Ail., Carbo veg., Pyrogen.	immunisatorisch-insuffizient-toxaemisches	Erysipel, Scharlach, Grippe
Ail., Bapt., Opium	nervös-depressives	Grippe, Uraemie
Sec., Lach., Acid. sarcolact.	haemorrhagisch-hypoxydotisches	Skorbut, schwere Infekte
Ars., Ant. tart., Lach.	cardiovasculär-respiratorisches	Asthenische Pneumonie Asthma

ANACARDIUM ORIENTALE-Syndrome

Cann. sat., Chel., Graph.	pylorisch-dyspeptisches	Ulcus duodeni, nervöse Dyspepsie
Cann. ind., Plat.	neurasthenisch-psychotisches	Halluzinationen, Cephalalgie
Rhus, Mez., Croton	dermatitisches	Urticaria, Ekzem, Pemphigus

ANTIMONIUM CRUDUM-Syndrome

Acid. benz., Abrot., Sulf.	rheumatisch-gichtisch-metastatisches	Gicht, Fettsucht
Ars., Graph., Petrol., Cast. equi	dermatitisches	Lichen, Akne, Schrunden, Schwielen
Graph., Ars., Puls.	gastrointestinales	Akute Gastritis, Colitis, typhöse Darmerkr.

ANTIMONIUM TARTARICUM-Syndrome

Ant. ars., Ars., Lach.	vagoparalytisch-katarrhalisches	Bronchopneumonie
Rhus, Anacard., Canth.	dermatitisches	Impetigo, Variola
Rhus, Nux vom., Led., Calc. phos.	rheumatisch-lumbalgisches	Muskelrheuma, Lumbago
Ars., Arg. nitr., Ipec.	gastrointestinales	Gastritis, Brechdurchfall, Ulcus der Potatoren
Abrot., Apis, Merc. sol., Sulf. jod., Canth.	serositisches	Pleuraexsudate

APIS-Syndrome

Rhus tox.	Exsudativ-entzündlich-ödematöses	Furunkel, Phlegmone, Angina
Ars. jod., Ant. tart., Bryon.	serositisches	Pleuritis, Perimetritis, Meningitis
Merc. corr., Canth., Terebinth.	nephrocystitisches	**Nephritis-Nephrose**
Phos., Ars., China	haemolitisches	Ödeme mit Anämie
Lach., Ail., Pyrogen.	infektiös-adynamisches	schwere Infekte; bes. Erythemkrankheiten
Urtica, Dulc., Rhus	dermatitisches-allergisches	Urticaria, Furunkel, Zellgewebsentzündung

ARALIA RACEMOSA-Syndrome

Carbo veg., Justic., Ipec.	laryngno-bronchitisch-asthmatisches	Heufieber und Asthma, Reizhusten
Lil., Sep., Plat., Stann.	utero-ptotisches	Prolapsbeschwerden

ARGENTUM NITRICUM-Syndrome

Lycopod., China, Phos.	asthenisch-neurotisches	Neurosen, Vertigo
Chel.	gastrisch-pylorisch-enteritisch-ulcerös-meteoristisches	Ulcus ventriculi
Caust., Agar.	spasmodisch-paraplegisches	Migräne, Tabes, Beschäftigungsneurosen
Abrot., Hydrast., Ars.	hyponutritiv-anämisches	Neoplasmen, Tabes mesaraica, Ulcus
Kal. bichr., Merc. corr.	nephritisches	Hydronephrose, Nephritis
Hydrast., Merc. sol., Puls.	katarrhalisches	Laryngitis, Conjunctivitis Enteritis

ARNICA-Syndrome

Aur., Bell., Glon.	plethorisch-polycythaemisch-hypertonisches	Apoplexie, Hypertonie
Lach., Carbo veg., Acid. nitr.	septisch-adynamisch-putrides	schwere Infekte
Led., Hamam.	traumatisch-haemorrhagisches	Folge von Traumen und Operationen
Crataeg., Cact., Spig.	cardial-coronares	Sportherz, Angina pectoris
Echin., Calend.	dermatitisches	Furunkel, Ekchymosen, Decubitus, Verbrennungen

ARSENICUM ALBUM-Syndrome

Chin. ars., Phos.	anämisch-hyponutritiv-ödematöses	Nephritis, Sprue
Lach., Pyrogen., Chin. ars.	inflammatorisch-destruktiv-adynamisch-septisch-malignes	Sepsis
Ver. vir., Ipec., Cupr. ars.	gastritisch-enteritisches	Ulcus ventriculi, Enteritis
Graph., Ant. crud., Sulf.	dermatitisches	Psoriasis, Ekzem, Karbunkel

Merc. sol., Coloc., Spig.	neuritisch-neuralgisches	Neuralgien, Neuritiden
Apis, Terebinth., Canth. Kal. ars.	nephritisches	Diffuse subakute u. chron. Nephritis-Nephrose
Ars. jod., Lycopus	dysthyreotisches	Basedow
Sec.	kapillarotoxisches	Gangrän, Ikterus, Raynaud
Sil., Carbo an., Conium	neoplastisches	Carcinom (Haut, Magen usw.)

ARSENUM JODATUM-Syndrome

Hepar,, Merc. sol., Calc. jodat.	adenopathisches	Lymphadenitis (auch chronisch), Basedow
Calc. phos., Ferr. phos.	tuberkulöses	Lungentuberkulose
Apis, Calc. carb.	allergisches	nässendes Ekzem, Asthma

ASA FOETIDA-Syndrome

Plat., Ign., Mosch.	hysteriformes	Clavus hystericus, Chorea
Nux vom., Ign. Nux mosch.	nervös-dyspeptisches	Viscerale Spasmen, Gastritis
Kal. bichr., Calc. sulf.	osteïtisch-dermatitisch-ulceröses	Ozaena, Caries, Fisteln, Ulcera

AURUM METALLICUM-Syndrome

Bell., Arn., Glon.	plethorisch-hypertonisch-arteriell-erethisches	Hypertonie
Latrod., Crat., Spigel.	stenocardisch-cardiales	Aortitis, Stenocardie
Sil., Kal. jod., Plumb. jod.	chron.-destruktiv-entzündlich-hyperplastisch-cirrhotisches	Nephropathie. Lebercirrhose
Merc. aurat., Asa, Kal. bichr.	osteïtisches	Ostitis, Ozaena, Lues
Cimic., Croc., Hyosc.	cyclothym-neurotisches	Gemütsleiden
Calad., Agn. cast.	hypogenitales	Kryptorchismus usw.

BARYUM CARBONICUM-Syndrome

Kal. jod., Aur.	cardio-vasculär-cerebral-sklerotisches	Cerebralsklerose, Coronarinsuffizienz
Ars. jod., Hepar, Merc. sol.	adenopathisches	Skrofulose, Prostatahypertrophie, Tonsillitis
Sulf., Calc. carb., Phos.	skrofulös-rachitisches	Skrofulose
Agar., Calc. carb.	psycho-somatisch-retardiertes	Langsame Entwicklung

BELLADONNA-Syndrome

Acon., Gels., Ferr. phos.	akut-inflammatorisch-febril-sympathicotonisches	Infekt.- und Erkältungsfieber
Arg. nitr., Gels., Caust.	spasmodisch-paretisch-neuralgisches	Koliken, Enuresis, Neuralgien, Paresen
Glon., Aur., Kal. jod.	cerebral-congestives	hypertonische Krisen, Basedow, Fieberzustände
Acon., Ferr. phos.	(trocken)akut-katarrhalisches	Angina, Tracheïtis, Laryngitis
Rhus, Bryon., Merc. sol.	ophthalmisches	Iritis, Conjunctivitis

BERBERIS VULGARIS-Syndrome

Natr. sulf., Lycopod.	hepatisch-renales	Cholecystopathie. Pyelitis
Tuberc., China, Merc. dulc., Abrot.	lithämisch-anämisches	Nierensteine, Gallensteine

BISMUTUM SUBNITRICUM-Syndrome

Ign., Nux. vom., Asa	nervös-dyspeptisches	Magenkrämpfe
Arg. nitr., Ars., Bell.	gastritisch-ulceröses	Ulcus der kleinen Kurvatur

BORAX-Syndrome

Merc. corr., Carbo veg.	stomatitisch-aphthöses	Leukoplakie, Aphthen usw.
Coccul., Tabac.	cerebral-neurotisches	Vertigo, Nausea
Bell., Magn. phos., Viburn.	dysmenorrhoisches	Membranöse Dysmenorrhoe

BROMUM-Syndrome

Jod., Acon., Hepar	laryngobronchitisches	croupöse Zustände
Hepar, Ars. jod., Plumb.	adenopathisches	Orchitis, Parotitis, Ovariitis, Struma
Ant. crud., Kal. jod., Abrot. Selen.	dermatotropes	Akne

BRYONIA-Syndrome

Bell., Merc. sol., Apis	infiltrativ-exsudativ-entzündliches	Pneumonie, Parametritis, Arthritis. Sonst. Infekte
Abrot., Apis, Ars. jod.	serositisches	Pleuritis, Perihepatitis, peritonitische Exsudate
Acid. form., Rhus, Phytol.	mesenchymal-rheumatisch-gichtisches	Ischias, Muskelrheuma
Phos., Bell., Ipec.	katarrhalisches	Pneumonie, Gastritis, Bronchitis
Chel., Merc. sol., Card. mar.	hepatitisches	Cholecystitis, Hepatitis

CACTUS GRANDIFLORUS-Syndrome

Sec., Acon., Crataeg.	angiospastisch-cardial-arterielles	Coronarinsuffizienz. Cardiovasculäre Neurosen
Sec., Lach., Phos., Crotal.	hämorrhagisches	Blutungen (Herzleiden)
Plat., Cham., Magn. phos.	dysmenorrhoisches	Dysmenorrhoe

CALCIUM CARBONICUM-Syndrome

Merc. dulc., Graph., Ant. crud.	skrofulös-rachitisch-adipöses	Skrofulose, Rachitis
Mephit., Cupr., Samb., Bell.	spasmophiles	Laryngospasmus, Epilepsie
Acid. form., Ars. jod., Apis	allergisches	Ekzem, Urticaria
Kal. carb., China, Merc. dulc.	hyperhidrotisch-stoffwechselgestörtes	Harns. Diathese, Fettsucht
Calc. carb., Kal. carb.	hypermenorrhoisches	bei Pastösen
Oleand., Viola tric., Merc. sol.	ekzematöses	kreidige, auch feuchte Ekzeme
Carbo veg., Phos., Ant. sulf. aurant.	chronisch-katarrhalisches	Chron. Bronchitis. Polypenbildung

CALCIUM FLUORATUM-Syndrome

Sil., Kal. jod., Aur.	osteïtisch-hyperplastisch-induratives	Drüsenverhärtung, Caries
Aloe, Hamam., Puls.	venöses	Varicen
Sulf. jod., Natr. fluor., Graph.	dermatotropes	Keloide, Ekzeme, Eiterungen

CALCIUM JODATUM-Syndrome

Merc. sol., Kal. jod., Aur. jod.	adenopathisches	Struma, Skrofulose, Adenoide Vegetationen
Lap. alb., Spong., Hedera	strumöses	Struma (Parenchym und Bindegewebe hypertrophisch)
Sulf. jod., Arn., Hepar	dermatitisches	multiple Furunkel
Acid. nitr., Kal. permang., Sil., Hepar	(chronisch)otitisch-katarrhalisches	chron. Ohreiterung

CALCIUM PHOSPHORICUM-Syndrome

Sil., Phos.	anämisch-rachitisch-hyponutritives	Anämie, Rachitis
Mat. perl., Sil., Acid. fluor.	osteïtisches	Fisteln, Lymphome, freiwilliges Hinken
Calc. carb., Thuja, Sulf., Acid. form.	chronisch-rheumatisches	Lumbago der Erdarbeiter

CANNANBIS INDICA-Syndrome

Plat., Anacard., Bapt.	neurotisch-psychotisch-halluzinatorisches	Cephalalgien, Neurosen, Psychosen
Therebinth., Camph., Canth.	Syndrom der urogenitalen und sexuellen Reizung	Urethritis, Dysurie

CANNABIS SATIVA-Syndrome

Canth., Chimaph., Petrosel.	urogenitales (Reizung)	Urethritis
Robinia, Chel., Ign., Anacard.	pylorisches	Ulcus duodeni, Solarplexusreizung
Merc. corr., Calc. carb.	ophthalmisches	Macula corneae, Ulcus corneae

CANTHARIS-Syndrome

Ars., Terebinth., Bals. peruv.	nephritisch-cystitisches	Akute diffuse Glomerulonephritis, Cystitis
Anacard., Mez., Rhus	dermatitisches	Erysipel, Pemphigus, Ekzem
Ant. tart., Apis, Sulf. jod.	serositisches	Pleuritis exsudativa
Spiraea, Stramon.	hydrophobisches	Lyssa

CAPSICUM-Syndrome

Sil., Aur., Calc. fluor.	mastoiditisches	Mastoidreizung
Acid. sulf., Robinia, Nux vom.	hyperacid-dyspeptisches	Hyperacidität
Sulf., Aloe., Sep.	venös-plethorisch-haemorrhoidales	Haemorrhoiden

CARBO VEGETABILIS-Syndrome

Amm. carb., Lach., Ail.	hypoxydotisch-cyanotisch-venös-plethorisches	schwere Infekte, Varicen
Nux mosch., Lycopod., China	gastrointestinal-atonisches	Meteorismus
Anthracin., Lach., Ars., Echin.	ulcerativ-putrid-septisches	Karbunkel, Gangrän
Sec., Merc. sol., Lach.	haemorrhagisch-gangränös-skorbutisches	passive Blutungen, Sepsis
Pyrogen., Bapt., Lach., Ail.	infektiös-adynamisches	schwere Infekte
Cadm. sulf., Ars., Conium, Hydrast.	neoplastisch-kachektisches	Tumoren
Calc. carb., Phos.	chron.-katarrhalisches	Chron. Bronchitis, Asthma
Arn., Sec., Ars., Croton	dermatitisches	Ekchymosen, Stauungsulcera, senile Gangrän

CARDUUS MARIANUS-Syndrome

Aloe, Magn. mur., Lycopod.	hepatisches mit Pfortaderstauungen	Ikterus, Leberkachexie, Milztumor
Acid. fluor., Lycopod., Carbo veg.	varicös-ulceröses	Ulcus cruris, Varicen

CAUSTICUM-Syndrome

Oleander, Ars.	paretisch (spasmodisches)	Tabes, Incontinentia urinae, Chorea
Carbo veg., Senega, Calc. carb.	chron.-katarrhalisches	Bronchitis, Laryngitis
Acid. fluor., Thuja, Staph.	dermatitisches	Verrucae, Störungen der Trophik
Acid. fluor., Thuja	chron.-arthritisches	Arthrosen

CHAMOMILLA-Syndrome

Stram., Bell., Ferr. phos.	akut-vasomotorisch-kongestives	bei Infekten und nach Gemütserregung
Bell., Magn. phos., Cupr.	spasmodisches	Koliken
Coloc., Ipec., Ver. alb., Ars.	akut-gastrointestinales	Kinderdurchfälle, Ikterus
Colch., Coff., Cin., Acon.	hypernervös-hyperalgisches	Ischialgie, Kolik, Neuralgie

CHELIDONIUM-Syndrome

Natr. chol., Iris, Card. mar.	hepatisches	Hepatopathie
China, Anacard., Natr. sulf., Uran. nitr., Kal. bichr.	gastroduodenales	Narbenbulbus, Duodenalkatarrh

CHINA-Syndrome

Ferr., Kal. carb.	hypotonisch-anämisches	Chron. Infekte, Blutungsanämie
Acid. phos., Oleand., Ferr. phos.	gastrointestinales	Gastritis, Meteorismus
Merc. dulc., Chel., Card. mar.	hepatisches	Duodenitis, Ikterus

Crotal., Phos., Acid. phos.	hämorrhagisches	Haemoptoe, Hypermenorrhoe
Acid. benz., Chin. sulf., Sec.	Menière'sches	
Coloc., Cedron, Ars.		Periodisches Auftreten bes. neuralgisches
Ars., Natr. mur., Ipec.	Intermittenzsyndrom	infraorbital

CIMICIFUGA-Syndrome

Cicuta, Magn. phos., Zinc. Gels.	neuropathisch-neuralgisch-spasmophiles	Cyclothymie, Hinterkopfweh
Phytol., Rhus, Kal. jodat.	rheumatisches	Rücken- und Nackenrheuma
Lil., Plat.	uterin-endokrines	Dysmenorrhoe, Reflexneurosen vom Uterus ausgehend

CINA-Syndrome

Strychn. phos., Nux vom., Cimic.	spasmodisch-hyperreflektorisches	bes. Krämpfe der Kinder
Mephit., Mosch., Asa	Syndrom der Vagus- und der Plexus solaris-Reizung	Koliken, Pertussis
Ruta, Piloc., Lil.	asthenopisches	Akkommodationsstörungen

CINNABARIS-Syndrome

Kal. bichr., Hydrast., Hepar	sinusitisch-rhinopharyngitisches	Sinusitis, Ciliarneuralgie
Sulf., Graph., Sil.	blepharitisches	Skrofulose
Arg. nitr., Ferr. phos., Natr. sulf.	enteritisches	Kinderdurchfälle, Tbc-Durchfälle

COCCULUS-Syndrome

Staph., Sep.	hypotonisch-ptotisch-neurasthenisches	Gastroptose
Petrol., Tabac., Cytisus, Cer. ox.	Syndrom der Seekrankheit	Nausea, Vertigo
Cicuta, Zinc., Alum., Cimic.	cerebral-medulläres	Menière, Koordinationsstörungen. Ohnmachten der Alten

COCCUS CACTI-Syndrome

Senega, Kal. bichr., Meph.	katarrhalisches	Asthma, Pertussis
Acid., benz., Berberis Bursa past.	urogenitales	Steinbildung, Pyelitis

COFFEA-Syndrome

Acon., Bell., Ferr. phos.	circulatorisch-erethisches	Neurosis cordis, Migräne
Cham., Acon., Zinc. val., Colch.	hyperästhetisch-agrypnisches	Pruritus, Dysmenorrhoe, Schlaflosigkeit

COLCHICUM-Syndrome

Acid. form., Acid. benz., Berberis, Led.	rheumatisch-gichtisches	Akut. und subchron. Gelenkrheuma
Arg. nitr., Merc. corr., Uzara	gastrointestinales	ruhrartige Diarrhöen mit Meteorismus
Phos., Ars., Canth., Terebinth.	nephritisches	Akute Glomerulonephritis
Ver. vir., Spig., Jod.	cardial-pericardiales	Endocarditis, Pericarditis

COLOCYNTHIS-Syndrome

Colch., Cupr. ars.	spasmodisches enteralgisch-enteritisches	Dünndarmdurchfälle mit Kolik
Acon., Ars., Caust., Sil.	neuralgisch-neuritisches	Neuralgien und Neuritiden bes. gichtischer Natur. Ischias

CONIUM-Syndrome

Sec., Caust., Arg. nitr.	paretisch-incoordiniertes	Tabessymptome
Carbo an., Calc. fluor.	adenopathisch-indurativtrophisches	Tumoren, Myome, Prostatahypertrophie
Bell., Senega, Naphthal.	(trocken-)katarrhalisches	Reizhusten, Oberflächliche Ulcera der Cornea

CROCUS-Syndrome

Phos., Crotal., Merc. sol.	haemorrhagisches	Menorrhagie mit schnurartiger Blutung. Nasenbluten
Ign., Tarant. hisp., Agar., Mosch.	neuropathisches	Hysterie, Chorea, Tics, Parästhesien

CROTON-Syndrome

Ver. alb., Podoph., Coloc.	enteritisches	Hydrantendiarrhoe
Rhus, Euph. off.	dermatitisches	Scrotal- und Ohrmuschelekzem
Bell., Conium	neuralgisches	Mastodynie

CUPRUM-Syndrome

Bell., Magn. phos., Cina	spastisch-convulsives	Epilepsie. Krämpfe jeder Art
Cupr. ars., Ver. alb., Ars.	gastroenteritisches	choleriforme Durchfälle mit Kolik
Abrot., Ferr., Kal. carb., China, Natr. mur.	anämisches	Anämie

CYCLAMEN-Syndrome

China, Ign.	hemikranisch-vertiginös-anämisches	Migräne, Strabismus
Puls., Aesc., Sep., Aloe	venöses	Cephalalgie
Euphras., Sang., Aral., Hepar	katarrhalisches	Rhinitis vasomotoria, Gastritis, Enteritis

DIGITALIS-Syndrome

Spig., Kalm., Natr. mur., Oleand.	cardial-arrhythmisches	rheumatisch geschädigtes Herz
Selen., Damiana, Agn. cast.	sexuelles	atonische Pollutionen

DROSERA-Syndrom

Aral., Magn. phos., Mephit.	spasmodisch-katarrhalisches	Reizhusten, Pertussis

DULCAMARA-Syndrome

Spiraea, Rhus, Bryon., Phytol., Calc. phos.	myalgisch-rheumatisches	Myalgie
Urtica, Sep., Croton	dermatitisches	Urticaria, Strophulus, Ekzeme zur Regelzeit
Acon., Nux vom., Caust.	katarrhalisches (kälteätiologisch bedingt)	Bronchitis, Pyelitis, Cystitis

EUPATORIUM PERFOLIATUM-Syndrome

Bryon., Merc. sol.	grippös-katarrhalisch-biliäres	Grippe
Phytol., Ferr. phos., Bryon., Acid. sarcolact.	rheumatisch-grippöses	Grippe

FERRUM-Syndrome

China, Kal. carb., Ars.	anämisches	hypochrome Anämie
Ars., China, Ipec.	gastroenteritisch-dyspeptisches	Gastritis, nächtliche Durchfälle
Lach., Phos., China, Sec.	haemorrhagisches	Nasen-, Lungen-, Darmblutungen
Graph., China, Ferr. phos.	circulatorisch-erethisches	Wallungen bei Anämie

FERRUM PHOSPHORICUM-Syndrome

Apis, Bell., Merc. sol.	akut-entzündlich-febriles	Otitis media, Pneumonie, Grippe usw.
Hydrast., Ferr., China, Kal. permang., Kal. carb.	anämisches	bes. bei Asthenikern
Ipec., Colch., Ant. crud.	gastroenteritisches	bes. febrile Diarrhöen
Ham., Merc. sol., Croc., Sil.	haemorrhagisches	Haemoptoë, Nasenbluten
Rhus, Phytol., Spiraea, Bryon.	rheumatisches	Akut. und subakut. Gelenkrheuma

GELSEMIUM-Syndrome

Caust., Acon., Bell.	katarrhalisch-neuralgisch-grippöses	Grippe u. a. Infekte
Carbo veg., Bapt., Puls.	passiv-congestiv-cephalalgisches	Kopfschmerzen, Migräne, Grippe
Conium, Oleand., Caust.	paretisch-(spastisches)	Ptosis, Dysmenorrhoe, Miktionsstörungen
Justic., Bell., Nux vom.	katarrhalisches	Grippe, Sinusitis, Heuschnupfen

GLONOINUM-Syndrome

Melilot., Bell., Amm. brom., Cact.	arteriell-kongestiv-cephalalgisches	Insolation, Migräne, Eklampsie
Cact., Spig., Crataeg.	angiospastisch-cardiales	Stenocardie, Angiospasmen
Phos., Ars., Kal. ars.	nephritisches	Retinitis albuminurica, Apoplexie der Retina

GRAPHITES-Syndrome

Puls., Aristol.	hypoovariell-hypothyreoides	Hypomenorrhoe der Fetten
Ant. crud., Viola tric.	dermatitisch-ekzematöses	Keloide, Ekzeme, exsudative Diathese, Rhagaden
Aletris, Staph.	gastrointestinal-katarrhalisch-atonisches	Atonische Obstipation
Natr. mur., Ars., Chin. ars.	anämisches	mit inkretorischer Bedingtheit

HAMAMELIS-Syndrome

Puls., Sep., Calc. fluor.	venöses	Varicen, Haemorrhoiden
Sec., Carbo veg.	passiv-haemorrhagisches	Blutungen

HEPAR SULFURIS-Syndrome

Sil., Myrist., Merc. sol.	suppurativ-entzündliches	Furunkel, Abscesse, Hypopyon
Hydrast., Kal. sulf., Puls.	katarrhalisches	mehr reife Katarrhe, aber auch croupöse
Calc. carb., Sil., Phos., Merc. sol., Brom.	adenopathisches	Skrofulose
Rhus, Sulf., Merc. sol.	dermatitisches	Ekzeme, Geschwüre, Impetigo

HYDRASTIS-Syndrome

Natr. mur., Chin. ars., Ars. jodat.	hyponutritiv-anämisch-chronisch-katarrhalisches	Anämie, Tumoren, Eustachiitis, Colitis, Gastritis
Chel., Lach., Merc. dulc.	cholangitisches	Cholangitis, Gallensteine
Hamam., Natr. nitr., Lach.	haemorrhagisches	bes. Myomblutungen

HYOSCYAMUS-Syndrome

Stram., Bell., Lach.	cerebral-manisches	Manische Zustände
Bapt., Echin., Lach.	infektiös-adynamisches	schwere Infekte, Typhus
Lycopod., Stram., Cupr.	spasmodisches	Epilepsie, Chorea, Sehnenhüpfen
Bell., Ars., Conium, Lauroc.	laryngo-tracheitisches	Trockener Reizhusten

IGNATIA-Syndrome

Arg. nitr., Magn. carb., Zinc.	anämisch-neuropathisch-spasmodisches	Neurosen, Hysterie
Chel., Ign. Anacard.	gastrisch-dyspeptisch-pylorisches	Gastralgie, Ulcus duodeni
Digit., Iris, Cimic., Gelsem.	hemikranisches	Migräne

JODUM-Syndrome

Lycopus, Thyreoid., Spong.	dysthyreotisch-sympathicotonisches	Struma, Basedow
Merc. jod. rub., Ars. jod., Hepar	adenopathisches	Skrofulose, Drüsenatrophie
Natr. mur., Sec., Ars.	dysnutritiv-dystrophisches	Basedow, Diabetes, Infekte
Kal. jod., Hepar	croupös-laryngo-pneumonisches	Croupöse Pneumonie, Croup
Amm. mur., Ars. jod., Phos.	katarrhalisches	Schnupfen, Gastritis, Cervicitis
Adren., Acon., Ver. vir.	arteriell-erethisch-cardiales	Endocarditis, Aortitis
Abrot., Kal. jod., Brom.	dermatitisches	Akne, Störungen der Trophik

IPECACUANHA-Syndrome

Mephit., Dros., Justic.	vagotonisch-spasmodisch-katarrhalisches	Bronchopneumonie, Asthma, Keuchhusten
Carbo veg., Tabac., Ars.	gastroenteritisches	Enteritis, Gastritis
Trill., Phos., Bovista, Crotal.	haemorrhagisches	Haemoptoë, Ruhr, Epistaxis
Tuberc., Merc. sol., Ars., Apis	ophthalmisches	skrofulöse Ophthalmie

IRIS VERSICOLOR-Syndrome

Kal. bichr., Digit., Sec.	hemikranisches	Migräne (blasse)
Caps., Robin., Ars., Nux vom.	hyperacid-dyspeptisches	Hyperacidität
Jod., Merc. sol.	adenopathisches	Affektionen d. Speicheldrüsen, d. Leber, d. Pankreas

KALIUM BICHROMICUM-Syndrome

Hepar, Phos., Hydrast.	rhino-laryngitisch-bronchitisches	Rhinitis, Pharyngitis, Bronchitis
Merc. aurat., Acid. nitr.	dermatitisch-destruktives	Ulcera, Lupus
Cadm. sulf., Nux vom., Acid. sulf.	gastritisches	Gastritis
Kal. ars., Canth., Merc. corros.	nephritisches	primär chronische Nephritis-Nephrose
Cimic., Arg. nitr., China	hemikranisches	Migräne

KALIUM CARBONICUM-Syndrome

Aletris, Chin. ars., Hydrast.	anämisch-hypermenorrhoisch-hydrämisches	Hypermenorrhoe, Metritis
Ipec., Phos., Bryon.	katarrhalisches	Bronchitis, Gastritis
China, Calc. ars.	cardial-hypotonisches	Cor debilis, Hypotonie
Cobaltum, Berberis, Zinc.	Rückenschmerzsyndrom	stechende Rückenschmerzen

KALIUM JODATUM-Syndrome

Cact., Glon., Aur., Bell.	vasculär-erethisches	Aortitis, Arteriosklerose
Aur., Kal. bichr., Carbo an.	chron.-infiltrativ-entzündlich-destruktives	Infiltrate, Lues, Ulcera, Ostitis, Periostitis

Amm. jod., Ant. tart., Jod.	katarrhalisches	croupöse Pneumonie, Asthma, Bronchitis
Sulf., Sil., Bryon.	rheumatisch-gichtisches	Ischialgia ambulatoria, Muskelrheuma
Abrot., Ars., Sec.	hyponutritiv-kachektisches	Folgen chronischer Infekte
Merc. sol., Carbo an., Acid. nitr.	dermatitisches	Akne, Ulcera
Lycpod., Ars. jod., Aur. jod.	adenopathisches	Impotenz, Struma, Lymphdrüsenschwellungen

KALIUM PHOSPHORICUM-Syndrome

Selen., Agn. cast., Cimic.	neurasthenisch-depressives	Neurose. Erschöpfung.
Conv., Acon., Hedera	cardiales	Herzneurose
Cimic., Strychn. phos., Phos.	medullär-irritatives (paretisches)	Erschöpfungs- und Reizzustände

KALMIA-Syndrome

Acid. sal., Colch., Spig.	cardial-rheumatisches	Vitien, Endocarditis, Carditis
Bell., Acid. carbol., Hepar	neuralgisches	bes. Supraorbitalneuralgie rechts

KREOSOTUM-Syndrome

Acid. nitr., Carbo veg.	destruktiv-haemorrhagisch-kachektisch-ulceröses	Ulcera, Carcinom
Sars., Thuja, Staph.	dermatitisches	Pruritus, Hordeolum, Ekzem, Intertrigo
Iris, Apomorph., Ipec.	gastrisch-hyperemetisches	Hyperemesis, Carcinom, Ulcus ventriculi
Staph., Acid. nitr.	dentitisch-skorbutisches	Stomatitis, Zahnverfall
Natr. sulf., Lycopod., Sec., Sulf. jod.	diabetisches	Diabetes (Gangränneigung)

LACHESIS-Syndrome

Amm. carb., Ail., Carbo veg.	septisch-adynamisch-hyposphyktisches	schwere Infekte, Endocarditis
Naja, Phos.	haemorrhagisch-vasoerethisch-myocarditisches	Thrombosen, Ikterus, schwere Infekte
Sep., Ovariin., Plat.	klimakterisches	Ovarial- und Nebenniereninsuffizienz
Bapt., Hyoscyam.	cerebral-bulbäres	Delirien, schwere Infekte
Hamam., Apis, Merc. corr.	phlebitisches	Phlebitis, Thrombose, Embolie
Amm. carb., Hydrast.	katarrhalisches	Stockschnupfen, Asthma, Pneumonie, Cholangitis
Pyrogen., Anthracin., Echin.	dermatitisches	Ulcera, Lymphangitis, Karbunkel, Phlegmone

LEDUM-Syndrome

Sec., Acid. sulf., Phos.	kapillär-haemorrhagisches	Haemoptoë
Acid. benz., Acid. form., Spiraea, Bryon.	rheumatisch-gichtisches	Myalgie

LILIUM TIGRINUM-Syndrome

Plat., Murex, Sep., Puls.	utero-ovarielles	Prolaps, Fluor, Metritis, Ovariitis
Collins., Magn. mur., Sep.	venöses	Pfortaderstauung
Cimic.	utero-cardial-reflektorisches	Cardiale Angiospasmen

LYCOPODIUM-Syndrome

Magn. mur., Nux vom. Card. mar.	chron.-hepatisches	Pfortaderstauung, Meteorismus. Chronische Hepatopathien
Acid. benz., Rubia, Berberis	renales-lithaemisches	Nephrolithiasis, Pyelitis, Uraturie
Chin., Arg. nitr., Ars.	gastrointestinal-dyspeptisches	Obstipation, Meteorismus
Card. mar., Calc. fluor., Carbo veg.	varicöses	Varicen
Calad., Acid. phos., Agn. cast.	sexuell-atonisches	Impotenz, Frigidität

LYCOPUS-Syndrome

Chin. ars., Natr. mur., Ars. jod.	hyper- und dysthyreoides	Basedow, Hyperthyreoidismus
Cact., Adren., Acon.	cardio-vasculäres	Tachycardie

MAGNESIUM CARBONICUM-Syndrome

Ign., Zinc., Cina	neuralgisch-spasmodisches	Kolik, Neuralgie, Hysterie
Rheum, Ipec., Merc. dulc., Cham.	gastrointestinales	saure Durchfälle mit Koliken
Natr. chol., Merc. dulc., Card. mar., Chel.	hepatisches	Gallensteine, Leberschwellung
Sabal, Staph.	prostatisches	Prostatahypertrophie

MAGNESIUM MURIATICUM-Syndrome

Cimic., Ign., Croc.	neuropathisch-hysterisches	Cephalalgie, Hysterie
Lycopod., Sep., Card. mar., Nux vom.	hepatisches	Haemorrhoiden, Hepatopathie, Pfortaderstauung (Metritis)
Opium, Amm. mur., Natr. mur.	hypoperistaltisches	Obstipation

MAGNESIUM PHOSPHORICUM-Syndrome

Bell., Cham., Coloc.	spasmodisch-neuralgisches	Krämpfe jeder Art
Cupr., Bell., Mephit., Ipec.	Pertussissyndrom	Keuch- und Krampfhusten
Plat., Castor., Viburn., Cauloph.	dysmenorrhoisches	Dysmenorrhoe

MANGANUM ACETICUM-Syndrome

Kal. carb., China, Ferr.	anämisches	Anämie
Aranea, Caust., Thuja	rheumatisches	Fersenrheuma, Arthropathien, bes. psoriatische
Conium, Caust., Alum.	medulläres	Parkinson usw.
Arg. nitr., Hepar, Selen.	laryngitisches	Laryngitis, bes. chronische

MERCURIUS SOLUBILIS-Syndrome

Hepar, Thuja, Acid. nitr.	dyshidrotisch-hypersekretorisches	Salivation, Hyperhidrosis
Phytol., Merc. jod. rub.	stomatitisch-anginös-adenopathisches	Angina, Lymphadenitis
Colch., Merc. corr.	colitisch-dysenterisches	ruhrartige Colitis
Sil., Psorin., Thuja, Sulf.	dermatitisches	Furunkel, Abscesse, Lymphangitis, Lymphadenitis
Sil., Hepar, Rhus	infiltrativ-entzündlich-eitriges	bei Infekten jeder Art
Acid. form., Bryon., Phytol.	katarrhalisch-rheumatisches	Rheuma, Bronchitis
Bell., Ars., Kal. bichr.	ophthalmisches	Iritis, Keratitis
Ars., Apis, Terebinth.	nephritisch-urogenitales	Adnexitis, Nephrocystitis
Berberis, China, Chel., Card. mar.	hepatitisches	Cholangitis, Hepatitis, Ikterus
Stram., Cham., Coffea	cerebral-erethisch (depressives)	Tremor, Meningitis

MERCURIUS BIJODATUS-Syndrome (MERCURIUS JODATUS RUBER)

Merc. sol.	lymphangitisch-lymphadenitisches	frisch entzündete Drüsen
Phytol., Merc. cyanat., Bell.	angino-pharyngitisches	Angina, Diphtherie
Acid. form., Apis, Bryon., Ars.	adnexitisches	Ovariitis, Salpingitis, Parametritis

MERCURIUS DULCIS-Syndrome (CALOMEL)

China, Chel., Natr. sulf.	hepatitisch-duodenitisches	Gallensteine, Cholangitis, Duodenitis
Calc. carb., Ant. crud., Caps.	Syndrom der harnsauren Diathese und Fettsucht	bes. bei Leberbelastung
Jod., Hydrast., Kal. mur.	eustachiitisches	Eustachiitis

MERCURIUS CORROSIVUS-Syndrome

Conium, Hepar, Kal. bichr.	ophthalmisches	Ulcus corneae, Hypopyon, Iritis
Kal. chloric., Apis, Kal. bichr., Canth.	nephritisches	Nephrose, Pyelitis, Cystitis, Urethritis
Acid. nitr., Borax, Carbo veg.	stomatitisches	Stomatitis ulcerosa
Coloc., Uzara, Colch., Aloe	colitisches	ruhrartige Durchfälle
Bar.mur., Brom., Hepar, Carbo an.	lymphadenitisches	Akute Infekte, Skrofulose

MEZEREUM-Syndrome

Croton, Kreos., Ars., Rhus	dermatitisches	Pruritus, Herpes, Ulcera, Ekzeme
China, Cinnab., Spig., Cedron	neuralgisches	Neuralgien (intercostal, ciliar, infraorbital)

NAJA TRIPUDIANS-Syndrome

Cact., Spig., Lach.	cardial-circulatorisches	Endocarditis, Kollapsneigung, idiopath. Herzhypertrophie
Cact., Phos., Lach.	haemorrhagisches	Blutungen
Brom., Apis, Ustil.	ovariitisches	linksseitige Ovariitis
Merc. sol., Acid. phos., Phos.	hepatisches	Hepatitis mit septischem Einschlag, Parenchymatöser Ikterus

NATRIUM CARBONICUM-Syndrome

Nux vom., Anacard., Asa, Ipec.	dyspeptisches	Hyperacidität
Gels., Phos., Acid. picr.	nervös-cephalalgisches	Kopfweh von Insolation und geistiger Überanstrengung
Lil., Puls., Sep., Aesc.	venöses	Stauungskopfweh, Vertigo
Hydrast., Natr. mur.	katarrhalisches	Bronchitis subchronica, Pharyngitis, Durchfälle
Abrot., Sec., Magn. mur.	dermatitisches	trophische Geschwüre. Ekzeme, bes. Handrücken

NATRIUM MURIATICUM-Syndrome

Hydrast., Phos., Ars., Sec.	anämisch-hyponutritives	Magersucht, chron. Stoffwechselstörungen
Ant. crud., Sulf., Merc. sol., Graph.	dermatitisches	Ekzeme, Neidnägel, Furunkel, Skrofulose, Urticaria, Akne, Herpes
Lycopod., Anacard., Nux vom.	gastrointestinales	Obstipation, Gastritis
Hydrast., Merc. sol., Sulf.	katarrhalisch-dyssekretorisches	Salivation, Mundtrockenheit, Bröckelstuhl. Bronchitis chronica
Cact., Ferr., Aur.	vasculär-erethisches	Reizleitungsstörungen, Herzneurose
Cimic., Kal. jod., Thyreoid.	innersekretorisches	Magersucht, Potenzstörungen, Basedow
Ipec., Ars., China	Intermittenzsyndrom	Fieber, Neuralgien, Migräne

NUX MOSCHATA-Syndrome

Ign., Croc., Magn. carb.	neuropathisch-hysterisches	Neurosen, Neurasthenie
China, Carbo veg., Moschus	meteoristisch-cardiales	Rhythmusstörungen des Herzens infolge Meteorismus
Rhus, Nux vom., Ant. tart., Acid. form.	rheumatisches	Lumbago, Ischias, bes. rechts

NUX VOMICA-Syndrome

Graph., Kal. bichr., Ars.	gastrisch-dyspeptisches	Ulcus ventriculi und Vorstadien, Spastische Obstipation

Sec., Strychn. phos.	neurodystonisch-circulatorisches	Vasomot. Störungen, Migräne, Fieber, Stenocardie
Aloe, Sulf., Aesc., Sep.	Syndrom der Pfortaderplethora	Haemorrhoiden
Senega, Natr. mur., Sticta	katarrhalisches (trocken)	Rhinitis, Grippe, Infekte mit trockenem Katarrh
Led., Abrot., Rhus, Phytol.	rheumatisches	Lumbago
Plumb., Magn. phos., Cupr.	spasmodisches	Krämpfe, spastische Obstipation, spinale Reizzustände, Dysmenorrhoe

OLEANDER-Syndrome

Caust., Gels., Conium	paretisches	Lähmungen, Zittern, Incontinenz
Digit., Kal. carb., Crataeg.	cardiales	Tachycardie, Extrasystolie, Herzschwäche
Visc., Staph., Viola tric.	dermatitisches	Ekzeme, nässend u. stinkend

OPIUM-Syndrome

Helleb., Acid. phos., Gels.	cerebral-depressives (erethisches)	Grippe, Pneumonie, Emotionsfolgen (Delirien)
Alum., Sep., Lach.	intestinal-atonisches	Obstipation
Amm. carb., Lach.	uraemisch-typhoides	Uraemie, Typhus
Bell., Glon., Arn., Lach.	apoplektisches	Apoplektischer Insult

PETROLEUM-Syndrome

Abrot., Acid. nitr.	dermatitisches	Frostschäden, Ekzeme, Rhagaden
Tabac., Ipec., Coccul.	Nauseasyndrom	Vertigo, Dyspepsie
Sil., Hepar, Calc. sulf.	dakryocystitisches	Blepharitis, Dakryocystitis
Sulf., Guaj., Led.	arthritisches	Knierheuma, Harnsaure Diathese

PHOSPHORUS-Syndrome

Crotal., Lach., Sec.	haemorrhagisches	Haemophilie, Thrombopenie, Sepsis
Ipec., Bryon., Ant. tart.	laryngo-bronchopneumonisches	Katarrhal. Pneumonie
Calc. fluor., Sil., Calc. phos.	osteïtisches	Nekrosen, Rachitis, Tbc
Kreos., Ipec., Ant. crud.	gastrointestinales	Gastritis, Enteritis
Chel., Merc. sol., Lach.	hepatitisches	Ikterus infectiosus, Parenchymschäden
Sil., Calc. phos., Ferr. phos.	nervös-erethisch-asthenisches	Neurosen, organische Hirnkrankheiten
Kalm., Cact., Crataeg.	cardial-circulatorisches	Myocarditis, Stauungen im kleinen Kreislauf
Lach., Merc., Aur.	ophthalmisches	Retinitis, Chorioiditis
Arg. nitr., Merc. corr., Apis	nephritisches	Nephrose, Nephritis
Calc. carb., Sulf., Lycopod., Acid. phos.	sexuelles	Onanie, Potenzstörungen

PHYTOLACCA-Syndrome

Merc. sol., Guaj.	anginös-gelenkrheumatisches	Angina, Gelenkrheuma
Gels., Bryon., Eupat. perf.	grippales	Grippe und ähnliche Infekte
Phell., Con., Sil.	mammilläres	Mastitis mit Knotenbildung

PLATINUM-Syndrome

Cann. ind., Cimic., Thuja	neuropathisch-psychotisches	Psychosen, bes. im Klimakterium
Stann., Coloc., Magn. phos.	spasmodisch-neuralgisches (paretisches)	Dysmenorrhoe, Neuralgie
Stann., Sep., Kal. carb.	uterines	Hypermenorrhoe, Prolaps Dysmenorrhoe

PLUMBUM-Syndrome

Arg. nitr., Ars., Sec.	spasmodisch (paretisches)	Lähmungen, Krämpfe, Koliken
Sec.	nephrosklerotisches	Blasser Hochdruck
Arn., Bar. carb.	arteriosklerotisch-dystrophisches	Gefäßkrämpfe, Anämie, Knochenmarkschädigung
Ign., Nux vom.	Syndrom der spast. Obstipation	Spastische Kolik
Merc. sol., Kal. jod.	adenopathisches	Parotitis, Impotenz, Lebercirrhose

PODOPHYLLUM-Syndrome

Merc. dulc., Natr. sulf., Sulf.	hepatitisch-enteritisches	Leberschwellung, Gallensteine, Prolaps
Plat., Thuja, Apis	ovarielles	Ovariitis

PULSATILLA-Syndrome

Acid. fluor., Natr. carb.	anämisch-venöses	Varicen, Chlorose
Hepar, Bryon., Merc. sol.	katarrhalisches	Gastritis, Bronchitis, Otitis media, Masern, Pyelitis usw.
Cimic., Magn. carb.	Syndrom der hypophysär-ovariellen Fehlfunktion	Hypomenorrhoe
Phytol., Bryon., Apis	rheumatisch-synoviales	Gelenkrheuma, Muskelrheuma

PYROGENIUM-Syndrome

Chin. ars., Lach., Echin.	septisch-toxisches	schwere Infekte aller Art mit Herzschwäche und bretthharter Gewebsinfiltration
Eupat. purp., Bryon., Phytol., Gels.	grippöses	Schwere Grippe

RHODODENDRON-Syndrome

Acid. form., Puls., Abrot., Acid. benz.	rheumatisch-gichtisches	Muskelrheuma, Gicht
Aur., Spong., Hamam., Puls.	orchitisches	Orchitis, Epididymitis
Passiflora, Phos.	„Barometersyndrom"	Witterungsneurosen

RHUS TOXICODENDRON-Syndrome

Ruta, Phytol., Merc. sol.	mesenchymal-rheumatisches	Fibrositis, Muskelrheuma, Lumbago, Ischialgie
Croton, Mez., Canth.	dermatitisches	Pemphigus, Impetigo, Erysipel, Ekzem
Pyrogen., Ail., Bapt.	infektiös-adynamisches	Zellgewebsentzündung, typhöse Erkrankungen
Apis, Hepar, Merc. sol.	ophthalmisches	Cellulitis orbitalis, Ptosis rheumatica, Iritis, Skrofulöse Ophthalmie

RUMEX CRISPUS-Syndrome

Spong., Jod., Hyosc.	tracheïtisches	Tracheobronchitis
Canc. fluviat., Apis, Calc. carb.	dermatitisches	Urticaria

RUTA GRAVEOLENS-Syndrome

Pilocarp., Lil., Natr. mur.	asthenopisches	Ciliarmuskelschwäche
Kal. jod., Arn., Phytol.	rheumat.-periostitisch-traumatisches	Periostitis, Traumen
Aloe, Ign., Collins.	proktalgisches	Prolaps, Proktalgie

SABINA-Syndrome

Ipec., Kal. carb., Calc. carb.	uterin-haemorrhagisches	Abort, Hypermenorrhoe
Led., Puls., Colchic.	gichtisch-rheumatisches	Gichtische Äquivalente und Gicht

SANGUINARIA-Syndrome

Bell., Glon., Melilot.	vasomotorisch-erethisch-migränöses	Klimakterische Beschwerden, Migräne
Phell., Kreos., Sulf. jod.	katarrhalisches	Bronchitis
Calc. carb., Thuja, Teucr. mar. ver.	rhinitisches (Hypertrophie)	Rhinitis sicca, Polypen

SARSAPARILLA-Syndrome

Sep., Berberis, Lycopod.	uraturisch (gichtisches)	Nierensteine, Harngrieß
Thuja, Mez., Psorin.	dermatitisches	Ekzem, Urticaria, Intertrigo, Pruritus

SECALE-Syndrome

Bovista, Hamam., Carbo veg.	passiv-haemorrhagisches	Epistaxis, Genitalblutungen
Cupr. ars., Plumb.	vasoneurotisch-konstriktorisches	Raynaud, Akrocyanosen, Migräne

Ver. alb., Jatropha, Ars.	enteritisches	Diarrhoe (choleriform), Basedowdiarrhoe
Plumb., Aur., Bar. carb.	arteriosklerotisch-hypertonisches	Blasser Hochdruck, Endarteriitis obliterans
Conium, Alum., Caust.	myelitisches	Tabesähnliche Erkrankungen
Sulf. jod., Natr. mur., Jod.	endokrin-sympathicotonisches	Diabetes, Basedow

SELENIUM-Syndrome

Agn. cast., Acid. picr.	sexuell-neurasthenisches	Impotenz, Prostatorrhoe, psychische Depressionen
Arg. nitr., Spong., Paris	laryngitisches	chron. Lyryngitis
Ant. crud., Abrot., Thuja	dermatitisches	Seborrhoisches Ekzem, Akne der Nervösen

SEPIA-Syndrome

Lil., Puls., Sulf.	venöses	Kapilläre Stasen, Varicen
Stann., Ferr. jod., Plat.	ptotisches	Prolaps, Ptosis
Glechoma, Aesc., Lil., Magn. mur.	Pfortaderstauungssyndrom	Stauung i. kl. Becken, Haemorrhoiden, Obstipation
Plat., Cimic., Lil.	utero-ovarielles	Metritis, Cervicitis, Adnexitis, Prolaps
Ovariin., Plat., Jaborandi	klimakterisches	Wallungen, Schweiße, Verstimmungen
Natr. mur., Sulf., Petrol.	dermatitisches	Ekzem, Herpes, Urticaria, Akne, Hyperhidrosis, Chloasma uterinum
Aristol., Puls., Cimic., Cauloph.	rheumatisches	endogen bedingte Arthritis, Uraturie, harnsaure Diathese

SILICEA-Syndrome

Acid. fluor., Calc. sulf.	chronisch-suppuratives-fistulöses	Indurationen, Eiterungen, Fisteln
Cicuta, Zinc., Arg. nitr.	asthenisch-neuropathisches	Migräne, Epilepsie, Neuralgie
Acid. ox., Arg. nitr., Thuja	medullär-(tabisch-neuralgisches)	Neuralgien, Myelitis
Calc. carb., Calc. phos., Asa	osteïtisch-rachitisch-(mesenchymatisches)	Caries, Skoliose, Fisteln, Coxitis, Nutritionsstörungen
Calc. jod., Ars. jod., Phos.	adenopathisches	Skrofulose, Lymphadenitis
Conium, Carbo an.	neoplasmatisches	Tumoren
Puls., Kreos., Acid. nitr.	katarrhalisches	Rhinitis, Dakryocystitis, Lungenkatarrhe
Acid. form., Cicuta, Natr. mur.	dermatitisches	Hyperhidrosis, Ulcera, Furunkel, Ekzeme

SPIGELIA-Syndrome

Cact., Cimic., Kalm.	cardial-rheumatisch-stenocardisches	Endocarditis, Pericarditis, Stenocardie
Mez., Thuja, Cinnab.	ophthalmisch-neuralgisches	Skleritis, Neuralgie

SPONGIA-Syndrome

Jod., Bell., Arum triphyll.	laryngotracheïtisches	Reizhusten, Croup
Chin. ars., Ars. jod., Lycopus	thyreoides	Struma, Basedow
Acon., Ver. vir., Jod.	cardiales	Endocarditis, Vitien
Puls., Hamam., Rhodod.	orchitisches	Orchitis
Hepar, Sil., Tuberc., Ars. jod.	adenopathisches	Lymphdrüsenschwellung

STANNUM-Syndrome

Nux vom., Staph., Selen.	neurasthenisches	Migräne, Neurasthenie
Ant. sulf. aur., Puls.	katarrhalisches	Sinusitis, Phthisis
Spig., Plat.	neuralgisches	Neuralgie
Sep., Ferr. jod., Xanthox.	ptotisches	Prolaps

STAPHISAGRIA-Syndrome

Phos., Agn. cast, Ginseng	sexuell-neuropathisches	Depressionen, Onanieneigung
Merc. sol., Sulf., Psorin.	dermatitisch-ophthalmisches	Hordeolum, Ekzeme, Blepharitis
Arn., Calend.	traumatisches	Obstipation nach Operationen
Coccul., Sep.	ptotisches	Gastroptose
Sabal, Thuja, Puls.	urogenitales	Pyelitis, Cystitis, Prostataaffektionen

STRAMONIUM-Syndrome

Glon., Bell.	cerebral-congestiv-manisches	Infekte, Psychosen
Croc., Cina, Hyosc.	spasmodisches	Pertussis, Asthma, Chorea

STRYCHNINUM PHOSPHORICUM-Syndrome

Ign., Nux vom.	neuropathisch-spasmodisch-vegetativ-dystonisches	Erschöpfungsneurosen
Ars., Bell., Graph.	gastrisch-dyspeptisches	Ulcus ventriculi und Vorstadien

SULFUR-Syndrome

Aesc., Aloe, Sep.	venös-arteriell-congestives	Kopfschmerz, toxische Belastung, Varicen, Schlaflosigkeit
Nux vom., Card. mar., Sep.	Pfortaderstauung	Urobilinogenurie
Arn., Glon., Aur.	hypertonisches	Roter Hochdruck
Graph., Hepar, Natr. mur.	dermatitisches	Ekzeme, Furunkel, Ulcera, Erysipel
Tuberc., Sil., Aur.	chron.-inflammatorisches	Parametritis usw.
Acid. form., Guaj., Petrol.	rheumatisches	Arthritis, Periarthritis
Ferr. phos., Arg. nitr., Psorin.	enteritisches	Colitis, chron. Diarrhöen

Hepar, Puls., Ars. jod.	katarrhalisches	Bronchitis foetida, Asthma, Pneumonie
Ars. jod., Canth., Apis, Bryon.	serositisches	Pleuritis exsudativa
Sep., Phos., Ars.	Nebennierensyndrome	Verzögerte Rekonvalescenz

SULFUR JODATUM-Syndrome

Croton, Staph., Sarsap.	dermatitisches	Furunkel, Abscesse, Akne, Ekzeme
Guaj., Kreos., Phell.	rhino-pharyngitisch-bronchitisches	Bronchitis foetida, Nasopharyngitis chronica
Aethiops, Hydrast., Ant. crud.	colitisches	Chron. Colitis
Hepar, Bar. mur., Merc. sol.	adenopathisches	Tonsillitis chronica, Adenome, Lymphangitis
Jod., Ars. jod., Kal. mur.	Syndrom der mangelnden Resorption	Pleuritis, Pneumonie, Adnexitis, Typhlitis

TABACUM-Syndrome

Coccul., Apomorph.	cerebral-vagisches	Vertigo, Menière, Hyperemesis, Strabismus, Durchfälle
Sec., Aur., Bar. carb.	cardial-arteriosklerotisches	Angina pectoris, Tachycardie, Neurosis cordis

TARANTULA HISPANICA-Syndrome

Agar., Lycopod.	choreatisches (Tic)	Chorea, Hysterie, Tics
Cann. sat., Canth., Merc. corr.	cystitisches	Cystitis mit Tenesmus
Acon., Latrod., Cimic.	cardiovasculäres	Neurosis cordis (anginoid)

TEREBINTHINA-Syndrome

Merc. corr., Hepar, Canth.	nephro-vesicales	Scharlachnephritis, Haematurie
Phos., Sec., Hamam.	haemorrhagisches	Haematurie
Ant. sulf. aur., Senega Phos., Hepar, Ipec.	bronchitisches	Bronchitis chronica
Acid. form., Apis, Calc. carb.	dermatitisches	Urticaria

THERIDION-Syndrome

Coccul., Tabac., Caust.	cerebral-medulläres	Mouches volantes, Vertigo, Menière, Diplopie, Spinalirritation
Elaps, Ferr. phos., Agar.	pulmonales	Lungentuberkulose

THUJA-Syndrome

Staph., Caust., Petrol.	dermatitisches-neoplasmatisches	Lichen, Neurodermatitis, Ulcera, Condylome, Verrucae, Seborrhoe
Sec., Arg. nitr., Merc. sol.	cerebral-neuralgisches	Neuralgie, Tabische Erscheinungen, Cephalalgie, Neurosen, Psychosen
Staph., Sabin., Merc. sol.	urogenitales	Nephritis, Cystitis, Urethritis, Ovariitis
Hepar, Puls., Natr. mur.	katarrhalisches	Conjunctivitis, Sinusitis, chronische Otitis usw.

URTICA-Syndrome

Dulc., Rhus, Anacard.	dermatitisches	Urticaria, Exantheme
Berberis, Acid. benz., Bursa past.	gichtisches	Harnsaure Diathese, Nierengrieß

VALERIANA-Syndrome

Cina, Mosch., Cupr.	nervös-spasmodisches	Nervosität
Ant. tart., Rhus, Cham.	rheumatisches	Lumbago, Muskelrheuma

VERATRUM ALBUM-Syndrome

Camph., Carbo veg., Mosch., Amm. carb.	Vasomotorischer Kreislaufkollaps	Versagen der Kreislaufperipherie bei Infekten usw.
Jatropha, Ars., Ver. alb.	choleriformes	Enteritis mit Erbrechen
Cham., Val., Magn. carb.	rheumatisch-spasmodisches	Pertussis, Rheuma

VERATRUM VIRIDE-Syndrome

Acon., Bell., Spig.	cardio-vasculäres (arteriell)	Infekte, Endocarditis, Grippe
Ferr. phos., Bell., Acon.	akut-febriles (gastrisch)	erstes Stadium bei Infekten
Acon., Colch., Spig.	rheumatisches	Akut. Gelenkrheuma

ZINCUM-Syndrome

Gels., Coffea, Acon.	cerebrales	Tremor, Schlaflosigkeit, Neuralgie, meningeale Reizzustände
Agar., Strychn. phos., Acid. picr.	medulläres	Zuckungen, Parästhesien, Multiple Sklerose

NAMENSREGISTER

REGISTER FÜR DIE RUBRIK „WEITERE MASSNAHMEN"

Klinisches Verzeichnis

C

D

E

F

G

H

I

J

K

L

M

R

S